主 编 林 研

副主编 马慧芬 王 晨

转型
发展篇

上海市第七人民医院转型发展十年记

中国出版集团有限公司

世界图书出版公司

上海 西安 北京 广州

图书在版编目(CIP)数据

筑梦大同：上海市第七人民医院转型发展十年记.
转型发展篇/王杰宁总主编；林研分册主编.—上海：
上海世界图书出版公司,2023.6
　ISBN 978-7-5232-0367-5

　Ⅰ.①筑…　Ⅱ.①王…　②林…　Ⅲ.①中西医结合-
医院-发展-上海　Ⅳ.①R199.2

中国国家版本馆CIP数据核字(2023)第082687号

总主编简介

王杰宁，教授、研究员，博士生导师，上海市第七人民医院院长，上海中医药大学、上海市中医药研究院健康管理与产业发展研究所所长。

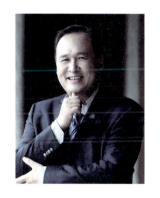

1986年毕业于第二军医大学军医系，先后获得医学学士、社会医学与卫生事业管理学硕士。曾任解放军309医院普外科医师；1989年调任第二军医大学附属长海医院医教部参谋、质量管理办公室主任；1996年任第二军医大学训练部临床管理处副处长、处长。2005年任浦东新区社会发展局卫生处副调研员、副处长；2010年任浦东新区卫生局中医药发展及科教处处长；2012年调任上海市第七人民医院院长。在七院任职期间，与医院党政班子一起，带领全院职工完成从一家二甲综合医院到三甲中西医结合医院的转型升级，并成为上海中医药大学附属医院。

现任中国康复医学会医康融合工作委员会主任委员；中国康复医学会健康管理专业委员会第一届委员会副主任委员；上海市中西医结合学会副会长；上海市中西医结合学会管理专业委员会主任委员。

《筑梦大同——上海市第七人民医院转型发展十年记》

组织委员会

名誉顾问 沈远东 郑锦 张怀琼 孙晓明 范金成 李新明 李荣华

名誉主任 王山 徐玉英

主任 王杰宁 成就

副主任（按姓氏笔画排序）

刁枢 李剑 林研 夏伟 高晓燕 盛丰

委员（按姓氏笔画排序）

马慧芬 叶颖 邸英莲 陈奇 陈铭 陈娇花 金珠

金咏梅 姚晓阳 益雯艳 黄凯

编写委员会

名誉总主编 徐建光 胡鸿毅 白云

总主编 王杰宁

副总主编 林研 李剑 夏伟 叶颖 马慧芬 陈娇花 卜建晨

王晨 陈桂君 司春杰 邵红梅 李一飞 张语嫣

编委（按姓氏笔画排序）

王枫 庄承 庄少伟 刘胜珍 刘甜甜 孙建明 李宇

李四波 李林霞 李莎莎 李晓华 吴绪波 邸英莲 宋旭

张红文 张晓丹 陆志成 陈奇 陈铭 陈挺松 范伟

林功晟 金珠 金咏梅 周颖 赵滨 姚晓阳 徐顺

徐震宇 益雯艳 黄凯 曹凤 盖云 韩文均 谢斐

雷鸣 路建饶 翟晓翔 颜红柱

《转型发展篇》编委会

总序

在漫漫历史长河里，十年只是弹指一瞬。但对于中国来说，过去十年是党和国家事业发展进程中极不寻常、极不平凡的十年。十年中，我国的经济实力、科技实力、综合国力跃上新台阶，民生福祉达到了新水平，已建成世界上规模最大的教育体系、社会保障体系和医疗卫生体系。党的十八大以来，国家对卫生与健康工作给予了高度重视，积极统筹规划，不断完善卫生健康政策，深化医药卫生体制改革，提升医疗卫生服务质量。国家战略与人民需求高度统一，顶层设计与基层力量互动推进，将"健康中国"建设引向了新高度。推进"健康中国"战略，传承创新发展中医药，是新时代医疗卫生工作的基本方针。在"健康中国"行动中，为满足人民群众多层次、多样化的健康服务需求，中医"治未病"的独特优势和重要作用不可或缺，围绕全生命周期维护、重点人群健康管理、重大疾病防治，以及普及中医药健康知识，实施中西医综合防控，发展中医药事业被摆在了前所未有的高度。国家不仅制订了中医药发展规划，而且实施了中医药传承创新工程，中医药事业展现出蓬勃的发展生机，中医药作用得到进一步彰显。

为推动中医药事业的改革发展，"十二五"期间国家中医药管理局批准设立"上海浦东国家中医药综合改革试验区"。上海市浦东新区在强化中医药医疗服务和产业化体系建设、推动中医药服务能力提升、优化产学研一体化建设方面开展了许多有益的改革探索。按照国家中医药发展的要求，上海市及浦东新区对上海市第七人民医院的建设和发展制订了规划，予以积极支持。2011年，上海市浦东新区人民政府发布《浦东新区中医药事业发展"十二五"规划》，明确在浦东新区区域医疗机构的整体布局中，将上海市第七人民医院建设成为三级中西医结合医院，上海市及浦东新区支持七院成为上海中医药大学附属医院。当时，本书的总主编王杰宁同志担任浦东新区卫生局中医药发展及科教处处长，参与了"十二五"规划的设计；2012年4月，他从设计者转变成建设者，正式担任上海市第七人民医院院长。在院党委的支持下，他带领全体员工在短短一年间完成了由综合医院转型为中西医结合医院、二级甲等医院升级为三级甲等医院的历史任务。七院的发展获得新机遇，自此进入快速提升期。2015年，七院又成功成为上海中医药大学附属医院。

在王杰宁院长的带领下，七院人团结一致，齐心协力，七院顺利通过国家三级甲等中西医结合医院评审，医疗、科研、教学工作迈上新台阶，交出了一份医院高质量可持续发展的优秀答卷。七院综合实力不断提升，连续5年登上全国中医医院百强榜；国家公立医院绩效考核成绩逐年提高，2021年度全国中西医结合医院"国考"排名第三，总体评级"A+"，其中，医疗质量维度和持续发展维度得分高于全国同级同类医院得分均值。同时，七院的发展形成了一套独具特色的从二级综合医院转型发展成为三级中西医结合医院的系列经验，这是一个可推广的实例示范，也是国家中医药改革试验区在浦东新区创新发展的重要成果之一。

虎年岁末，我非常欣喜地收到这一套4册的《筑梦大同——上海市第七人民医院转型发展十年记》书稿，它全面总结了七院这一段难忘的发展历程。十年间，七院努力探索一条具有浦东特色的中国中西医结合医院转型发展之路；创新和凝练出"大健康、大康复、大智慧"的发展理念，并形成了全院学科发展共识；构建了"六部五中心"的学科梯次发展格局；建立了"三星"人才及后备干部有序衔接的医学人才培养体系；通过发扬医康融合学科特色和建立健康管理研究所，推动了研究型医院建设的创新高度；医院定位于上海中医药大学附属医院，提级升能，教学相长，成效显著；注重中医内涵建设和运营管理，医院综合实力不断提升，走出了质量效益可持续发展道路；"患者信赖，员工幸福，社会责任"的医院文化理念深入人心。书稿还分享了七院愿景目标的制订，做强中医特色、实现跨越式发展的建设思路和经验。书稿内既有严谨认真的改革思考、重压之下的努力坚韧，也有风趣幽默的文化生活，读来令人振奋，又不乏趣味。

这十年，不仅是一家医院追赶超越的十年，也是一位优秀的医院管理者带领全院医务工作者，怀揣守护人民健康的医者初心，共同奋斗，跬步积累的十年。

栉风沐雨，薪火相传；踔厉奋发，笃行不怠。传承创新发展中医药事业，注重用现代科学解读中医药学原理，走中西医结合道路，践行中国式现代化的要求，是时代赋予当代中医药人的使命和责任。面对社会老龄化和重大突发传染病的挑战，期望七院能够继续夯实医教协同、科教—产教融合的现代化研究型医院建设，创新全生命周期和全疾病过程的中医药研究，培养和打造一流的中西医结合临床人才队伍，在推进中医药现代化和国际化的进程中做出新贡献，实现新跨越！

祝愿坐落于浦东新区大同路上的上海市第七人民医院，秉持初心，步稳行远，匠心筑梦，再创辉煌！

陳凱先

中国科学院　院士

上海中医药大学　原校长

2023年1月

前言

　　党的十八大以来的十年是我国卫生健康事业跨越式发展的十年，也是百姓健康获得感不断增强的十年，更是上海市第七人民医院（以下简称"上海七院"或"七院"）脱胎换骨、转型发展的十年。

　　这十年，七院腾笼换鸟，转型发展积厚成势；这十年，七院始终坚持以习近平新时代中国特色社会主义思想为指导，以高质量党建引领保障高质量发展，朝着"全国一流的三级甲等中西医结合医院"的目标不断奋进。2012年医院从综合性医院变成中西医结合医院，2013年创建成为三级甲等中西医结合医院，2015年成为上海中医药大学附属医院，实现"五年三大步"的飞跃式发展。不仅连续八年入围全国中医医院自强榜单，在国家三级公立中西医结合医院绩效考核中名列前茅，获评A＋；连续十二届取得"上海市卫生系统文明单位"称号，成功创建"浦东新区基层党建示范点"，还被上海市委、市政府授予"上海市抗击新冠肺炎疫情先进集体"，并在2022年荣获"上海市五一劳动奖状"。

　　十年间，新时代的七院人，凝聚共识，齐心协力，秉承"做浓中医、做好西医、做实做特中西医结合"的初心，坚持跨越式发展，助力专科业务，提升诊疗水平和患者满意度，立足浦东新区北片区域，服务周边居民乃至外省市患者，展现了胸怀天下、立己达人的使命担当，促使人民群众获得感、幸福感、安全感更加充实、更有保障、更可持续。

筚路蓝缕、砥砺奋进，七院人以实干和开拓精神，打造出一个令人刮目相看的好医院。回望过往，珍惜来路；展望未来，致敬身边普通的奋斗者，致敬每一个非凡的你我他。

为分享七院"转型发展、管理先行"的发展理念和实践经验，介绍新时代七院辉煌成就和未来愿景；同时多角度呈现医疗、教学、科研、预防、康复等各方面工作的创建历程，以宏观视角展现医院转型升级的历史脉络。现通过医院不同学科、不同领域共同发声的"多声部"，汇聚成一曲大变革、大转型、大发展的大合唱，特名之《转型发展篇》，为同行提供一定的参考和借鉴。

本书在编写过程中因为时间跨度大、涉及内容广，一定存在不足之处，恳请各位读者予以批评指正。

编委会

2022 年 12 月

目录

第一章
巧借东风　驱动转型

党的十八大以来的这十年，是极不寻常、极不平凡的十年；这十年，是中医药事业不断守正创新、传承发展的十年。国家致力于加快建设优质高效中医药服务体系，基层中医药服务能力显著提升，中医药服务更公平、更可及、更便利。

在此过程中，七院始终胸怀"国之大者"，秉承"做浓中医、做好西医、做实做特中西医结合"的初心使命，坚持"把握天时，充分利用政策机遇；用好地利，努力发挥区域优势；做好人和，全面夯实中医基础"，以小我赴家国，以奋斗立天地，不断提升发展能级，提升医疗卫生服务能力和水平，在服务经济社会发展大局中展现时代担当。

这十年，七院建设全国一流三级甲等中西医结合医院的步伐不断加快并奋勇前进。

在中国（上海）自由贸易区，七院巧借东风、转型发展的新图景徐徐铺展。

第一节　把握天时　利用政策机遇

一、时代发展，国家弘扬中医药事业

2006年10月，党的十六届六中全会提出要"大力扶持中医药和民族医药发展"。同年10月23日，胡锦涛总书记在中央政治局第三十五次集体学习时的讲话中，明确提出要"制定扶持中医药和民族医药发展的政策措施"。

2007年5月16日，温家宝总理批示，要求"卫生部会同有关部门全面研究扶持中医药事业发展问题"。对此，卫生部、国家中医药管理局高度重视，针对中医药事业发展的关键问题，开展系列专题研究，提出《关于扶持中医药事业发展的若干政策措施》。2007年10月，党的十七大报告提出要"扶持中医药和民族医药事业发展"。按照十七大有关精神要求，卫生部、国家中医药管理局进一步加大开展研究工作，并在上述《关于扶持中医药事业发展的若干政策措施》的基础上广泛吸收各方意见，充分论证讨论，形成了《国务院关于扶持和促进中医药事业发展的若干意见（稿）》。2008年2月，国务院副总理吴仪同志主持召开国务院中医药工作部际协调小组会议，会议讨论《国务院关于扶持和促进中医药事业发展的若干意见（稿）》，并议定根据深化医药卫生体制改革的精神进行相应完善后择机以国务院的名义印发各地区、各部门贯彻执行。2009年4月21日，《国务院关于扶持和促进中医药事业发展的若干意见》正式发布，是指导中医药事业发展的纲领性文件，是在深化医药卫生体制改革全面启动和实施的新形势下，国家进一步弘扬和促进中医药事业而做出的重大决策部署。

在此背景下，国家中医药管理局启动了"国家中医药发展综合改革试验区建设项目"，旨在围绕中医药事业发展中的重点难点问题，在一定区域内开展试点，探索中医药工作新模式、新路径，为全面推进中医药深化改革提供示范。2009年12月，经国务院批准，正式批复浦东新区成为全国首批"国家中医药发展综合改革试验区"。

二、紧跟步伐，浦东新区引领中医药服务

浦东新区是我国改革开放的龙头，拥有占上海五分之一的地域、四分之一的人口和三分之一的生产总值。时代发展，浦东先行，承接国家中医药改革发展的要求，在中医药发展中承担着守正创新、引领发展的重任。

认真贯彻落实中央、市、区卫生工作方针政策精神。在"十一五"期间，浦东新区提升中医服务能力，完善中药服务网络，建设中医人才队伍，中药产业水平得到显著提升。为进一步贯彻落实《中共中央　国务院关于深化医药卫生体制改革的意见》《国务院关于扶持和促进中医药事业发展的若干意见》《国家中医药管理局关

于同意上海浦东新区为国家中医药发展综合改革试验区的函》及《上海市人民政府关于进一步加快上海中医药事业发展的意见》等文件精神，浦东新区创新发展思路，打造发展途径，建立发展机制。

传承中医药事业，解决中医药发展瓶颈问题。在国家和上海市有关部门的支持下，浦东新区率先进行中医药事业发展综合改革试点，制定浦东中医药事业发展"十二五"规划，继续以浦东综合配套改革试点为契机，针对影响中医药事业发展的共性问题，转变发展观念，先行先试，攻坚克难。以满足人民群众对中医药服务需求为出发点，探索中医药服务可推广可持续发展的新模式。制定了关于建立中医药发展体制、创新中医药机制、优化中医药网络化服务体系、建成中医药预防保健体系、形成中医药继续教育基地、繁荣发展中医药文化等一系列改革发展目标，促进浦东新区乃至上海中医药事业的发展。

三、乘势而转，七院开启中医药道路

七院始建于1931年，紧邻中国（上海）自由贸易试验区，是浦东新区北片区域性医疗中心。2011年是上海及浦东新区实施"十二五"宏伟规划开局之年，也是七院突破发展瓶颈的起点之年。在浦东新区卫生事业"十二五"规划中，经过认真调研分析，浦东新区政府决定集全区之力支持七院创建三级中西医结合医院。

早在2011年底，七院就接到上海市关于开展中医、中西医结合医院评审的有关通知，于是在上海市卫生局、浦东新区卫生局领导亲切关怀指导下，借助浦东新区创建国家发展中医药事业综合改革试验区的东风，紧紧围绕三级医院创建目标开启第一步，从一家二级甲等综合性医院转成中西医结合医院。医院以浦东新区"十二五"卫生发展规划为依据，制定医院"十二五"发展规划，确定建设示范性中西医结合医院、上海中医药大学附属医院的中长期战略发展目标，并明确将中医肾病科创建为国家重点专科，将中西医结合康复医学科创建为上海市重点专科。

面对新机遇，七院攻坚克难，医院成立创建三级医院（简称"创三"）领导与组织保障机制，成立"创三"办公室；多层面贯彻、解读、对照、评估国家中医药管理三级中西医结合医院评审标准，制定改进方案，开启了争创三级中西医结合医院的道路。

2012年1月10日，上海市卫生局同意将上海市第七人民医院的类别由综合医院变更为中西医结合医院，并增加第二冠名——"上海市浦东中西医结合医院"，作为浦东新区北片区域医疗中心的功能定位不变。同年4月，七院取得中西医结合医院组织机构代码。至此，开启评审一年倒计时。

（马慧芬　潘信洁）

第二节　用好地利　发挥区域优势

一、依托优势，与上海中医药大学同频共振

当时，浦东新区拟创建一所具有康复特色的大学附属医院（三级中西医结合医院），并将创建目标列入《浦东"十二五"中医药事业卫生规划》，构建合理的三级康复医学服务模式，培养康复医师、治疗师和评估研究人才等，以满足社会事业和经济发展。当时，上海中医药大学在全国中医院校中率先创办康复医学院，正在筹建以康复为特色的附属医院，同浦东新区的规划不谋而合。因此，浦东新区卫生局与上海中医药大学共同签署将七院共建为三级中西医结合医院、上海中医药大学附属医院（康复为特色）的协议。七院领导班子把握重大发展机遇，利用"全国综合医院中医药示范单位"的优势，紧紧围绕以创建三级中西医结合医院为目标，依托上海中医药大学构筑的优质资源与平台，做浓中医特色，推进中西医学科建设与科教兴医工作，全面提升医教研水平，为成为中医药大学附属中西医结合医院（以康复为特色）做准备。

七院与上海中医药大学建立联席会议制度，调整科研、教育等职能科室设置与功能，细化管理职责，完善管理体系。同时，为加强医院中医优势，医院与上海中医药大学共建新的重点学科，就重点学科建设和大学康复医学院领导进行沟通与合作。同时，七院在保持重点学科建设（原有700张核定床位）的基础上，新建医技综合楼，增加中西医康复特色，将新建医技综合楼的医疗用房按照学科建设需求，在设备配置上进一步细化。

二、整合联动，探索中医医联体模式

七院位于上海市浦东新区北部，与长兴岛、崇明岛及长江北岸南江苏区域的长江隧桥出入口相毗邻，服务范围覆盖高桥、高东、高行、浦兴等多个区域。借助此地域优势，医院探索建立中医医疗联合体建设模式，推进中医体系联合体资源纵向整合工作，建立上下级医院梯度支撑关系，带动基层中医药服务发展，满足群众基本需求。七院充分总结外高桥医疗联合体运行多年来的经验，在持续建设联合体同时，签约增加开展中医药、中西医结合对口支援工作，加强对4个社区深化双向转诊网络建设，通过培养社区卫生服务中心医师、推广中医药适宜技术、支援社区业务等形式推进中医药进社区；同时中医人员深入社区宣传普及中医理论和养生保健等活动，对敬老院、社区开展送医上门服务，增加中医服务特色，并作为浦东新区中医进社区的主要参与单位，向全区范围内推广。

（马慧芬　潘信洁）

第三节　做好人和　夯实中医基础

一、补足资质，加快全院"西学中"步伐

医院"十二五"规划确立转型目标后，上海市卫生局、浦东新区卫生局、上海中医药大学的专家组对七院进行摸底调查（对照卫生部三级中西医结合医院评审标准），认为七院基本具备三级中西医结合医院的条件，但全院中医资质人员较少，中医基础较弱，因此中医药临床服务规范性、针对性不够，希望立即进行人员培训，满足中西医结合医院对中西医人员资质的要求。

根据《关于进一步加强中医医院非中医类别医师系统培训中医药知识和技能工作的通知》的要求，七院书面向浦东新区卫生局申请，按照三级中西医结合医院的标准，对全院医护人员进行系统的中医药理论学习和技能培训。从2011年7月起，经过市卫生局批准，由上海中医药大学继续教育学院负责，先后开设3个在职西学中培训班，医院利用院周会、院报、网站、宣传栏等载体进行广泛动员，达成医院执业类别变更的全员共识。全院240名医生（含部分药师）参加学习，占全院医生总数的70%左右；全院护士先后分三批参加上海中医药大学举办的护理中医药基础知识培训班，近400名护士完成100课时的培训学习。经过考试合格后均取得"西学中"资质，并对于不要求开展中医的专科医生也进行系统的中医药基础培训；医院班子成员和医教研等职能部门主任参与了上海市中医医院管理干部培训班。

医院开展师承教育，制定"七院名中医"及院级中医继承人选拔和培养实施办法，聘请上海中医药大学附属龙华、岳阳等医院的名中医，担任七院重点学科的师承老师；借用全院西学中的便利，鼓励科主任和业务骨干，利用到曙光、龙华等医院跟师学习机会，传承名中医经验和精神；柔性引进4家老牌中医医院等近20名专家教授，作为医院学科带头人或学科专家，加快七院人才培养和学科建设；挖掘、整理、继承、创新叶景华等院内名老中医的学术思想及实践经验等，在专科临床科研中的应用与推广。至此，全院人员在学习中医理论上形成思想共识，在临床医疗、护理中融合中西医精髓，补齐资质不足的缺口。

二、优化诊疗，提升中西医结合疗效

七院相继制定《中西医结合常见（优势）病种病历质量考核标准》《中西医结合病历质量考核管理与奖励》《中医临床路径病种管理》等制度，实施《中医诊疗技术临床应用与推广奖励》《中成药、中药饮片、院内制剂临床应用考核与奖励规定》《中医护理理论及操作技能培训与考核配套奖励方案》，并以此进行考核与奖励。修订《科室综合考核目标责任书》，将发挥中西医结合特色优势和提高中西医结合临床疗效等指标作为重要考核指标，并完善了绩效考核管理与奖励机制。

为进一步完善落实中西医结合优势病种中西医结合的诊疗方案，七院通过院内专家研讨，组织对72个中西医结合优势病种中西医结合诊疗方案（规定每个科室3个以上）、19个常见病中医临床路径（规定每个科室至少1个）的实施情况、疗效及特色开展年度分析、总结和评估，并采取优化改进措施，不断改进完善，优化方案得到了上海中医药大学相关专家以及评审专家肯定。

三、提高层次，推进各专科学科建设

立足补足医院中西医特色专科，特制定《促进中医药、中西医结合工作科技奖励办法》《中医、中西医结合重点专科建设奖惩实施办法》《促进中医药、中西医结合工作教育奖励规定》等制度，七院对获得中医药、中西医结合重点学科、科研课题及科技成果奖项、人才培养项目、发表论文及论著等予以西医同等奖项的1.5倍奖励。

七院按照三级中西医结合医院评审标准，重新梳理并调整学科设置，在21个临床一级学科中，除个别没有开展中医要求的学科外，所有学科均须开展中医药服务项目；同时积极打造上海市中医肾病优势专科、上海市叶景华名中医工作室和浦东新区叶玉妹名中医工作室等，推进专科建设。

经过努力，医院完成综合转型为中西医结合的华丽蜕变，而想实现"二升三"的等评，则需要对照《三级中西医结合医院评审标准》《国家中医药管理局重点中西医结合医院建设项目评估验收细则》等各项标准，全面评估，进一步强化医院建设。

通过优化管理体系，持续提高医疗质量；通过国家级重点专科建设，持续促进发展；通过大学共建平台，促进教学发展；通过充分利用卫生资源，进一步聚力发展；通过外引内培，进一步加强队伍建设；通过打造文化，进一步提高中医文化氛围。七院明确各个职能科室的功能定位，提升各临床专科医疗水平。开启从形式到内涵，从数量到质量，从观念到理念的稳步提升，向着实现更高一步的"三级"目标稳步迈进。

（马慧芬　潘信洁）

第二章

"创三"当时　迎难而上

在上海市卫生局的指导下，经过前期充分调研论证，浦东新区于2011年5月正式提出将拥有一定中医基础的七院转型，创建成三级中西医结合医院；并被纳入上海市卫生局设置的"十二五"规划、浦东新区卫生事业"十二五"规划、浦东新区中医药发展"十二五"规划等。

十年来，七院在转型发展的道路上砥砺前行、迎难而上，流下汗水结晶，攻克一个个看似不可攻克的难关险阻，创造一个个令人刮目相看的不凡佳绩。

每一次出发都是攀越更高峰，每一次胜利都是重新再出发。前程璀璨、道路辽阔，七院人始终在创建征途上奋勇向前。

第一节　对照评审标准　坚持以评促建

七院创建于1931年，近十年来得益于浦东新区改革开放的天时地利人和，医院步入快速发展的轨道，逐步建成一所专业门类齐全、医疗技术水平较高、医疗设施先进精良、中西医服务体系较完善的区域性医疗中心。

七院拥有国家名老中医传承人、首批上海市综合性医院示范中医科，并成为上海第一批全国综合医院中医药工作示范单位。2011年7月，在上海市卫生局的领导下，浦东新区卫生局和上海中医药大学正式签约，共同推进七院创建以康复医学为特色的三级中西医结合医院。

一、梳理基本情况，提升创建信心

浦东新区卫生局按照国家中医药管理局2012年5月底颁布的《三级中西医结合医院评审标准》，从发挥中西医结合特色优势的措施、队伍建设、临床科室建设等14个模块对七院基本情况进行初步梳理，初步估计七院得分在848分左右（满分1 000分）。存在问题主要是"姓中"不够，中医医生只有10%，绝大多数医生都是"西学中"人员，中医基础较弱。虽然当时医院有中医或中西医结合人员在学习充电阶段，但毕业尚需一定的时间。在日常诊疗中，医务人员对中医诊疗的应变和调整能力欠缺，在疾病演变过程中的辨证施治缺少针对性，部分诊疗方案没有很好执行。另外，由于就医的老年患者多，病情相对复杂，执行标准的中医临床路径无论数量还是质量都有差距，医院中成药和中药饮片的使用比例较低。科室规范和实际应用出现"二张皮"现象。

令人欣慰的是，经过评估，医院在硬件方面，包括核定开放床位数、医疗用房面积等；软件方面，包括人员配置、诊疗技术开展等，均符合《三级中西医结合医院评审暂行办法》中的各条规定，全部达到《三级中西医结合医院评审核心指标》，这给当时的七院人带来一份信心。

二、明确发展目标，制定发展规划

在梳理医院基本情况后，浦东新区人民政府将七院纳入创建国家中医药发展综合改革示范区计划目标，制定将七院创建为三级中西医结合医院的发展战略，该项目得到市卫生局的同意。为此，七院制定了中长期发展规划，明确创建以康复医学为特色的三级中西医结合医院的发展目标。与此同时，医院围绕中长期发展规划，制订年度工作计划，重点鼓励发挥中西医结合特色优势和提高中西医结合临床疗效，还制定多项具体措施，投入1亿多元创建经费，在人才引进与培养、西学中、重点学科建设、研究所与教学场地建设、中医药文化建设等方面，参照三级中西医结合医院评审标准强化建设，为迎接创建三级中西医结合医院做准备。

同时，采取相应措施，继续加强中西医结合人才队伍建设，通过培养或新招中医药专业人员、全院70%以上医师"西学中"、柔性引进中医专家和学科带头人等办法，来满足学科建设需要。并根据《中医医院（含中西医结合医院、民族医医院）中医类别医师定期考核内容》要求，积极开展以中医药知识与技能为主的医师定期考核工作；根据《关于进一步加强中医医院非中医类别医师系统培训中医药知识和技能工作的通知》的要求，继续规范开展非中医类别执业医师，中医药基本知识与技能培训并考核。继续抓好护理人员掌握中医专病专科常规、中医护理技术的培训。加强对患者的中药及中药合理用药知识的宣传与教育。

（马慧芬　周妮兰）

第二节　汲取各家之长　助力中西结合

从一家二级综合性医院转型成为三级中西医结合医院，于七院而言，是一个不小的挑战。在上海市卫生局、浦东新区卫生局直接领导下，集中全市中医资源，在全区之力（包括人、财、物等）支持下，采用政策倾斜、资金投入，七院最终成功创建为三级甲等中西医结合医院。

一、实地调研，全力落实创建迎评

时任上海市卫生局沈远东副局长于2011年4次率领上海市中医药发展办公室领导到七院指导创建工作。

2011年7月，浦东新区卫生局和上海中医药大学签约后，上中医医管处、康复医学院和七院成立创建工作小组，负责落实创建工作。上中医党委书记谢建群、副校长施建蓉先后两次来医院指导创建工作。

2011年12月，委托市卫生局中医监管处贾扬副处长带领浦东新区卫生局领导、七院院长进京，专程向国家中医药管理局医政司领导汇报七院创建进展，得到国家中医药管理局领导的支持。

2012年5月，市卫生局郑锦副局长到任后不久即率领市中医药发展办公室来医院调研创建工作，明确指示将集全市之力支持医院创建迎评工作；其后市卫生局中医监管处赵致平处长、贾扬副处长和孙行军副调研员受郑副局长委托，专门来七院调研迎评工作。同年，上海市中医、中西医结合医院评审中心，受市卫生局委托，多次带领市级专家来院指导创建工作。

二、打好基础，他山之石可以攻玉

在短时间内，要实现由二级向三级并转型为中西医结合医院的目标，七院全院职工积极参与，层层落实工作责任。

在王杰宁院长的带领下，领导班子深刻地体会到，要学好用好中医，必须从理念上快速转变与提升。在"创三"的整个过程中，医院各层级人员，包括管理者和优秀的青年人才，先后多批次前往无锡市中西医结合医院、浙江省中西医结合医院、广东省中医院等单位参观学习。通过学习，帮助医院管理者在短时间内掌握中西医结合医院管理理念。

与此同时，经过上级协调安排，医院组织全体科主任参加龙华医院现场举办的科主任培训班，并组织全体临床科主任和"创三"联络员，在龙华医院对应学科跟师学习1周以上，得到龙华医院专家手把手的指导。

（马慧芬　周妮兰）

第三节　加强学科创建　提升文化内涵

七院坚持以评促建，坚持不懈地实施科教兴医、多元化人才培养、加强重点学科建设等核心发展策略，紧紧围绕医院改革发展的中心工作，以中医药文化建设促进科室建设、医疗服务、学术研究、人才培养以及科学管理等各项工作水平的不断提高。

一、迎难而上，抓紧建设重点学科

七院严格按照三级中西医结合医院评审标准中对重点专科的要求，认真做好重点专科的建设；除医院优势的肾病、康复医学与烧伤瘢痕科外，医院还在心内科等浦东新区重点学科中参照重点学科建设要求，积极培育后备学科。医院从上海中医药大学柔性引进科教副院长，主抓重点学科建设工作。

按照国家中医药管理局有关规定，调整设置临床和医技科室，并且规范命名。所有科室按照以往疾病谱，制定出常见优势病种的中西医结合诊疗常规，除麻醉、口腔、神经外科、胸外科外，其他科室均纳入中西医结合病史书写规范管理，上述科室也开展围手术期干预、中医技术应用等。医院中成药处方、中药饮片处方占比随着全院医护人员西学中人数的增加而有明显增长。

国家级重点专科肾病科，传承了名中医叶景华教授诊疗经验，开展常见肾脏病的中医综合治疗（药剂内服、外用、灌肠等），形成自身特色并取得良好疗效。新立项的上海市重点专科康复医学科，依托上海中医药大学康复医学院平台，师承岳阳医院严隽陶教授，不仅开设两个病区，还在院外获得空间资源，为学科最终成为重点学科打下基础。烧伤瘢痕科由西医向中西医结合转型，师承龙华医院唐汉钧教授，研制烧伤外用药膏，开展中西医结合治疗各种创面。

二、因地制宜，展示医院传统文化

七院转型后，在全院征集富有中西医结合元素的院训、医院宗旨，重新修改院徽、院歌。新建治未病科，建立专家库；通过和体检合作，扩大治未病样本数量；通过对外宣传、主动体验等形式展示治未病理念，受到国内外友人高度评价。

为打造医院文化，医院邀请上海交通大学传媒学院的教授专门设计，打造有象征意义的雕塑，在有机玻璃上手绘中草药、在休息区种植中草药盆栽（……医院还开辟了中草药特色展示的"百草园"），普及有关中草药知识。很多细节由员工共同参与设计，让医院员工获得了更多的认同感。

与此同时，中医药文化建设也促进医疗服务、人才培养以及科学管理等各项工作水平的不断提高。通过标识、引导等展示传统中医药文化；借助现代宣传手段，在报纸、杂志、新媒介等展示最新中医药发展；借助各种空间，如等候区、过道走廊宣传栏、展示屏幕，宣传手册、活页等展示医院文化。通过中医药文化系统建设，使民众从诊疗环境、就诊方式、服务态度等方面切实感受到中医药服务魅力。

（马慧芬　周妮兰）

第四节　聚焦薄弱环节　补齐发展短板

在"创三"期间，七院将评审1 000分按照管理条线，通过签订承诺书形式，落实到各分管职能部门。在自查后，重新总结并归纳需要关注或改进的问题。尤其对其中出现的需上级领导支持的部分痛点、难点问题一一列出，逐个攻破。

一、提升硬件设施，助力医院发展

按照三级中西医结合医院建设，需要科研机构（内含重点专科实验室、名老中医传承室等）。七院通过和上海中医药大学商定，将康复医学研究所的临床部分设置在七院，并投入费用用于场地装修、科研设备和研究所运行。

由于当时条件限制，在浦东新区卫健委的支持下，医院将培训场地暂时租借于浦东新区卫生发展研究院培训中心，在原有医技楼（康复综合楼）学术报告厅增加投入5 000多万元，实施改造项目。

二、围绕评审要求，弥补人才短板

对照三级中西医结合医院评审标准，七院在"创三"中存在最突出的问题，就是人才队伍存在短板。为规范中西医结合医院科室设置，独立设置新的一级临床科室7个，分别是针灸科、肛肠科、推拿科、治未病科等，并分别按照科室设置标准配备人员。

七院一方面加大招录完成住院医师规范化培养中医医师，开设3个在职西学中培训班（二年制）；另一方面，还通过建立修订完善各项制度，重点突出中医药人才队伍建设内容，包括人才队伍"十二五"规划、人才引进管理制度、在职硕士研究生培养管理制度、绩效考核管理制度等，加大人才引进力度。

七院积极创新，建立人才柔性流动机制，遵循人才"不求为我所有，但求为我所用"的原则，以办理第二执业地点的形式建立灵活的人才柔性流动机制。建立外聘专家制度，引进众多专家赴七院开展手术、查房、讲课等业务和教学活动，快速提升医院服务能力。

（马慧芬　周妮兰）

第五节　凝聚全院之力　推动快速转型

"创三"过程中，七院全体职工拧成一股绳，劲往一处使，攻坚克难，推动责任再压实，工作再进位。有亲历"创三"过程的临床医务工作者回忆，在"创三"冲刺阶段，王杰宁院长带领着医院领导和科室主任夜查房，亲身体验做患者。在转型发展、争创三级的创建中，七院人始终奋勇前行，求新求变，全力以赴，为医院的高质量发展不懈努力。

一、凝心聚力　形成"创三"精神

2013年3月28日，在浦东新区副区长谢毓敏，浦东新区卫生局党工委书记、局长孙晓明，党工委副书记、副局长宋占义等领导的带领下，七院的党政领导班子、中层干部和职工在"创三"誓师会议上，按下坚定的手印。同年4月10日，时任上海市科教文卫党委书记李宣海，上海市中医药发展办公室主任、上海市卫计委副主任郑锦，上海市卫计委干部人事处处长许铁峰等领导，为提振七院"创三"信心，再次按下了坚定的手印，这也形成了七院独特的"手印墙"。

在"创三"冲刺期间，全院上下"五+二"（五天工作日加两天休息日）"白+黑"（白天加晚上），没日没夜地奋战着。王院长看在眼里，疼在心里，在"创三"

评审的冲刺时期，他带领分管领导们，亲自在医院食堂为大家制作馅饼。对于医院职工而言，在特殊的时刻，吃到"大王馅饼"（医院职工冠名），这不仅给肠胃带来温暖，更是心灵上的抚慰。

二、创新模式 推动科学发展

为全面提升七院医疗质量，体现发挥中西医结合特色优势的医院发展方向。七院对中医学科人才培养倾斜，尤其加大对中医专项的资金投入，进一步完善发挥中西医结合优势的考核制度，其中服务内容占科室月度考核权重31%，并与绩效分配直接挂钩。

七院始终坚持科学的发展理念，创新管理模式，提升领导班子的领导力和创新能力，强化中层干部的科室管理能力和执行力，加强医疗护理质量管理、药事管理、行政后勤保障、财务管理、专科建设管理，充分发挥中医药特色优势的管理，积极培育医务人员的团队意识，着力打造专科团队，强化制度化管理，促使各项工作常态化、规范化、精细化、科学化，确保各项工作落到实处。

经过一年多的艰苦创建，七院最终由一所兼具综合服务能力和中医工作基础的综合医院创建升级为国家三级甲等中西医结合医院，实现华丽转身。七院创建三级中西医结合医院的成功，不仅为兄弟省市提供实战经验，为壮大中西医结合队伍、拓展服务空间、提升服务能力，同时也为发展我国的中医药事业做出了应有的贡献。

（马慧芬　周妮兰）

第三章

紧跟步伐　乘势而上

2013年，七院成功创建三级甲等中西医结合医院，实现医院发展史上新的突破。

乘着上海浦东更高质量对外开放的东风，七院走上从综合性医院变成中西医结合医院，再到创建三级甲等中西医结合医院，后又成为上海中医药大学附属医院的蝶变之路。

教学处从夯实教学基础、规范管理体系，拓展教学范围、提升教学水平两大方面着手，稳步推进各项工作，经过两轮评审，获得上海中医药大学肯定及督导专家的认可，最终七院于2015年度成功获批上海中医药大学附属医院。

与时代共同奔跑，以奋斗逐梦圆梦。更多关乎加强队伍建设、细化质量管理、参与康复授课、开展继续教育等创建议题的实践，在七院的各个领域鲜活上演，不断创造着日新月异的"七院方案"。

十年转型奋飞，更加开放自信。浦东新区沧海桑田，但东风依旧，涛声依旧，七院未来可期、大有可为。

第一节　夯实教学基础　规范管理体系

一、加强队伍建设

队伍建设是发展教育的根本。创建上海中医药大学附属医院，首先应该打造一支中医内涵丰富、科教能力突出、管理思路清晰，具备教学资质且热爱教学工作的师资队伍。因此，教学处从中医内涵培训、科教管综合能力提升等方面着手培养，全方位培养师资队伍的教学能力。

1. 中医内涵的持续提升

从2011年度医院"创三"工作启动开始，七院先后组织安排200余名医师参加上海市卫生局西医学习中医在职培训班，400余名护士全员参加中医药大学在医院内组织的护理"西学中"专场培训，并取得"西学中"资质。全院范围医务人员中医资质的培训是七院转型发展及"创三"工作得以开展的基本条件，但是，仅仅是具备中医基础知识及技能远远不能满足医院飞速发展的需要，也不能满足创建上海中医药大学附属医院对教学师资中医内涵的要求。因此，教学工作继续紧跟医院的发展步伐、学科的发展需求，将进一步提升医务人员的中医内涵及对中医中药的自信作为医院师资培养的重要内容。如：医院定期开展中医医案赏析讨论会，邀请副主任医师以上的中医药专家，给大家做有效中医临证医案的介绍并组织与会人员进行讨论；每月1次组织《伤寒论》《黄帝内经》等中医古籍经典的学习；组织医务人员参加浦东新区、上海市、国家各类中医药继续教育学习班；鼓励医务人员积极申报各级各类中医药继续教育项目等等。上述举措的实施从很大程度上提升了医务人员的中医内涵水平及对中医中药的自信心，七院中药处方及中医技术所占的比例显著提升，中医药相关科研项目立项数量也呈井喷式增长。

2. 科教管综合能力提升

一是教学能力提升。七院依托上海中医药大学、海军军医大学等高校以及其他兄弟医院的优质教学资源，通过教学研讨、学术交流、进修学习、竞赛评比等形式，提升师资队伍的教学水平。2014—2015年度，七院妇产科尹璐、护理部邱英莲两位教师先后参加海军军医大学的理论授课竞赛，成功荣获A级教员的荣誉；邱英莲老师在上海中医药大学组织的教师理论授课竞赛中再次荣获一等奖的好成绩。此外，七院先后组织34名教师参加上海中医药大学的硕士研究生导师培训，并成功取得硕导资格证书，覆盖临床、护理、医学技术等不同专业，为医院教学层次提升奠定基础。为鼓励中青年教师参加上海市继续教育委员会上海高等学校教师资格证准入考试报名，七院为已通过教师资格证考核的医师积极和大学协调教师资质认定事宜。在创建附属医院之时，有64名医师通过3门教师资格公共科目考试，其中20余名教师成功通过院校各层面教研室组织的试讲，开始承担大学课堂授课任务。

二是研究能力提升。在教师教学能力提升的同时，教学研究的意识也不断觉醒，部分教师开始尝试教学科研项目申报，从前期的院级课程建设项目的培育，到校级课程的立项，甚至上海市教委的教育教学项目的立项。3年内，奚希相、陆民浩、蔡艳等8名老师成功荣获院级课程建设项目立项，周一心、顼志兵、宋黎涛3名老师获上海中医药大学校级课程建设项目立项，邸英莲老师的教学研究项目成功入选上海市教委预算内科研项目立项，彰显七院师资队伍的教学研究能力上升至一个新的台阶。

三是管理能力提升。优秀的教师不仅能够上好课，做好研究，还需掌握一定的管理知识，具有科学的、先进的、国际化的视野及管理思维，才能高质量地完成课程管理及课程建设工作。因此，教学处配合组织人事处、党政办等职能部门，每月一次组织管理专项培训，优先从中层干部抓起，提升七院师资队伍的教学管理能力。一系列科教管综合能力提升举措的实施，为医院培养了一大批优秀的青年医学人才，教学工作为医院可持续发展起到了蓄水池的功效。

二、细化质量管理

教学质量是教学工作的核心，是推动教师队伍建设的重要因素，是医院创建大学附属医院的压舱石和永动机。

2013年，根据创建上海中医药大学附属医院的要求，不断完善教学管理体系，设立11个教研室、7个教研组。2014年，成立毕业后医学教育委员会、教学工作指导委员会，下设教学处、教学质量督导办，有分管领导、职能部门专职教学管理人员5名。根据临床教学需要，重新调整建立健全中西医结合内科、外科、妇科、儿科、针推康、卫生管理等13个教研室，骨干教师124名，通过教学试讲和竞聘，聘任教研室主任和教学干事。另外，整理汇编教学管理制度7个类别54章节，建立健全教学相关制度。2015年，在大学规范指导下进一步完善教学管理制度及流程，深耕教学内涵建设。试行新版的百分制教学督导评分体系，细化各项临床带教指标，做到教学精细化管理。注重教学工作量与教学质量相结合的绩效评价管理，有效激励临床教学工作的进行。同时有效应用完善的绩效管理体系的评估和激励作用，实行季度优秀临床带教科室评奖、年终考核优秀教研室主任、骨干教师、教学干事等，细化工作效率、教学质量和学术能力方面的要求，强化被考核者的教学责任心和责任意识，有效地激励全院临床医师投入教学工作的热情。各项质量管理举措的全方位落实，将七院的教学工作及标准与大学接轨，成为大学附属医院申报的有利条件，为各类教学基地的申报及课程建设项目的立项奠定扎实的基础。

三、改善教学条件

为达到大学附属医院的要求，医院投入大量经费，优化图书馆、学生公寓、示教室、实训中心等教学条件。

1. 图书馆

重建供医务人员、学生使用的图书馆，专业期刊在150种以上，各专业图书1万册以上。提供电子图书阅览室及上网查新设备和场所，24小时向学生开放，并建立完善的查阅和登记制度。

2. 学生公寓

进一步修葺学生公寓，更换住宿床铺、空调、电扇等硬件设施，并对宿舍卫生安全实行"5S"规范化管理，每月1次飞行检查，对学生公寓安全及卫生工作情况进行评比和奖罚。

3. 示教室

康复医技新大楼中所有科室均设置独立的教学示教室，添置标配的教学及教学辅助设备。启用电化教室和远程示教中心，添置系统的教学光盘、课件，并为后期可能实现的手术闭路电视和计算机辅助教学系统，包括上机考试等奠定硬件基础。

4. 实训中心

为更好地迎接大学附属医院的创建，积极筹建同时具备OSCE考站、情景模拟教学等更多的实训功能的实训中心。其可供同时开展急救技能训练、护理技能训练、妇婴技能训练、专科技能训练、中医教学模型实训项目、康复治疗示教项目等全面的技能操作训练，随时准备承接更高标准的教学任务。

（邱英莲）

第二节　拓展教学范围　提升教学水平

一、临床实践教学

创建附属医院之前，七院仅承担承德医学院、上海思博职业技术学院、河南大学、宁夏医科大学等学校的临床实践教学任务。教学专业以护理为主，学生层次为大专生及本科生。此后，七院的教学范围不断拓增。

2013年，跟随医院"创三"步伐，首次担任上海中医药大学全日制研究生的临床实践教学任务。2014年，新增蚌埠医学院临床实践教学基地并正式着手带教第二军医大学的临床医学20名海军全科专业的本科实习生。2015年新增上海中医药大学康复临床教学基地、卫生管理专业临床带教示范基地、护理学实践教学基地，所带教的学生除数量增长外，学生的学历层次也不断提升。

随着学生人数的增加，学生党员的数量也不断增加。2014年9月，经批准成立七院学生党支部。除专业知识及技能的临床实践教学外，教学处开始注重学生的思想引领工作，以"青春凝聚党旗下"为主题，多次组织学生党员及先进团员进行外出拓展活动。如瞻仰高桥烈士陵园，为解放上海而壮烈牺牲的革命烈士敬献花圈；参观上海外高桥医药分销中心有限公司和益海嘉里粮油有限公司，亲身体验精细化的仓储管理和垂直一体化业务模式。临床实践教学理念逐渐实现从培养专业技术过硬、理论知识过关的专业技术型人才向培养思想素质过硬、业务素质过关的双优型人才转变。

二、参与大学授课

2013年，医院"创三"成功之后，院领导开始全面规划部署创建大学附属医院的各项工作。当年，部分教师通过试讲，开始逐步参与上海中医药大学的理论及技能授课任务。2014年，康复医学部多名骨干教师，参与到大学康复医学院"膝关节的物理治疗""康复治疗师与思者""中药康复治疗""物理治疗评定学""作业治疗评定学"及PT课程、OT课程等的授课任务。同年，七院正式启动与上海中医药大学及兄弟医院的院校、院院课程建设合作项目，与上海市中医医院共建"诊断学""中医内科学""中医外科学""影像诊断学"等临床主干课程；与上海中医药大学护理学院共建"护理学基础""内科护理学""外科护理学""儿科护理学"课程项目。并首次承担上海中医药大学继续教育学院4门主干课程："诊断学基础""中医内科学""西医内科学""影像诊断学"的独立挂牌及授课任务，年授课总计192学时。护理部通过擂台角逐、专家评选，取得上海中医药大学护理学院"灾难护理学"课程的独立挂牌授课资质。

2015年，七院围绕重点发展"中西医结合康复医学"的理念，进一步增强和大学康复医学院的教学合作和联系，更多地参与到康复医学的理论课程体系中，新增"康复影像学基础""康复疾病诊断学"两门康复主干课程的课程建设任务，打造康复特色教学品牌；康复医学部的骨干教师也逐步参与康复学院部分理论授课"作业疗法学""康复医学概论""社区康复""传统康复技能"等课程授课。七院自主挂牌的"灾难护理学"课程，则严格把关从理论授课到课程建设等一系列环节上的教学质量，着手打造医院的精品课程。

三、创建培训基地

2013年之前，七院仅为4所院校的临床实践教学基地。借大学附属医院创建的东风，医院基地建设内涵及外延都不断拓展。不仅实践教学基地的数量大幅度增加，还新增规培基地，如研究生培养基地、浦东新区临床医师技能培训基地等新的基地建设项目，并着手创建美国心脏协会的AHA培训基地。

1. 研究生教学基地

2013年，七院首次担任上海中医药大学全日制研究生的临床实践教学任务。2014年1月，医院组织首批7名教师参加上海中医药大学硕导培训，并取得上中医硕导资格证书，使七院终于有了自己的硕士研究生导师。同年4月，与上海中医药大学联合招录骨伤研究生1名，开创医院研究生培养的先河，将教学工作的水平再次抬上一个新的高度。同年在大学研究生院的指导下顺利完成3名硕士研究生的中期考核工作。此外，2名导师成功申报进入2015年上海中医药大学研究生招生计划简章。2014年10月，再次新增16位具备大学研究生招生资质的导师。2015年有17名骨干教师通过上海中医药大学硕导培训，并取得硕导资格。同年，顺利完成3名宁夏医科大学硕士生导师考核，并成功新增2位宁夏医科大学硕士生导师，有4名导师申报2015年宁夏医科大学研究生招生计划。

2. 规培教学基地

2014年5月，顺利成为上海市中医住院医师规范化培训基地，同年招录25名中医类别住院医师规范化培训生。2015年新增成为国家中医药管理局首批中医住院医师、全科医生规范化培训（培养）基地。医院严格按照轮训手册带教，定期化、制度化培训，在2014级"模块一"的出站考核中总分七院100%全部顺利通过考核，位居规培基地前列。其间医院规培生荣获上海市中医全科理论学习优胜奖1名，上海市优秀规培医师（全科）荣誉称号1名，彰显规培基地建设取得的成绩。

四、开展继续教育

继续教育项目的成功申报及举办是彰显专科内涵及学术影响力最有力的证据。跟随医院创建大学附属医院的步伐，教学工作助力临床科室积极申报各级各类中西医继续教育项目。

2013年七院主办省部级及以上学术会议9次，其中国家中医药管理局4次。2014年，七院主办省部级及以上学术会议10次（含备案2次），其中国家级中医药继续教育项目4项。2015年，主办省部级及以上继续医学教育项目8项（含备案4项），其中国家级中医药继续教育项目1项。

（邱英莲）

第三节　突破教学层次　获批附属医院

一、模拟评审，总结经验

七院一直重视推进上海中医药大学附属医院的创建，在前期基础上，2014年7

月初接受上海中医药大学组织的专家预评审，专家对七院的建设工作进行了肯定，对建设以来医教研等多个方面取得的成绩表示认可；同时也对创建工作提出更进一步详细全面的指导意见。根据专家的指导意见，医院党委、行政及职能部门多次研究讨论，制定附属医院创建工作进一步推进实施方案和创建工作推进表，由教学处、院办牵头组织，全院各部门通力合作，完成相关内容的整改和落实，并积极协调相关部门准备接受市教委和中医药大学的正式评审。

二、正式评审，愿望成真

七院紧紧围绕创建大学附属医院要求布置开展各项教学工作，在前期扎实推进创建附属医院的基础上，进一步加强教学管理，完成全院所有科室、教研室的教学台账梳理，规范临床各项教学活动，严格制定迎接附属医院评审工作实施方案和时间任务表，牵头召开多次院内各层面的协调会，并积极和上海市教委等相关上级主管部门进行沟通和协调，参与2015年最新版本的上海市申请高等医学院校附属医院评审标准的讨论和制定，最终在全院职工的共同努力下，顺利通过上海中医药大学（非直属）附属医院的正式评审，为今后医院学科水平和教学能力的提升打下扎实的根基。

（邱英莲）

第四章

守护战果　巩固内涵

2019年七院坚持"以评促建、以评促改、评建结合、重在内涵"的指导思想，全面启动三级中西医结合医院等级复评审工作。

医院对《三级中西医结合医院评审标准（2017年版）》按章节进行分工，明确分管领导、章节负责人；定期开展自评工作、召开等级复评审例会，针对失分项目重点分析，提出整改对策和意见；组织多场专项工作，如个案追踪、台账督查、疑难病例讨论、专家培训等，对全院各临床科室及职能部门进行全方位、多角度的督查，扎实推进医院标准化建设，持续改进医疗质量安全，确保顺利完成等级复评审工作。

创建"全国一流的三级甲等中西医结合医院"是一项系统工程。七院在践行人民城市重要理念中，持续提升创建典范医院的工作实效，坚持"民有所呼、创有所应"，人民群众需要什么、期待什么，医院创建就着重抓什么，让人民群众切实感受到医院创建带来的变化。

乘势而上，接续奋斗。一个生机勃勃的七院正在发生着新的蝶变……

第一节   研读新标准   吹响复评审号角

一、研读新版医院评审标准

2017年9月18日，国家中医药管理局发布《三级中医医院、三级中西医结合医院、三级民族医医院评审标准》，七院立即启动新版评审标准研讨会，对比研究2017版与2012版的区别，有重点地查找差距、弥补不足、落实内涵质量提升。

二、开展评审标准专项研究

2017年8月，受上海市中医药管理局委托，七院开展"中西医结合医院评价指标体系研究"，并成功立项为上海市卫生计生委项目。研究提出：新一轮三级中西医结合医院评审标准应充分发挥信息技术在医院建设、医院评审方面的作用，建立以"患者"为中心的，以审查（线上、线下）、患者调查、第三方评价、统计指标及自我评价为核心的综合评审体系。通过对医院各级信息资源的综合利用，加强对医院重点区域、重点环节、重点人群的综合管控，评价体系应为医院管理服务，满足患者及社会公众需求。该项目在2018年底结题，为上海新一轮等级评审工作提出客观的意见。

（马慧芬   王   晨）

第二节   立足新标准   启动等级复评审

一、成立等级复评审工作领导小组

为全面掌握新一轮医院等级评审带来的挑战，进一步加强医院内涵建设，发挥中医药特色优势，提升医院服务能力和管理水平，更好地满足人民群众对中医药服务的需求，经院长办公会研究决定，成立七院等级复评审工作领导小组，由院长、书记任组长，副院长任副组长，相关职能部门负责人为成员，办公室设在质管办（等评办），负责医院等级评审标准的学习、指导和自评。医院等级评审领导小组多次召开专题会议学习评审标准，结合各职能部门工作实际，对评审标准进行分工，明确责任，逐项落实。对标518条评审标准，其中核心标准24条，开展多轮自查自评，设立专项，系统性落实整改。

二、制定三级中西医结合实施方案

2019年11月22日，上海市卫生健康委员会、上海市中医药管理局及上海市中医、中西医结合医院综合评价（评审）中心，下发《上海市三级中西医结合医院评审工作手册（2019年版）》并召开新一轮上海市中医、中西医结合医院等级评审启动会。医院根据启动会内容，制定《上海市第七人民医院三级中西医结合医院等级评审工作实施方案》，将复评审阶段分为"启动阶段、推进阶段、冲刺阶段"三个阶段，同时贯彻日常工作和重点工作。

三、举办中西医结合等级评审动员会

11月26日，七院根据《上海市三级中西医结合医院评审工作手册（2019年版）》，召开院内动员会，从评审背景、评审标准和评审实施方案等做工作报告，通报前期院内自评情况，提出明确的工作目标和要求以及完成节点。

11月30日，七院邀请上海市中医、中西医结合医院综合评价（评审）中心评审专家来院，向全体中层干部解读新一轮评审标准。通过统一思想认识，全院各科室认真学习评审标准实施细则，全员动员、群策群力，找出自身不足，加强自身建设，将各项考核指标落实到日常医疗工作及融入医院长远发展中；医院坚持"以评促建、以评促改、评建并举、重在内涵"的方针，通过等级评审，进一步推进学科建设，增强服务功能，提高医院服务质量，加强医院科学化管理，建立长效机制，提升医院整体实力，促进医院全面、协调、可持续发展。

四、组织开展针对性督查

组织院内专家对临床科室进行摸底督查，制定摸底督查安排表，将1 100分评审标准进行拆解，梳理出临床执行标准，逐条对照，针对性地开展现场督查。

固定每周五为"等评日"，参加人员为全体院领导、相关职能部门和临床科室，各职能部门对督查情况进行讲解分析，科主任汇报督查中发现的问题整改落实情况。

针对涉及多部门的问题，建立问题库。启动职能部门台账督查，建立分层住院病历质量整改路径，系统推进院内制剂等重大项目。

建立标准化等评模板，便于指标正确地梳理与查阅。院级和临床科室台账同质化管理，将应知应会要求编制成手册，人手一份；同时梳理全院各类规章制度，标明制定人、审核人、制订日期、修订日期、制度（流程）名称、目录，页数清晰，形成系列丛书。

召开等评誓师大会，制定决战工作方案，签订承诺书，全体院领导、中层干部、等评联络员参会。成立等级复评审稽查队暨Tracer团队，院领导为组长，职能部门主任为副组长，每组设置一名秘书，秘书为等评办人员，明确督查职责。组长随机抽查应知应会内容；副组长统筹协调，辅助组长督查应知应会内容，主汇报督查情况；各部门成员根据督查表单进行督查，汇总本条线督查结果给秘书；秘书提前一

天与被督查科室进行对接，落实好具体督查时间，整合各条线督查结果后提交至副组长；病史组随机抽查3～5份运行病历，尽量抽取住院时间长或手术后的病历；Tracer组全流程追踪，汇总整理问题库，追踪问题落实情况。通过督查，发现问题，制定改进措施，落实整改，复核整改情况，再发现持续改进问题等形成"闭环式管理"。

（马慧芬　王　晨）

第三节　多措齐并举　提升复评审质量

一、坚持中西医结合办院方向

坚持"做浓中医、做好西医、做实做特中西医结合"的办院定位和发展方向。以中西医结合"大康复"诊疗模式为特色，通过"1+5"运行管理模式，围绕一个全新构建的中西医结合价值目标体系，从临床医疗、护理服务、学科人才、健康管理、医联体建设5个维度全面支撑，充分发挥中医药特色、集聚中医药资源，结合现代医学的特点，提升中医内涵，打造具有示范效应的新型中西医结合医院。

二、贯彻实施人才分类培养计划

开展人才分类分级管理，有针对性地分为综合类、中医类等类别，开展院级三星人才培养计划。不断优化中西医结合人员队伍，强化"人才兴院"的发展理念，注重培养学科带头人，建立学科、学术带头人及学术继承人机制。开展中医流派传承人才的培养，以名老中医为核心构建三级名老中医传承架构，加强师承教育及学术流派传承。

三、统筹提升临床科室中医内涵

通过推进中西医结合青年医师培养计划、中医技术服务能力提升专项、中医传承、中医诊疗模式、临床科室转型建设等各项工作，提升中医特色，中医药特色指标比例显著提高；烧伤整形科、内分泌科、康复科等转型发展成特色鲜明的中西医结合专科；创新三位一体的中医综合治疗模式，有效提升了中医服务能力。

四、全力打造中医重点专科项目

全力推动肾病科、骨伤康复科两个重点专科建设。肾病科是国家中医药管理局"十二五"重点建设专科、上海市肾病优势专科，结合叶景华教授的学术思想、临床经验开展临床工作及制剂优化。骨伤康复科为上海市重点专科，开设莫文名中医工作室，开展石氏伤科中医学术继承学习及临床实践。在原有的两个重点专科基础上，七院培育一批新的中医和中西医结合重点专科，包括内分泌科、烧伤科等，均获得上海市或区专科建设项目，充分体现医院中西医结合的学科建设内涵。

五、健全规范落实中药药事管理

健全药事管理组织架构，保障药学人力与设施配备，创建智慧药房。聚焦重点环节，采用360°循环管理模式。强化中药饮片质量管控；细化药事考核指标，纳入科室绩效考评，实现可量化的精细管理模式；做实做细，优化日常饮片监管，重视中药不良反应监测，制定并落实抗菌药物管理相关制度。

六、持续提升中医护理质量体系

坚持中西并重的原则，不断完善中医护理质量管理体系，从中医护理技术、中医护理方案、护理人员中医辨证施护能力、中医特色的护理服务项目、护理人才创新培养模式等多方面推进中医护理内涵建设。借助医联体平台，不断拓展中医护理服务的外延。

七、注重中医药文化一体化建设

注重中医药文化阵地建设，建有职工文化中心与院史馆、党建中心一体化的文化阵地；成立中医药文化建设领导小组，以"价值观念、行为规范、环境形象"三大体系为载体，聚焦医院特色的"管理文化、形象文化、精神文化、团队文化"；努力推行"大同文化"建设，形成七院特色的中医药文化，建设"十个一"品牌，充分体现中医药文化的"仁、和、精、诚"。

通过上述一系列举措，在全体员工的共同努力下，2022年12月25日医院以高分通过三级甲等中西医结合医院等级复评审。等级评审是推动医院持续质量改进的有力手段，通过医院评审评价促进医院管理水平再提升，为医院日常管理工作打下扎实的基础。

（马慧芬　王　晨）

第五章

创新突破　勇毅前行

　　2012年是七院学科建设筑梦的新起点。自实现了由二级甲等综合性医院向中西医结合医院的重大转型以来，经国家中医药管理局评审正式获准成为三级甲等中西医结合医院，后又经过评审成为上海中医药大学（非直属）附属医院。转型发展十年，在学科人才方面经历了"十二五"期间的"学科建设三年行动计划"、"十三五"和"十四五"期间的"学科发展规划"，围绕"做浓中医、做好西医、做实做特中西医结合"的发展理念，坚持以提高医学科研创新水平为主线，学科建设工作稳步推进，实现了学科品牌提升，人才队伍健全，高质量科研成果突破，创新研究平台拓展，科研体制机制优化。

第一节   学科规划细指引   创新赋能新布局

一、建设有指引

"十三五"开局之际,为科学制定适宜七院的"十三五"学科发展规划,在《全国医疗卫生服务体系规划纲要(2015—2020年)》《上海市卫生计生改革和发展"十三五"规划》和《上海市浦东新区"十三五"卫生计生事业发展规划》等文件精神引领下,结合国家新医改政策、上海市及浦东新区卫生改革的要求,以提升医院综合服务能力、形成中西医结合的医疗服务特色为导向,抢抓机遇、谋篇布局,邀请第三方专业团队、医院管理专家和各学科领域的顶尖业务专家围绕创建一流中西医结合医院,精心编制了七院"十三五"发展规划。其中对于学科人才建设深度聚焦——通过梳理各科室的医疗收入、人才队伍、医疗工作、教学工作、科研工作等基本运行数据,并在此基础上结合科室自评表成立调研组进行现场调研及访谈,完成对全院各科室的科室文化、人员队伍、医疗业务、科研教学和科室发展意愿及方向的评估;通过与浦东新区各区属综合性医院的数据及全国第一方队的中西医结合医院两个维度进行横向比较分析,认为七院教学和科研方面仍面临着二级医院到三级甲等医院转型期共性问题,即实力与成果均相对薄弱。此外,作为一家从综合医院转型到中西医结合的医院,在中医科研项目和科研成果方面的不足。故经修改—再论证—再调整三轮专家论证,以保证科研工作的开展符合三级甲等医院建设的需要,形成了包括建设目标、主攻方向、临床特色、科学研究、临床教学、人才梯队、保障措施(包括组织保障、经费保障、奖罚保障、人才工程保障和科研文化保障)等内容的学科建设"十三五"规划,为七院学科人才建设工作制定了顶层设计,为各学科发展指明了方向。

"十三五"期间,七院坚持学科人才"十三五"规划,按照"一横两纵"的学科人才布局规划与思路,围绕中西医结合特色,全面推进综合服务能力,实现新突破,医教研协调发展态势良好,在创建国内一流的研究型中西医结合学科品牌的道路上阔步向前。在"十四五"开局之年,根据《全国医疗卫生服务体系规划纲要(2020—2035)》、上海市及浦东新区"十四五"卫生健康规划等文件的要求,七院百尺竿头欲更进一步,主动选择错位与多学科融合的学科发展模式、主动顺应大健康产业与信息技术的发展态势,基于对医院新发展阶段的形势要求与学科建设客观规律的科学把握,在服务人口疾病谱分析和全方位学科评估的底数基础上,强化对标分析,以需求导向、主动适应、把握重点、突出特色、围点打援、以点带面等原则,以"临床为基础、科研为主导"的战略方针,以形成临床指南或临床路径为目标,做实做浓中西医结合研究型医院,推动医院向临床诊疗与医学研究并重转型发展。制定了七院"十四五"学科建设规划，为学科发展确立了新阶段的目标和方向。

二、布局有创新

迈过转型初期的砥砺困顿，走过"十三五"期间的学科做强和团队锻造阶段，迎来了"十四五"。十年的转型发展，七院坚持中医内涵建设和学科人才发展，鼓励临床科研和成果转化，根据服务人口的疾病谱和学科发展基础，确立了具有学科品牌特色的六大发展方向（包括康复、健康管理、急救创伤、心脑血管疾病、肾病、代谢性疾病），结合国家发展政策和服务人口的医疗需求，建立了"六部五中心"的架构，走出一条特色化的中西医结合医院的精进之路。同时差异化发展，逐步形成中西医结合的"大健康、大康复、大智慧"的核心发展理念，向医、教、研协调发展的国内一流的三级甲等中西医结合医院奋进。

1. 五中心建设

国家医学中心是卫生健康领域的国之重器，是提升我国整体卫生健康水平、深度参与国际医学竞争的新载体。党中央、国务院将建设国家医学中心作为"十四五"期间的重点建设工程之一进行部署，国家发展改革委、国家卫生健康委和国家中医药管理局联合推进具体建设工作。基于此背景，七院坚持问题导向、健康为先，聚焦国家、区域层面急需解决的、关系人民群众卫生健康需求的全局性、先进性、应用性、"临门一脚"和"卡脖子"关键核心技术问题，集聚"医、学、研、产、政"要素资源，以中医优势病种为切入点，全力建设具有区域服务效应和影响力的胸痛中心、卒中中心、急救创伤中心、传统医学示范中心和康复医学中心五大中心。

（1）胸痛中心：为患者构建从发病到救治的全程绿色通道，让患者在黄金救治时间内得到有效救治，减少心脏性猝死发生率，提高心脏骤停救治成功率。七院于2016年成立了胸痛中心，并于2018年正式通过中国胸痛中心认证。

（2）卒中中心：为了打通脑卒中救治绿色通道，开启"争分夺秒，守护大脑"模式，七院建立了"卒中中心"，并在2015年取得中国卒中中心资质，2020年被授予国家卫生健康委脑卒中防治工程委员会"综合防治卒中中心"单位，2021年被授予中国卒中学会"综合卒中中心"单位。

（3）急救创伤中心：按照《浦东新区深化医药卫生体制综合改革试点实施意见》强化院前急救体系和优化急救创伤中心布局，建立了急救创伤中心，建立了绿色通道，优化了急救流程，极大地提高了严重创伤患者的抢救成功率。

（4）传统医学示范中心：原为中医科，始建于1955年，2011年成立传统医学示范中心。在医院转型发展过程中承担起全院的传统医学传承、示范、引领的平台作用。

（5）康复医学中心：七院康复医学经过上海市医学重点专科、上海市浦东新区重点学科群、上海市浦东新区重点薄弱专科、上海市浦东新区中医护理示范病区等学科项目的建设，结合自身特色与中西医结合优势，将"医康融合"定位为医院发展品牌特色，旨在打造涵盖中西医结合康复医学理论创新、人才培养、技术推广的优势专科平台和示范单位，将康复医学科和康复治疗科整合为康复医学中心。

2. 六大医学部建设

七院转型成为中西医结合医院后，中医底子薄弱，为进一步实现中西结合、融合互补、协同发展，医院坚持创新发展、借西促中，整合具有中医底蕴和西医特色的科室，培育中西医结合特色学科，建设具有中西医结合特色的"六部"。

（1）泌尿与生殖医学部：整合具有中医底蕴的男性病科、西医为长的妇产科和泌尿外科，打造具有中西医结合内涵的中西医结合泌尿与生殖医学部。

（2）皮肤与烧伤医学美容部：根据医疗美容的广大需求，整合具有中医底蕴的皮肤科、传统强势西医学科的烧伤科，打造具有中西医结合内涵的中西医结合皮肤与烧伤医学美容部。

（3）健康管理部：将西医为主的体检中心和中医元素的治未病科整合，并新建中医综合治疗区，建成中西医结合健康管理部。

（4）胃肠疾病诊疗部：整合以西医为主的胃肠外科、内镜室、中西医并重的消化内科和中医外科为主的肛肠科，建立中西医结合胃肠疾病诊疗部，开展胃肠疾病一体化序贯诊疗的医疗服务。

（5）肝胆胰及肿瘤综合诊疗部：由中西医并重的肿瘤二科和以西医为主的肝胆胰外科组建为中西医结合肝胆胰及肿瘤综合诊疗部，建成了以患者为中心的肿瘤综合治疗学科。

（6）急诊与感控部：为了高效的资源配置、疫情的快速响应，在疫情防控的特殊背景下，建立由急诊内科为主体牵头部门，整合感染性疾病科、发热门诊和职能科室医院感染科而成，确立平战结合疫情防控模式和中西医结合救治模式的学科特色。

3. 大康复、大健康、大智慧

"健康中国 2020 战略"明确提出政策措施建议：适应国民健康需要，转变卫生事业发展模式，从注重疾病诊疗向预防为主、防治结合转变，实现关口前移。为了在上海市众多三甲医院中脱颖而出，形成自身的发展特色，七院面向未来、错位发展，坚持"大健康、大康复、大智慧"为发展方向，统筹布局，突出创新，注重临床，加强成果转化，通过"三大"系统建设，医院的"前端"和"后端"被更为紧密地连接，院内和院外形成更为良性的双循环。同时不断地扩大推广，成为上海中医药大学乃至上海市可复制的、可推广的康复示范模式。

（1）大康复：是不断强化医院近年来形成的诊疗特色，利用医联体的四级康复网络，引领区域，甚至上海、全国的医康融合专业发展。当前随着人类疾病谱的改变、医学模式的转变和人民对健康需求的提高，康复医学在世界范围内日益受到重视，《国务院办公厅关于印发国家残疾预防的行动计划（2016—2020年）的通知》《国家卫生健康委办公厅关于开展加速康复外科试点工作的通知》《关于加快推进康复医疗工作发展意见》等文件的陆续发布，体现出康复已成为现代医学不可缺少的重要组成部分，呈现出向多学科延展的发展趋势。七院顺应社会对康复医疗服务快速提升的需求，以及国家对康复医学发展的强力推进，将"大康复"确定为医院的重点发展方向，进一步探索临床与康复深度融合的"大康复"学科发展模式。以"大康复"为核心理念，在神经康复方面，以脑卒中（脑出血、脑梗死）、帕金森病、颈椎病、老年痴呆症等的康复为主，开展了西医治疗包括Bobath技术、PNF技术、步态分析技术、下肢机器人、上肢机器人等，中医治疗包括中风后互动式头针、传统功法在中风后遗症中的应用、中风病后推拿治疗等。在骨伤康复方面，以骨折预后、关节置换术后、骨关节炎等的康复为主，开展了西医治疗包括非手术脊柱减压技术、关节松动技术、淋巴引流技术、体外冲击波等，中医治疗包括龙氏整脊、石氏伤科手法、针灸、推拿、中药敷贴等。在心脏康复方面，以冠心病、冠脉搭桥术后、心脏围手术期等的运动康复为主，治疗技术包括心脏康复评估、6分钟步行、心脏康复训练、传统功法训练等。在重症康复方面，以危重、创伤及围手术期患者的肺部并发症和肢体功能障碍等的康复为主，治疗技术包括肺功能康复评估、排痰手法治疗、呼吸功能训练。在小儿康复方面，以脑瘫、自闭症等为主；另外开展小儿推拿包括便秘、泄泻、呕吐、食积、腹痛、感冒、咳嗽、哮喘、肌性斜颈等。在产后康复方面，针对产后患者乳腺炎及盆底肌松弛症，主要运用的技术是盆底肌训练法和产后乳腺炎症触通手法治疗。除了康复全面融合进入各专科方向外，七院在外高桥区域医疗联合体的管理平台上，建立外高桥中西医结合康复联合体组织架构，以七院为中心单位作为技术支撑平台，以外高桥医联体6家社区卫生服务中心为基础医疗服务平台，联络医联体覆盖区域内的高桥、高行、高东、浦兴、曹路5个街镇居委，形成"七院康复中心—社区服务中心—街镇居委"的分级基层康复服务网络体系，构建"预防—诊疗—康复"的疾病全过程管理的"大康复"服务新模式。

　　（2）大健康：健康管理属于预防医学范畴，在世界发达国家和地区发展迅速。《国务院关于促进健康服务业发展的若干意见》《健康中国2030规划纲要》等文件提出将健康管理与促进列入健康服务业的四大核心内容之一，我国"十三五"发展规划中"大健康"理念与健康管理旨在完善相应的目标、原则、手段和方法，指出"共建共享是建设健康中国的基本路径""全民健康是建设健康中国的根本目的"。为积极应对我国主要健康问题和挑战，推动卫生事业全面协调可持续发展，七院作为全市卫生健康系统规划的58个"医疗服务圈"之一，承载着服务自由贸易试验区，守护长江口流域以及上海东大门的重任，是浦东新区北片区域医疗中心，为外高桥区域内人民群众的生命健康安全保驾护航，服务人口群体相对稳定。七院抓住健康管理发展的机遇，将"大健康"纳入医院的重点发展方向之一，在"互联网＋"大数据模式的背景下，向外拓展，与基层卫生机构、企业、学校等合作，以研究所为核心建设浦东新区北部的区域性研究型四级健康管理医联体网络，加快推进辐射区域内人口健康管理服务的高质量发展；并基于七院中西医结合的鲜明特色，以及"未病先防，已病防变，病愈防复"的健康管理理念，分别以健康管理部、烧伤整形科、心血管内科为示范点，以慢性疲劳综合征、创面愈合、心脏康复为重点研究领域和优势病种，强化"医防融合""医康融合"的健康管理思路，在已有基础上，建立完善的具有中西医结合特色的包括预防期、治疗期、康复期在内的全生命周期健康服务模式，真正做到以人为中心，以健康为中心。

（3）大智慧：现代化医院是一个功能多样又极度开放的社会有机体，不仅内部的层次和部门繁多、各种联系错综复杂，且面向社会的外延也极其丰富，涉及政府、企业、社团、社区等几乎所有社会机构。正因如此，现代化医院对智慧化和数字化技术，有着更为迫切和实际的需求。通过智慧化建设提升医院的管理水平、节约能耗、提高效率、优化服务，促进医院高质量发展。因此，医院将智慧化确立为医院的重大发展内容之一。立足"大智慧"，七院建立起四级健康管理医联体网络，结合区域内人群的健康大数据收集，针对不同社区人群健康谱特点，重点在"健康小屋"的健康干预区设立专门的智能化健康产品展示区，由专人负责介绍讲解，吸引周边人群进行试用，推进智能化健康产品的推广应用。同时对于区域外市场，利用互联网医院、新媒体短视频、地方政府官网、微信公众号以及专业展会等渠道，全方位、多层次宣传智能化健康产品的基本理念，提高品牌知名度和美誉度，逐步提升市场份额；积极探索"智能健康＋研究所＋加工企业＋专业营销"的融合发展模式和途径，形成多重品牌叠加效应，打造品牌形象，提升产品竞争力。

三、项目有突破

七院坚持"计划、执行、检查、采取行动"这一最朴素的管理原则，励精图治，砥砺前行，在汗水和泪水中铸就了一个又一个"首次"：2014年首次获得上海市科学技术奖；2017年制订医院中西医结合科技成果转化平台的三年行动计划，实现医院中西医结合科技成果转化平台，完成医院在研基础项目，首次荣获上海市医学科技奖三等奖1项，荣获浦东新区科学技术奖二等奖2项、三等奖1项；2018年首次入围了艾力彼全国医院信息互联网HIC百强，同年首次成功立项了国家自然科学基金项目（面上项目）。2020年，浦东新区核医学与放射医学学科带头人——核医学科夏伟主任，首次入选上海市公共卫生学科带头人，成为上海市第七人民医院首位市级学科带头人，多年来带领团队在临床、科研、教学中都取得了大量领先成果；同年，七院稳步推进科技人才培养工作，首次入选上海市卫健委公共卫生学科带头人1项。2021年上海市浦东新区总工会联合浦东新区科技和经济委员会、浦东新区人力资源和社会保障局共同启动2021年度"浦东工匠"选树培育活动，通过层层选拔，医院核医学科夏伟主任成功入选"浦东工匠"，系医院首次入选；同年7月，中国康复医学会正式批复同意建设"中国康复医学会医康融合工作委员会"，由王杰宁教授牵头组建，挂靠"上海中医药大学附属第七人民医院"，在此基础上成立康复医学中心，带动各临床科室的大康复特色发展，引领和提升全国医康融合学科影响力；同年12月医院在浦东新区建立首个"国医大师传承工作室"，引入国医大师沈宝藩……常言道"运筹帷幄之中，决胜千里之外"，通过全面细致的谋篇布局，七院在面临复杂变化时抓住主要矛盾，在学科建设"十三五"规划和"十四五"规划的指引下，朝向正确的方向、树立坚定的信念、实现切实可行的目标，从无到有，取得了上述创造性工作成果。

（夏　伟　叶　颖　张语嫣）

第二节　内培外引筑基础　人才成长路畅通

一、孵育有"三星"

为激发人才创造活力，大力培养造就一批具有全球视野和国际水平的科技人才和高水平创新团队，促进七院学科人才的可持续、高质量发展，在全面建设建成三级甲等中西医结合医院的背景下，从战略高度重视人才问题，运用系统方法加速人才培养，提出了《上海市第七人民医院人才培养计划管理办法》。按照"水平绩效优先"原则，设"北斗星"以培养在学术上拔尖、医技水平精湛、团队效应突出、具有推动医学学科发展的创新能力，并在重大疾病的预防与诊治，尤其是在疑难复杂疾病的救治及重要疾病的预防控制中具有显著工作绩效的高层次医学人才；设"启明星"以培养具有较高的综合素质，能把握本学科的最新发展前沿，具有较高的学术水平和学术交流能力，在卫生服务、医学教育和医学科研中成绩突出，能凝聚科室力量，引领学科发展的医学人才；设置"新星"以培养具有扎实理论基础、科研创新思维活跃、业务水平过硬，已形成明确技术专长、德才兼备的优秀医学人才。作为成长中的新生的中西医结合医院，为进一步促进协同发展，提升中医内涵，协调护理和管理等领域的人才成长与进步，根据中医、护理及管理学科及人才的发展特性不断修改完善相关管理制度与办法，为中医人才设置了"七院名中医""七院中医继承人"和"七院新星（中医类）"的成长路径，为护理及管理人才的成长单设护理类、管理类。"七院三星"启动至今，已有数百人踏上这条星光熠熠的成长之路，成为一颗颗冉冉升起的星，在前期的支持和引导下，逐步提升科研能力、积累学术资源，成长为能够拿到区级、市级、国家级等高水平项目的复合型人才。

二、高端有机制

1. PI工程

七院的"十四五"学科规划明确了医院目标发展定位——建设区域内有影响力的一流中西医结合研究型医院，急需快速提升核心竞争力、学术影响力。中医高级人才流动性较小，如何组建有七院特色的、具有行业影响力的学科人才队伍是当务之急。综合其他同级同类医院的建设经验，结合等级复评审、质控、国家公立医院绩效考核等上级部门管理要求，七院制定了《上海市第七人民医院中医高级专家PI工程建设方案》，旨在充分发挥上海市优秀专家的智力优势、学科引领优势，"不为我有，但为我用"，推进医院快速打造中医优势学科，并在学科PI和卓越PI的任务书中，个性化地对其按年度医疗、科研、教学等指标完成情况进行考核。

2. 名中医

七院借助浦东新区中医药改革试验区建设项目，以高端人才引进项目为契机，柔性引进名中医，并结合医院学科发展规划为每个名医工作室制定详细的工作规划，成立项目推进团队，做好各项保障举措。2015年5月，七院"浦东新区名中医工作室启动会暨拜师仪式"，浦东新区卫计委中医科教处领导为5个名医工作室分别授牌。随后，继承人向各自的导师献花、敬茶、行礼拜师，标志着医院浦东新区名中医工作室的正式启动。2018年5月，医院举办"海派中医高峰论坛、全国名老中医传承工作室叶景华教授行医七十周年庆暨学术思想研讨会"，学习叶景华教授的学术思想和医德医风，以更好地为人民群众的健康服务。2021年12月，医院成功举办了"国医大师沈宝藩传承工作室成立暨拜师仪式"，工作室的成立标志着医院在中医及中西医结合学科建设、传承发展上踏入了新的里程。继国医大师沈宝藩传承工作室成立后，在2022年7月，医院通过浦东新区中医药改革示范区中医高端人才引进计划项目柔性引进，成功举办了国医大师李佃贵、上海市名中医何立群、黑龙江省名中医唐强、全国名老中医药专家学术经验继承工作指导老师褚立希4位名中医传承工作室成立暨拜师仪式。通过加大力度支持中医高端人才的引进，进一步发挥名中医自身的临床优势和科研优势，以名医、名科、名药带动医院中医特色发展，促进医院高质量发展。

3. 博士后流动站

2021年，七院在师资力量上取得突破，首次有5名专家取得博士生导师资格，同时医院成为上海中医药大学博士后流动站，具备了招录博士后的资格条件。为了进一步推动医院高层次人才队伍建设，保障和提高优秀博士后研究人员待遇水平，吸引更多优秀博士毕业生来七院进行博士后研究工作，并争取在科研流动站期间早出成果、多出成果，特制定《上海中医药大学附属第七人民医院博士后创新激励计划》，以招收具备优秀科研能力的博士后为条件，以充分引导国家级成果产出为目标，设立定档激励和补充激励两个层次。

三、成长有路线

人才成长具有一定的规律性和阶段性，因此，在培养人才时要讲究顺序性，不可陵节而施，要做到循序渐进、润物无声。结合医药卫生人才成长的特质，七院领导曾经反复讨论设置了全周期、阶梯式的中医药人才发展规划、管理路线，以人才培养项目、中医药创新成果、临床实践成果、科研实践成果、岗位任职资格等为驱动因素，为其成长提供医院人才培养规划、"三星"人才培养、后备人才培养及岗位聘任及晋升等全方位提供制度保障，并按阶段将人才发展划分为孵化期、育苗期、成熟期和飞跃期4个阶段：对于处于孵化期的初级职称、硕士学历者积极申报七院新星，以此为起点逐步获得浦东新区优青、上海中医药大学杏林学者、上海市科委扬帆计划等人才培养项目，完成专项技能进修、科研能力培养并进入育苗期；对于中级职称、有海外留学背景、博士学历者，通过引导其申报七院启明星、浦东新区中医继承人、上海中医药大学杏林学者、上海市卫健委优青、上海市科委启明星、国家优青等人才项目，确定专业方向培养专科能力，积累科研、教学及传承成果，促进人才进入成熟期；对于成为硕士生导师、副高级职称、副主任级别者，可通过申报七院北斗星/名中医进而申请浦东新区学科带头人、上海市教委曙光计划、上海市卫健委新百人、上海市中西医结合人才、上海市浦江人才、岐黄青年学者、国家杰青等人才计划进入更广袤的天地；对于已成为博士生导师、正高级职称、学科带头人等飞跃期人才，建议其申报浦东新区领先人才、浦东新区名中医、上海市科委学科带头人、上海市领军人才、上海市名中医、岐黄学者等高级别人才项目。

（夏　伟　叶　颖　张语嫣）

第三节　科研平台齐发展　学术交流有声音

一、基础研究有支撑

1.中心实验室

七院一直奉行"人才强院，科教兴院"的宗旨，为了进一步提高医院科研水平，推动转化医学发展，促进科研成果转化，医院于2013年3月成立中心实验室。中心实验室隶属于国家中医药科技成果转化基地中西医结合科技成果转化平台，是上海中医健康服务协同创新中心转化医学研究平台。2019年9月，实验室与上海中医药大学中药学院联合成立了中西医结合研究所；2020年5月，又与上海微创集团形成战略合作伙伴，合作成立了医疗创新概念验证中心。

中心实验室现拥有研究人员17名，其中包括专职研究人员5名、外聘专家12名。实验室目前面积为320平方米，下设中药化学实验室、细胞生物实验室、分子生物实验室、免疫组化实验室、动物实验室和临床生物样本管理室。实验室科研平台配备了近100台生命科学研究的仪器和设备，包括冷冻切片机、高效液相色谱仪、旋转蒸发仪、凝胶成像系统、微量核酸蛋白测定仪、实时荧光定量PCR仪、微孔板多功能检测仪、荧光显微镜、生物安全柜、二氧化碳孵箱、恒温摇床、冷冻离心机、超低温冰箱等。

中心实验室目前已成功立项各级各类科研项目近50项，包括国家自然科学基金项目8项、上海市科委项目4项、上海市科委青年科技扬帆人才计划项目1项。其中，国家自然科学基金立项数占全院立项总数的30%，扬帆计划为医院首次入选省部级人才。中心实验室研究人员以第一作者或通讯作者发表SCI或核心论文超过100篇；申请国家发明专利18项，授权10项；获得上海医学科技奖三等奖1项，浦东新区科技进步奖二等奖2项、三等奖2项。此外，中心实验室为全院临床科室提供科研服务，包括实验技术服务、标书及论文撰写指导服务、青年医生及研究生带教服务等，目前已承担科研服务项目60余项，带教硕士研究生31名、青年医生7名。

从成立之初至今，中心实验室始终围绕医院重点支持的学科方向，引领医院高级别科研项目、人才计划、科技成果的不断产出，孵育医院前沿医学研究人才梯队，聚焦中医药与生命科学领域的关键科学问题，旨在产生具有国际影响力的科研成果，进而提升医院学科人才的核心竞争力。

2. 临床研究平台（CRU）

为深入贯彻《中共中央　国务院关于支持浦东新区高水平改革开放打造社会主义现代化建设引领区的意见》，推进实施《关于加强本市医疗卫生机构临床研究支持生物医药产业发展的实施方案》，全方位落实《浦东新区推进高水平改革开放打造社会主义现代化建设引领区实施方案》中关于"支持研究型医院建设发展、开展高质量药物临床试验和研究"的任务要求，支撑研究型医院建设，七院确立了以转化医学为目标，并制定了"一扩一改工程"方案，建设能够实现从临床研究到基础研究，再到转化研究全过程的临床研究中心（Clinical Research Unit, CRU）。通过新建全院生物样本库，建设全院性的生物样本信息服务平台。随着精准医学时代的来临，生物样本库作为转化医学研究的重要资源，是其发展的基石。生物样本库的重点在于生物样本的采集、存储、管理、全流程质控等。建立高质量的生物样本库对于探索新的治疗途径，开拓新的诊治手段，优化医药研发的资源配置都有极其重要的意义。

根据各转化研究学科特色明确建库重点，为临床转化研究提供优质临床资源；新建全院动物房，以动物表型分析平台为特色，开展各种基因敲除小鼠表型分析、疾病动物模型表型分析、药物筛选及评价工作。同时将总面积约5 000平方米的三号病房楼全部改造，融合上海中医药大学健康管理与产业发展研究所的资源，融合中国康复医学会医康融合工作委员会主委单位的优势，建设全新的中西医结合转化医学大楼，一楼功能区为名中医工作室、院士工作站、浦东工匠工作室、智慧中药房等；二楼、三楼功能区为至少30张床位的智慧型、研究型病房，医务人员可在其中开展药物和医疗器械的临床试验、生物医学新技术的临床应用观察等临床研究；四楼的功能区为区域健康大数据驾驶舱、区域医康养示范厅、院内制剂研发平台以及GCP机构和研究所的办公场地。

"一扩一改"工程建设完成后，将作为七院CRU不断聚焦疑难危重症诊治、关注重大疾病研究，努力发展成为具有中西医结合特色的临床研究中心、多学科诊疗中心、大数据管理中心、生物样本中心、成果转化中心，以医学转化为导向，通过制订标准、建立规范，形成特色，打造品牌，推动医院发展的层次水平不断迈上新台阶。CRU为开放共享和设备齐全的科研平台，有利于提高科技资源的使用效率，实现研究型医院科技创新的跨越式发展，提升医院的核心竞争力。可贯穿于生物医药创新研发、成果转化、产品应用的各环节，是推动产业发展的重要力量，助力高水平研究型医院的建设。

3. 医工交叉平台

在全面实施"健康中国2030"战略背景下，上海正加快建设亚洲医学中心城市的进程，采用医工结合等学科深度交叉融合的方式去解决临床面临的重大问题。七院作为上海中医药大学附属医院，不仅是上海市区域医疗中心、外高桥医疗联合体牵头单位，同时也是集医教研为一体、以健康管理和医康融合为特色的三级甲等中西医结合医院，已经在医工交叉领域平台搭建与项目合作上进行诸多探索。通过充分发挥各自的专业能力、行业影响及资源优势，共同打造医企联动、医工交叉、医养融合的浦东样本。现与十余家创新企业签约合作，开展便捷智慧医疗服务、区域医疗中心建设、临床研究及成果转化、产品研发及市场推广等研究项目，共享健康管理与产业发展新机遇。此外还与黑龙江中医药大学附属第二医院、上海市生物医药技术研究院等科研院所开展战略合作，推进院内制剂新药开发、医药产品转化研发、人才交流与学科共建等项目，走上了深化医工融合的合作共赢之路。

二、学术声音有力量

七院自转型发展以来，逐步成为以中西医结合为特色的三级甲等中西医结合医院。随着学科发展和学术成果的快速提升，七院需建立学术交流的平台，进一步扩大医院的学术影响力。在2016年，医院建院85周年院庆之际，王杰宁院长拍板创建七院的学术品牌会议"大同论坛"。七院地处高桥大同路，故借"大同"二字寓意中医与西医的大同、中国与国际的大同、临床与康复的大同、疾病与健康的大同、七院永远在大同的路上。

首届大同论坛以"中西融合，铸梦大同"为理念、以"康复医学发展"为主题，邀请了美国加州大学旧金山分校医疗中心康复医学主管、美国康复医协会主席Gary Abrams教授和英国利物浦约翰摩尔大学Rahman Khalid教授以及十多位国内康复领域知名专家学者分享交流了全国和世界前沿的康复医学发展现状。首届大同论坛的举办标志着上海中医药大学附属第七人民医院在国际学术上的重要地位，开启了国际学术交流的新篇章。

第二届大同论坛以"医院发展与内涵建设"为主题，论坛内容涉及中西医结合医院的建设与管理、研究型中医院建设的思路与实践、智慧医疗助力医院发展、竞争力排名对医院的管理与提升等热点议题。上海中医药大学校长徐建光、美国哈佛医学院教授Michael Richard Hamblin等领导专家和来自全国各地近200名院长代表出席本次论坛。

第三届大同论坛以"中西医结合学科品牌建设"为主题，论坛内容涉及中西医结合医院的建设与管理、研究型中医院建设的思路与实践、智慧医疗助力医院发展、竞争力排名对医院的管理与提升等主题。大会邀请了陈凯先院士、夏照帆院士等国内外专家做了医院管理相关的学术报告，共500余名医院管理工作者和医务人员参加会议。

第四届大同论坛以"中西医结合与发展"为主题，论坛内容涉及中西医结合医院的建设与管理、研究型中医院建设的思路与实践、智慧医疗助力医院发展、竞争力排名对医院的管理与提升等热点议题。中国科学院院士林国强、美国医疗管理学院董事David Farrick、复旦大学附属中山医院党委副书记李耘、澳大利亚新英格兰大学助理教授David Stewart Briggs、成都中医药大学附属医院副院长高培阳，以及七院院长王杰宁，都针对学科建设主题做了主旨报告，专家们或结合自身探索经验，或通过各自医院的发展历程，充分讲解了如何通过学科建设推动医院快速发展，全国各地300余名医务工作者出席了本次论坛。

第五届大同论坛以"综合医院'大康复'发展"为主题，在北京和上海两地同时召开。主会场"综合医院'大康复'发展论坛"在北京国家会议中心召开。同时，两个分会场在七院学术会议中心同步开启，整场论坛持续3天。内容涵盖了"'交叉与融合'中西医结合康复医学科发展模式与探索""'以患者为中心'的临床&康复融合""强化综合，特色专科""区域康复医学中心的建设与引导作用""综合医院临床康复一体化的难点及解决方案""综合医院院内康复体系建设及发展模式讨论"等，为全场听众带来了最新的大康复学科前沿理念。有800余名医务工作者参加了论坛。

第六届大同论坛主题为"医康融合与高质量发展"，论坛由五个篇章组成：序幕——中国康复医学会医康融合工作委员会成立会议；起航篇——"首届学术论坛"开幕式；攀登篇——"医康融合助力医院发展"主题报告；逐梦篇——大同论坛启动式；奔跑篇——"中西医结合医院高质量发展"主题报告。全国众多康复领域专家及同仁汇聚于此，共同商讨具有中国特色的康复医疗发展模式，共同擘画医康融合高质量发展的宏伟蓝图！

第七届大同论坛以"医康融合增添新活力，健康管理赋予新使命"为主题，大会商讨康复医学、健康管理、数智医疗等发展热点问题，邀请美国国家医学院的励建安院士、中国康复医学会副会长唐强、中国康复医学会副会长/上海中医药大学康复医学院院长单春雷等做主题报告，大会累计观看人次超过80 000人。

三、高端研究有平台

为促进研究型医院建设，围绕双一流建设的总目标，上海中医药大学、上海市中医药研究院健康管理与产业发展研究所于2021年底获批成立，并于2022年正式启动，是医院建设的首家上海市级研究所，由七院王杰宁院长兼任研究所所长，上海中医药大学产业发展中心胡峻副主任兼任研究所副所长。研究所先后与十余家单位签署战略合作协议并落地项目，使研究成果服务于临床，为医院创新竞争力提供强大的动力支持。

研究所以建立大数据的区域健康管理模式、建设具有中西医结合特色的全周期健康服务模式、着力打造疾病管理模式、建设具有品牌效应的智能化健康产业链、建设中西医结合转化医学大楼为主攻方向：① 基于七院浦东北部区域诊疗中心的地位，结合医联体的紧密联合模式，以大数据和人工智能为切入点，探索医康养相结合的区域健康管理新模式，以促进区域健康公共卫生研究的大力开展为目的，打造一个专业的、领先的区域健康管理数据研究平台，同时为医疗卫生政策的制定提供数据支持。② 建设具有中西医结合特色的全周期健康服务模式。建立具有中西医结合特色的包括预防期、治疗期、康复期在内的全生命周期健康服务可推广模式，从预防、治疗、康复三个阶段进行中西医结合特色干预管理，探索个性化、全周期的健康管理服务模式。③ 着力打造以慢性疲劳综合征、烧烫伤疾病、心脏康复等七院重点学科方向和优势病种为特色的疾病管理模式，依托医康融合工作委员会，形成可推广、可复制的康复模式。④ 建设具有品牌效应的智能化健康产业链。以促进中医药健康产业的稳健发展为己任，通过医工结合平台，加强与企业的合作，研发推广中医药健康产品的同时，依托上海中医药大学的资源，结合自身经验，制定健康产品的理论标准，为中医药健康产业的发展贡献力量；建设中西医结合转化医学大楼，设立科创平台促进医工结合内涵建设，加速企业转化项目落地研究所。

十年光阴，转瞬即逝。七院十年间培养、汇集了一批中西医医学人才，搭建了独具特色的学科体系，全面推进医院研究水平、医学转化水平和人才集聚水平的快速发展，持续为建设发展具有中西医结合特色的一流研究型学科、研究型医院做出贡献。

（夏　伟　叶　颖　张语嫣）

第六章

不忘初心　破茧成蝶

2015年，七院成功创建为上海中医药大学附属医院，实现了医院发展史上又一次标志性的突破，也是医院教学延迁历程中的一个新的里程碑。

新的起点、新的高度、新的要求，教学工作亦更立足前期基础。在上海中医药大学领导及教务部门的带领及指导下，七院开始谋划发展新"教"篇，从师资队伍、精品课程、实训中心、规培基地和研究生教学五大建设着手，历经7年发展，破茧成蝶，以一项项崭新的突破性成绩，绘就了医院发展史上的新"学"图。

七院，现在变得越来越美。当然，七院发展和变化的背后凝聚了一个个幕后英雄的贡献，他们包括各条线上的医务人员、保障人员和志愿者，他们的脸上都挂满了笑容。其实，这也是七院人的真挚、努力和坚持，尤其是对这座医院深深的热爱。

"道阻且长，行则将至；行而不辍，未来可期。"前方的路会有曲折，但也充满希望。七院人都坚信道阻且长，行且必至，不忘初心，破茧成蝶！

第一节　部署师资建设　构筑教管格局

一、着力打造精品，为高质量师资培育夯实根基

教学的根基是老师，打造高质量的师资队伍是实现教学发展新格局的根基，夯实教师发展基础是我们的必经之路，如何让优秀的临床医（护）师成为优秀的教师，是我们一直探索和追求的目标。

成功创建上海中医大学附属医院以后，依托大学的优质教学资源，通过与教师发展中心合作，共同开展临床骨干教师专业化培训。进一步深化与上海中医药大学康复医学院、国际教育学院、护理学院、公共健康学院的合作，加强院校合作。遴选有志于临床教学事业的临床中青年教员，外送出国培训交流；鼓励开展教学理论及方法创新，设立院级教改课题；在医院"后备人才"培养计划中，增加教学能力培养模块，为教研室储备人才。此外，教学处还创新打造"双师型"教师队伍，建立以教研室主任为核心、院外特聘专家为指导、优秀教员为骨干、教学秘书为纽带的临床教学团队；对参与临床带教的师资进行严格遴选，确保带教实施过程标准化、规范化，团队成员相对固定，原则上以一年为周期方可变动。

精心培养骨干师资队伍的同时，教学处加大对教学环节的管理力度，通过对研究生、规培生、实习生"三生"对象的教学监管督导，促进师资队伍的水平提升，并在全院组织开展理论和实践系列教学比武活动，按照"双师型"教师标准，鼓励临床带教老师积极参加高校教师资格证的考核并申报高校教学职称。从2016年开始，七院成功培养了第一批"双师型"师资，此后，"双师型"教师队伍的数量逐年增长。截至目前，七院拥有高校教师资格证人员82名。其中成功获聘大学教授职称2名、副教授11名、讲师20名。2名教师荣获上海市优秀"住培"带教老师，1名教师荣获大学金牌教师并在大学组织的教师授课竞赛中荣获一等奖的优异成绩，3名教师荣获大学"四有好老师"及"四有好老师提名"荣誉，4名教师荣获大学优秀硕士研究生导师，5名教师先后荣获海军军医大学A级教员。康复医学教学团队、灾难护理教学团队、妇产科对外教学团队及重症医学教学团队先后荣获大学优秀教学团队，灾难护理教学团队先后两次在上海市护理学会组织的灾难情景模拟竞赛中荣获第二名的优异成绩。此外，7名教师先后入选大学骨干教师培养，在大学专业教学团队的精心带教下，教学能力飞速提升，成为医院教学工作发展的先行者及领路人。

二、完善质量监控，为高品质教研工作把关定向

医院的教学工作主要囊括规培教学、研究生教学、本专科生教学及员工的继续教育。其中本专科教学又分院校课堂教学及临床实践教学两大教学形式。教学处根据教学对象及教学形式不同，不断完善教学质量保障和监控体系，对教学工作进行全面质量管理，力求教学工作科学、规范、细化各项临床带教要求和考核指标，做到教学精细化管理。此外，注重教学工作量与教学质量相结合的绩效评价管理，有效激励临床教学工作的进行。

医院有效应用完善的绩效管理体系的评估和激励作用，实行了季度科室教学工作量的统计和分析、年终考核优秀教研室主任、骨干教师、教学干事等，细化了工作效率、教学质量和学术能力方面的要求，强化了被考核者的教学责任心和责任意识，有效地激励了全院临床医师投入教学工作的热情，积极推动医院教学工作保质、保量完成的同时，骨干教师尝试在教学研究上进行新的探索。2013年开始，七院开始设立院级教学专项研究项目，在指导研究生创新项目申报的同时积极支持及鼓励骨干教师进行教学改革并探索新的教学模式。2014年，医院李琦、殷磊两名教师指导的学生创新项目成功入选上海中医药大学康复医学院研究生创新计划；韩振祥指导的学生创新项目入选上海中医药大学第七批大学生创新活动计划。同年，周一心副院长的教学研究项目获批上海中医药大学预算内教学项目并入选上海市教委预算项目，将七院教学研究水平提升至一个全新的高度。2015年度，医院又有2项课程建设项目分别入选上海中医药大学第十四期校级课程建设重点项目及一般项目。李琦老师指导的学生再次荣获上海中医药大学第八批大学生创新活动计划。2016年度，医院有3名教师指导的学生再次荣获上海中医药大学第九批大学生创新活动计划；3名教师研究项目分别获得大学科技项目、管理专项及教育教学类项目立项，其中护理教学项目再次荣获上海市教委项目立项。此后七院教学研究立项数量逐年增长，其中2017年度8项（重点项目2项），"康复一体化"教学模式在康复医学人才培养中的实践和探索入选上海市教委预算内教学项目立项。此后，教学研究项目的申报及立项数量逐年增长，至2021年度已经高达22项，2022年度在疫情影响下也高达19项，在上海中医药大学附属医院中申报及立项的数量均遥遥领先。教学研究项目的数量增长及层次的深入，进一步提升了我院教职人员的教学科研能力。

三、强化督导机制，为高素质教学发展蓄势赋能

教学督导制度在七院历史悠久，在创建大学附属医院成功后，七院的教学督导工作在上海中医药大学的指导下更为规范有效地落实。

教学督导团成员均为资深教师，参与制订并认真执行教学督导规章制度。了解任课教师教学内容、教学方法以及实训教学等方面改革的经验，在全校推广优秀教师的教学方式、方法和先进组的教学管理经验。定期召开教师、学生与教学督导员

座谈会，了解教师、学生对学校教学工作的要求、意见和建议；组织学生对全校教师教学水平进行评价，为教学质量考核确定提供依据；开展教学检查，对学校教学管理规章制度、教学计划、授课计划、教学大纲及教案的执行情况进行全面检查。将临床教学作为学科评估、教研室绩效评价的重要内容，完善"科—院—外"的"三级教学督导"机制，设立院督导专家组，每季度对各科室临床教学开展情况进行专项督导，督导结果作为科室绩效和科室主任考核的重要内容。

同时建立有效的激励与约束机制，调整教学考核在绩效分配、职称晋升、评优评先、人才项目等方面的评分比重，充分调动临床教学人员的工作积极性。通过多年的督导团教学，为七院高素质的发展蓄势赋能。

（邱英莲　李　畅　顼志兵　吴铱达）

第二节　深耕精品课程　锻造教学品牌

一、依托大学平台，培育理论课程新动能

医院围绕重点发展"中西医结合康复医学"的理念思路，增强与上海中医药大学康复医学院的教学合作和联系，更多地参与到康复医学的理论课程体系中。七院为国际教育学院留学生教学基地，坚持以培养创新型、实践型国际化人才作为基地建设的指导思想，推动留学生相关理论课程建设，目前有"中医妇科学""中医伤科学""基础护理学"3门理论主干课程，并根据教学大纲要求，组织各科骨干教师开展院内、外集体备课，保质保量完成大学理论授课的教学任务。同时，积极探索适应国际留学生的教学方式方法，实现建设"品牌基地，培养创新型、实践型国际化人才"的目标，引领医院教学国际化发展。

二、聚焦行知合一，擘画七院教学新特色

临床医学院的教学，在夯实理论的基础上，需坚持理论联系实际，真正做到培训的规范化，在日常培训中做到"夯实基础、逐个击破"，完善每个细节，严格要求每位学员。组织标准化临床技能考核，同时开展临床各科室教学典型病例收集工作，以临床内、外、妇、儿、骨伤、康复、五官、中医全科收治的常见病、多发病种数能满足临床带教需要。各科每月开展教学查房、专题讲座，教学处每月定期组织教学督导小组成员深入各科开展教学查房督导，并进行评分以及反馈，纳入教学绩效考核体系。通过医院内部资源整合协同，针对个别薄弱培养方向，如针推方向、中医外科疮疡方向等，在相应临床科室专设教学床位，用于该方向学员的日常临床实习轮转及理论课实习带教，对教学床位采取特殊绩效考核机制。

三、突出以人为本，开启学生培养新活力

真正的教育工作关注教学，更关注教育，关注学生"术"的精进，更关注他们"道"的升华。对医德医风最直观的认识、对职业的单纯热爱、对患者的兢兢业业，带教老师的人品和医术给未来医务工作者的行医生涯做了特别重要的榜样。教书育人就是要以身作则，潜移默化激发他们对生命健康和社会责任的担当意识和使命感。对学生开展学习座谈、岗前培训、跟师学习、实训操作、"一对一"带教。为了保证教学质量，设立院内外教学督导岗位，聘请资深主任医师担任，按期发布教学督导活动方案，排定每周督导时间表，不断强化教学活动"事先有计划、过程有督查、事后有评估"的理念。为更好地搭建医院人才梯队，输送优秀临床医、技、护类人才，面向所有院内"三生"开展"优选计划"。同时，将"优选计划"参与度与教学实践基地考核相挂钩，设立准入及退出机制，提升院校间教学实践基地合作紧密度。针对不同层级学员，配备相应导师带教，帮助学员提升临床科研思维水平、提升临床实践能力，鼓励学员立足临床难题进行学术创新工作。

（邱英莲　李　畅　顼志兵　吴铱达）

第三节　聚焦中心建设　注重实训效果

一、加速科技领航，驱动中心建设大发展

为了促进教学快速发展，加速科技领航助力，建立培训基地及教训平台。2014年新增成为上海市中医住院医师、全科医生规范化培训（培养）基地，招录规培医生25名。2015年全院共同创建，终于获批为上海中医药大学附属医院，迈入教学发展的一个广阔平台。2016年申报成为具有中医特色及双语带教能力的国际留学生教学培训基地，招录韩国籍及美国籍硕士研究生各1名，并完成20名国际留学生的带教任务。2017年成功申报成为美国心脏协会（AHA）心血管急救培训基地，七院教学培训标准与国际接轨。2017年获批国家中医药管理局中医类别住院医师规范化培训基地。顺利通过浦东新区"国家中医药发展综合改革试验区""国际留学生教育实践基地"验收。新增首个"中西医结合康复医学"博士点，新增中医妇科学、中医儿科学、中医五官科学、中药学、护理学5个硕士点。启用达到市级临床规范化培训和考核要求的临床实训中心。AHA培训人员达1 108人次。2018年成功入选上海市西医住院医师规范化培训（协同）基地，上海中医药大学国际教育临床基地。年内完成实训中心升级搬迁，OSCE多站式考核对不同层次的学生开展各类考核。成功立项上海中医药大学国际教育学院高水平大学建设（国际学生临床基地建设第二期）

2项，新增立项4项上海中医药大学第十一批大学生创新活动计划。2019年圆满通过国家中医住院医师规范化培训督导，获批上海市中医专科医师规范化培训（中医内科协同）基地，成功立项上海中医药大学国际教育学院高水平大学建设——国际学生临床基地建设（第三期）项目；新增3项上海中医药大学第十二批大学生创新活动计划；新增12项上海中医药大学第十七期校级课程建设一般项目、1项重点项目。医院首个博士点建立，冯伟教授作为七院中西医结合康复医学首席专家，将"中西医结合康复医学"博士点落地七院。

二、强化协同联动，助力教学竞争力提升

强大的教学平台，优秀的师资助力，让临床医学院在推进整体工作时，将临床教学作为医院发展规划、学科建设规划和人才梯队建设规划的重要内容，确定发展目标、任务清单和具体举措，纳入年度工作计划，并积极推动落实；建立清晰的教学管理组织架构，厘清教学处、实训中心、各教研室及带教科室的定位与职责；完善"住培"管理体系，增设"住院医师规范化培训办公室"，严格按上级文件要求落实日常"住培"管理。梳理针对各层级学员的教学管理制度，推进多部门协作，加快改革工作落实。

（邱英莲　李　畅　顼志兵　吴铱达）

第四节　完善规培模式　凸显基地特色

七院目前为国家级中医住院医师培训基地，上海市中医专科医师规范化培训协同基地（中医内科），上海市西医住院医师规范化培训协同基地（外科、急诊科）。自2014年起，医院就已开展住院医师规范化培训工作，经过9年的探索、发展，目前已逐步走向成熟。2014年5月，七院成为上海市中医管理局首批上海市中医类别住院医师规范化培训基地；2017年9月，获批国家级中医类别住院医师规范化培训基地；2019年1月，成为上海市中医专科医师规范化培训协同基地；2019年10月，顺利通过国家中医住院医师规范化培训督导。近十年来，七院教学工作中西医并举共同推进，力求将医院打造成境内、外中西医结合人才培养的教学平台。目前，医院现有国家级中医住院医师规范化培训基地2个（中医、中医全科），累计培养"住培"医师170余名，共7人荣获"上海市优秀住院医师"，28人出站后留院工作，目前均已发展成为医院科室骨干。执业医师资格考试通过率年均高于85%，住院医师规范化培训结业综合考核出站率100%。师资建设方面，3人荣获"上海市优秀'住培'带教老师"。医院规培师资现200余人，全部已获得上海市规培师资培训证书。

上海市中医规培结业综合考核考官70余人，省部级及以上规培师资90余人。通过数年的努力，教学工作完善了从"住培"到专培、从中医到西医、从学历教育到职业教育的医学教育体系，为医院今后培养和建立院内高质量、高素质人才梯队，打造了坚实的基础。

一、严把"四个环节"，建立培训保障体系

1. 扎实的基础理论是保障培训质量的重要前提

除统一完成上海市公共科目（流行病学、法律法规等）学习外，医院还增设了一系列夯实住院医师基础理论的培训，如文献检索、读书报告、系列讲座等，其中系列讲座是针对不同年资住院医师设定的阶梯式特色讲座，以基础理论、基本知识、学术进展为主要内容，每周组织一次学术讲座，由院内外知名专家讲授各学科前沿知识。每两周组织一次英语学习和英语查房，聘请专业英语老师和有国外工作经验的专家进行现场指导等等，内容紧扣临床，鼓励学员在学中做、在做中学。

2. 缜密的临床思维是保障培训质量的重要基础

每两周医务处组织一次全院临床病例讨论会，"住培"医师要求全员参加。通过病例选择、病史汇报、病史答疑、住院医师自由发言、病理汇报、专家点评等环节，进一步拓宽住院医师临床思维能力。坚持"早查房"、教学查房制度，要求住院医师每天早上7：30前进入科室，巡视患者的夜间病情变化及处理情况，做好带教老师指导床边查房的相关准备。每周组织一次教学查房，事先选定一个病例，由科室委派副高以上医师组织，分小组实施。

3. 熟练的临床操作是保障培训质量的重要环节

实训中心每年定期安排培训课程，实行预约式管理、开放式培训。培训内容涉及中医、内科、外科、专科、急救技能及辅助诊断培训等模块，设置临床基本技能、模拟执业医师多站式考核、模拟住院医师出站考核、基本医疗设备使用等课程，住院医师可根据自己的培训阶段选择相对应的培训模块，培训与考核情况均详细记录于《住院医师轮转手册》，使住院医师临床动手能力培训向更加规范化、更加精准化的方向发展。

4. 良好的心理素质是保障培训质量的重要推手

为帮助"住培"医师更好地适应环境，调节改善工作情绪，提高工作积极性，增强信心，获取幸福感，教学处每月组织集体生日会及座谈会，及时了解学员的心理状态，避免因个人情感、人际关系、工作压力等因素引起的各种心理困扰和情绪问题，提高全体"住培"医师心理健康质量。以学生党支部为载体，充分发挥学员党员的先锋模范和骨干带头作用，使学生党支部成为带动七院"住培"学员团结进步和开展思想政治教育的坚强堡垒。通过对宿舍区"学生园地"专栏设立、学员微信群，定期展示学员活动照片、学习体会感想以及"明星"寝室评比等信息，努力

为学员搭建良好沟通交流平台。为更好地建立医院人才梯队，为医院输送优秀临床医疗类人才，教学处联合人事处，面向所有院内规培生开展"优选计划"。提前宣讲院级优先招录政策，在学习、轮转过程中主动发现优秀人才，并进行重点培养及招录，夯实医院未来发展。同时，将"优选计划"参与度与教学实践基地考核挂钩，设立准入及退出机制，提升院校间教学实践基地合作紧密度。

二、推行"三大制度"，建立制度保障体系

1. 导师负责制度

从2014年起，七院开始实行师承导师负责制。导师具有中医学类（中西医结合类）专业本科及以上学历、中医主治医师及以上职称、从事中医临床工作8年及以上、确有一定中医学术专长，经个人自愿报名，教学处审核，医院毕业后医学教育委员会审核后聘任，聘期为3年。每位师承导师最多带教3名住院医师。导师主要任务是了解、检查、督导住院医师培训计划执行及完成情况，关心其思想、生活状况，培养其敬业精神，对存在问题及时指导和梳理。

2. "1+13"规培管理制度

2019年底，根据国家督导整改意见，医院积极分析督导中专家组提出的问题，针对院内教学所存在的薄弱环节，开展针对性整改，并出台《关于进一步提升医院教学工作的指导意见》及《住院医师规范化培训管理办法》为核心的"1+13"规培制度，制度从师资队伍建设、督导队伍建设、考核实施办法、岗位职责等方面360°进行界定。此项制度的制定，完善了"住培"管理体系、梳理了临床教学构架、加强了教学督导机制及中医内涵教学帮扶，对现有教学工作进行梳理与调整，完成了院内教学体系再造。

3. "24 h"住院制度

医院就近租赁公寓24间，为"住培"医师提供免费的住宿及早午餐，从生活上提供了保证。各科室在遇到特殊事件或急诊收治到典型病例后，及时通知学生第一时间内到达科室参与处理或学习，在制度上予以重申要求，从机制上提供了保证，使住院医师24小时"住院"制度较好地落到了实处。

三、搭建三个平台，建立生活保障体系

1. 高效的行政管理平台

按年级管理，每个年级每个基地各设组长1名，鼓励骨干参与管理，在每年度的评优、评奖方面给到行政管理加分政策，定期组织召开骨干会议，信息传达顺畅，覆盖到每一位"住培"医师。组建"学生党支部""学生团支部"，积极鼓励"住培"医师参加医院组织的各项党团活动，定期组织教育培训工作，做好党员发展和入党

积极分子的培养。每年定期做好优秀党员、团员的评选工作，鼓励"住培"医师加入党组织，建立一支高质量的党团队伍。

2. 强大的技能实训平台

医院实训中心占地面积850平方米，拥有模拟重症病房及模拟普通病房各1间、康复实训教室1间、综合多媒体教室1间、OSCE考站4间、图书阅览室1间。实训中心既承担着临床理论、实践教学任务，也兼具上海市"住培"结业考核考站、美国心脏协会（AHA）培训中心及中国康复医学会继续教育培训基地等多项功能。目前，实训中心拥有高级临床模拟2G病人、综合听诊模拟器2台、高级妇科模拟人、穿刺模拟及各类操作模型数台、中医"四诊"仪器等；并拥有心肺康复仪、重症康复仪器、康复功能锻炼床等各类康复仪器设施，器材共耗资400万元。年培训考核6 000余人次，在"三生"教学、医务人员的继续教育中均发挥着重要的作用。

3. 多维度的医院保障平台

医院给全体"住培"医师第一年免费提供住宿，不住宿的将发放600元补贴/月，方便了"住培"人员上下班的问题，还为"住培"医师提供免费早午餐，同时配有阅览室等设施，开放自习室方便"住培"医师学习。

四、成立"三支队伍"，建立师资保障体系

1. 导师队伍

完善"双师型"教师培养模式。"双师型"教师，即"双职称型"和"双素质型"，同时具备理论教学和实践教学的素质素养。建立以教研室主任为核心、院外特聘专家为指导、优秀教员为骨干、教学秘书为纽带的临床教学团队；对参与临床带教的师资进行严格遴选，确保带教实施过程标准化、规范化，团队成员相对固定，原则上以一年为周期方可变动。对各科室教学环节管理进行长效考核，根据督导结果、学员反馈进行综合评价，督导结果连续未达到要求的科室和个人，相应处罚落实到人；鼓励开展教学理论及方法创新，设立院级教改课题；在医院"后备人才"培养计划中，增加教学能力培养模块，为教研室储备人才。

2. 督导队伍

教学处下设教学督导办公室，设有主任1名。督导队伍采用"院内+院外"督导结合的形式，院内由各科室教学主任组成，院内外教学督导岗位，聘请资深主任医师6人担任，包括上海中医药大学附属岳阳医院、龙华医院、曙光医院及海军军医大学中医系教授，实行聘期制，2年进行一次聘任并颁发督导聘书。督导的内容包括出科考试、教学查房、病例讨论、教学小讲课等，督导既是对带教质量进行监控，也是科室之间相互学习的机会。为了保证教学质量，督导办按期发布教学督导活动方案，排定每周督导时间表，不断强化教学活动"事先有计划、过程有督查、事后

有评估"的理念。

3. 带教队伍

出台《市七医院住院医师规范化培训师资管理实施办法》等，遴选出教学意识强、带教水平高的师资队伍参与住院医师带教。带教科室下设教学管理小组，科主任负责制下，由科室教学主任担任领导，教学秘书具体组织协调，教学小组成员认真实施培训计划、审核培训登记手册和住院医师出勤情况，负责住院医师的出科考核，协助完成年度考核和结业综合考核。对在住院医师培训过程中表现突出的带教医师，医院在评优评奖、职称晋升等方面应给予优先考虑。对住院医师带教工作态度不端正、带教不认真的，或受训医师发生严重违规违纪事件，经查实确有失职的带教医师，医院将视情节轻重给予通报批评、暂停或取消其带教资格等相应处分。

（邱英莲　李　畅　顼志兵　吴铱达）

第五节　拓展硕博体量　提高培养质量

七院研究生工作伴随着大学附属医院的创建发展至今，有健全的管理规章制度、齐备的人员岗位设置，充足的硕博导师资队伍和人才济济的硕博士学生团队。10年教学历程，8年研究生教学经历，有经验的积累，有教训的获得，更有荣誉的加身。我们将好的推广，差的淘汰，笼统的细化，冗长的精简，探索更细致、更新颖的研究生培养方案，希望在下一个十年，医院的研究生培养能再有突破、再升华章。

一、导师队伍日益壮大，各个学科多点开花

1. 历史沿革

七院10年前属于上海中医药大学研究生实习基地，由医院部分挂职导师的研究生组成实习队伍，由科教处进行实习管理。2013年医院与上海中医药大学签约了联合培养协议，上海中医药大学胡鸿毅副校长带领研究生院团队一行7人参加了本次签约仪式，这标志着上海中医药大学与七院的研究生培养合作正式启动，推动并拓宽七院对中西结合专业研究生培养。2014年，"上海市第七人民医院"正式出现在上海中医药大学研究生招生简章上，当年招收1名研究生，隶属于骨科。自此，七院研究生培养工作步入正轨。

2. 师资队伍培养

七院在邀请强势科室选聘挂职导师的同时，也深耕导师队伍建设，选派有志于医学生高等教育教学工作的副高级以上医师、护师参加大学组织的各类教师培训班，打好坚实基础。在大规模的筛选过后，根据上海中医药大学研究生院的通知，我们

鼓励副高以上医师、护师、研究员等参加大学的硕士研究生导师培训班，并广开方便之门，让临床医师、护师有充分的时间参加大学的培训班并完成考核。时至今日七院硕士研究生导师人数已经达到119人。截至目前，硕导涵盖内、外、妇、儿、骨、针、五官、全等科室外，还另有医学技术（影像学、超声学、检验等）、护理、麻醉、介入科、药学部、病理科、健康管理部（公共卫生管理）等几乎所有医院的科室，真正做到了多点开花。

二、师资层次赋能提升，培养路径正式打通

随着硕导师资队伍的拓展，在岗导师的人员充沛，七院向更高等级的师资发起了冲击。在2019年，组织有资格的导师开始整理材料，准备申报博士研究生导师资格。经过两年的规划和筹备，2021年医院第一次拥有了自己培养的5名博导，涵盖5个学科方向，并在2022年招到了第一批的自主申报专业学位博士生4名。可以说这是一次质的飞跃，彰显人才队伍培养师资梯队正式完善，学生可以在我院完成本科、硕士、博士的全链条培养，同时医院自己医生的学历晋升通道也完全打通。

三、学生队伍规模扩大，数量质量明显飞跃

有了充沛的导师资源后，迅速而全面地扩充学生队伍的规模，提高培养的质量就成了当务之急。要从培养合格的研究生过渡到培养优秀的研究生，要从培养"成品"过渡到培养"作品"，要从完成任务过渡到完成目标，在培养观念上实现转变，在培养过程中实现齐抓共管，在培养结果上实现质的飞跃。

1.学生数量稳步提升，广泛覆盖各大学科

七院自2014年自主招生开始，遵循的是大学研究生院协助下的研究生培养过程。2015年正式成为上海中医药大学附属医院后，即有了独立招生和培养的资格，招生人数也从2014年的1名增长到了2021年的20余名。2022年，首次招录了4名博士生。七院推动自己的导师参与到学校的各种理论授课、授课竞赛与课程建设中去，积极展示导师风貌，为争取更多的招生名额打下基础。另外，七院积极参与到全国招生巡讲中去，到生源丰沛的外省市高校去宣传、去介绍、去演讲、去招揽，打出医院的教学品牌，让更多的外校、外地优秀学子知道、了解并且愿意进入七院进一步学习。在招生简章的推选上，七院也不仅仅局限于已经在岗的导师，让科室的带头人招录更高层次的学生，让科室青年骨干能参与到研究生培养工作中来，让学生有更多的选择空间。目前，七院研究生已经覆盖了十大专业学科26个科室。

2.科研产出质量提升，部分领域重大突破

在学生队伍和导师队伍都达到一定数量后，七院开始对学生的培养提出了更高的要求，让学生有科研产出，成为接下来的考题。根据大学对导师的要求，七院又

做出进一步的细规：凡是要招收科研型硕士生的导师，本身就要具有丰厚的科研底子，以有主持国家重大科研项目为先，以有充分科研经费为先，以有负责国家重点科室为先。在2018年大学研究生院更新了申请学位需要学术成果标准后，现在奖励的标准提升为SCI文章。而在院级层面的各项评优上，也将科研成果作为首要参考指标。教学处同时在两方面给研究生科研予以帮扶，请来优秀的毕业生分享自己的科研经验和成果，请来实验室的老师分享课题的选题和设置；在提供医院中心实验室供学生使用的同时，也鼓励导师联系其他更适合的实验室将同学送去进行基础试验。同时组织专场伦理委员会，为同学们的课题保驾护航。七院研究生在2017年发表第一篇SCI，影响因子2.138分，此后学生学术成果产出进入加速阶段，平均每年有5篇以上SCI见刊，大大提高了学生科研产出的质量，其稳定的输出也彰显了七院导师团队的带教水平。而在其他方面，例如专利、科技奖项、大会发言等也有了"零"的突破。七院研究生拥有国家发明专利1项，上海市中西医结合科学技术奖1项，海外国际论坛大会主旨发言1次，在更高更广的舞台上展现风采。

3. 师生协同共创佳绩，科学研究结出硕果

七院鼓励研究生导师参与到学生课题的申报中去，也让导师带学生进入自己的课题中。研究生可以在导师的课题中开阔眼界，拓展思路，形成成熟的科研思维；导师也可以在学生课题中获得新的灵感和思路。七院鼓励导师参与研究生的课程建设，申报相关实践类的科研项目，在研究生培养序贯中可以将课题承载下去，形成一个整体的内容。研究生拥有的国家发明专利、上海市中西医结合科技技术奖，并申报成功中国医疗器械创新创业大赛优胜奖等，都能很好体现这种师生协同的效果。

四、培养效果逐步显现，三个维度齐抓并进

经过多年的学习、改进，七院的研究生教育工作在步入正轨的同时，不仅显现出一家附属医院应有的精神面貌，同时研究生的培养效果也逐步显现出来。而评判学院研究生培养的指标：科创、奖项和就业这三个维度，始终是七院抓的重心。

1. 大学生科创屡获突破，学生团体斩获佳绩

七院自2017年研究生李冠成的"一种外用治疗寻常疣中药复方凝胶剂的制备与评估"获得上海中医药大学双创课题的立项，先后有12个项目获得立项，并同时有同学在参与神农杯、挑战者杯等不同层级的双创竞赛中获得优异名次，更有同学获得了天使基金的注资，成功创办了属于自己的公司。在学生的科创方面，七院也自有特色，鼓励导师向外拓展，不局限于学生的范围，可以和其他公司联合建立课题，研发产品项目，保证研发成果后续可以有较好的成果转化；并鼓励学生在学校科创项目立项的同时，可以抱团出征，将每个同学的优势充分融合起来，达到"众人拾柴火焰高"的效果。王杰宁导师整合研究生队伍，硕博士组成团队共同参与到科创

项目中，在今年的中国医疗器械创新创业大赛中以"新型面部康复治疗仪制作公司"的项目获得优胜奖，成为团队协作共创佳绩的典型代表。

2.学生频获个人荣誉，培养效果逐步显现

学生队伍达到一定数量后，七院就有资格参与到学校及以上等级的评优活动中去。团委的优秀学生、优秀学生干部、魅力团支书、十佳女大学生，都是从和其他学院争夺名额中脱颖而出。在过去的3年中，七院先后获得20项校级及以上荣誉。

3.齐抓共管就业工作，始终保持队伍前列

七院自2014年招收研究生以来，历年来就业率均为100%。这与院领导、教学行政部门、导师三个层面齐抓共管是不可分割的。为了保障每届毕业生的就业情况，党政领导在每年就业工作启动前都会组织召开就业保障专题会议，制订并督促落实一系列就业促进活动计划。如七院就业岗位向研究生倾斜：单位规培及用工招录在同等情况下优先录用本院学生。此外，教学处为毕业生就业建档，不仅提前摸排学生就业意向，科学整合对毕业生就业有价值的档案信息资源，借用现代化服务技术和服务平台实施发布，为毕业生的就业提供"高效、便捷、优质"的服务；而且邀请往届优秀毕业生及应届毕业生中就业状况较好的同学分享就业经验，帮助同学建立良好的择业观念，积累就业经验，增长就业技巧。

各方助力、勠力同心、共同发展，七院的教学历经了一条从无到有、从弱到强的布满荆棘的路。在医院快速发展加持下，我们将以强烈的责任心、高度的使命感，兢兢业业做好各项工作，脚踏实地，闻鸡起舞谋发展，敢为人先干实事，不忘初心强队伍、闯关夺隘、蹄急步稳，使七院临床医学院建成一流临床医学院的目标努力达成。

（邱英莲 李 畅 项志兵 吴箴达）

第七章
持续发展　全面质管

　　人财物是医院持续发展的基石，质量是医院永恒的主题。十年来，七院坚持以习近平新时代中国特色社会主义为指导，紧紧围绕全国一流三级甲等中西医结合医院这个建设目标，大力推广质量管理先进标准和方法，广泛开展质量管理体系升级行动，全院上下齐心协力、共克时艰，奋发实干、实践创新，助推医院高质量转型发展责任担当更加自觉、能力水平持续提升和组织保障日益巩固。通过兴医强院谋布局、匠心独运模式新、拥抱数字智能化、管理水平齐头进和后勤能效提升快这些方方面面的努力，七院质量认证制度趋于完备，各种体系基本完善，质量管理能力明显增强，从而在大开放、大变革、大挑战中抓住大机遇、啃下硬骨头，走出了医院转型升级发展的蝶变之路。

　　七院创建，显示的是一座医院的乐观与韧劲，这是信心的传递。七院还坚持"创建靠大家"，形成全院动员、全员参与的良好氛围，汇聚"人人参与"最大合力；奏响的是一阕永不停歇的歌谣——奔跑的七院，活力不减、信心不止。

　　正如一首经典歌曲所唱，"团结就是力量，这力量是铁，这力量是钢，比铁还硬，比钢还强"。团结奋斗是七院在转型发展征途上取得一个又一个成功的关键密码。

第一节　匠心独运新模式　质量管理夯基础

七院为"评审"而成立的"创三办"，经过十年摸索和实践，逐渐找准定位，由原来单一的医疗质量管理进入全面质量管理时期，转型为质管办。质管办在院领导的带领下，以患者安全为核心，以等级评审、公立医院绩效考核、高质量发展为重点，以质量持续改进为抓手，不断提升全面质量管理水平。

一、为评审成立"创三办"，奋力拼搏成功晋级

在上海市卫生局充分调研论证下，2011年5月浦东新区提出将拥有一定中医基础的七院转型、创建为三级中西医结合医院。为此，七院立即启动创建三级中西医结合医院工作，集中资源组织、引导和指挥迎评工作。首先进行内部动员，组建创建领导小组与工作小组，创建三级医院办公室（简称"创三办"）就此应运而生。"创三办"严格按照"以评促建、以评促改、评建并举、重在内涵"的方针，围绕质量、安全、服务、管理、绩效，制定实施方案，明确各阶段的工作任务、时间进度和责任分工，做到全员发动，认真学习，扎实培训，全面开启七院的迎评创建之路。

1.对照标准，梳理基本情况

一家二级综合性医院的班底，刚转型为中西医结合医院，与评审标准有多大差距？如何缩小差距，达到三级中西医结合医院评审标准，是"创三办"面临的最大挑战。"创三办"认真对照国家中医药管理局发布的《三级中西医结合医院评审标准》（2012版），从发挥中西医结合特色优势、队伍建设、临床科室等14个模块对医院基本情况进行初步梳理。经评估，医院在硬件方面如核定开放床位数、医疗用房面积、医疗设备配置等，在软件方面如人员配置、诊疗技术开展、管理、科教等，全部达到三级中西医结合医院评审核心指标（2012版），主要问题就是"姓中"不够。

2.凝聚共识，形成"创三"精神

找到主要问题，如何在短时间内解决并快速提升，达到三级中西医结合医院评审标准，需要全体员工形成共识，全员树立高度的责任感和使命感。为此，"创三办"围绕等级评审工作，从计划、组织、实施、评价等角度进行各职能科室及临床科室的分工及管理。在院周会、中层会议、职能科室会议、科室会议上传达评审工作的思想、方向，层层动员，确保工作顺利推进。"全体严标准，全员学中医，全流程闭环管理"，形成七院独有的"创三"精神：一是制定《上海市第七人民医院关于三级中西医结合医院等级评审工作实施方案》，该方案重点在于明确分工职责，号召全体中层干部吃透标准，自觉把工作的重心转移到提高医护质量和保障患者安全

上来，这也正是等级评审的真正目的；二是对照《三级中西医结合医院评审标准》（2012版），全体中层干部利用周末时间学习、理解、研究标准，完善规章制度、服务流程、诊疗行为等。"创三办"在监督相关部门在研读标准的基础上完成职能科室、临床医技科室、护理等条线应知应会的制作，并进行考核；同时，"创三办"带领全体中层干部在评审的正确道路上不断前行。

3. 落实到位，全程闭环管理

将1 000分的评审标准按照管理条线，落实到各分管领导、职能部门、临床科室主任，通过签订承诺责任书压实责任，层层落实。

一是树立标杆科室，分医疗和护理两个条线，根据评审标准分别打造标杆科室，形成示范效应，其他科室参照标杆科室建立台账、制度、标准作业流程等，让临床带临床落实评审要求，效果明显。

二是建立闭环管理体系，各职能部门履行指导、检查、监督、考核、评价和控制管理职能，并有履行职责的工作记录，形成"检查监督—分析反馈—整改落实—追踪评估"四级闭环管理体系。

三是建立问题库，重新总结并归纳需要关注或改进的问题，尤其对于其中出现的需上级领导支持的部分痛点、难点问题——列出，形成专项逐个攻破。

四是建立应知应会题库，由"创三办"牵头，联合相关部门完成等级评审工作应知应会题库。

五是借助护理助手等相关信息化手段，建立线上考核题库，进行日考、周考、月考，同时通过现场提问、抽查等方法，确保全员掌握相关理论知识。

六是模拟评审，邀请院外专家对照评审标准进行模拟评审，预估差距找问题，专项指导，持续改进。通过全流程闭环管理，管理部门和临床科室的综合能力得到了大幅度提升。

4. 奋力拼搏，成功实现晋级

在"创三"最后冲刺阶段，"创三办"带领全体职工，"五加二""白加黑"，查缺补漏，完善诊疗方案，梳理制度流程，整理台账，掌握应知应会，熟记方剂方歌，夯实中医内涵，完善病历质量，全方位提升服务能级。全院上下拧成一股绳，劲往一处使，奋力拼搏，攻坚克难，推动评审工作再进位。

一是成立冲刺督查队。由院领导带队，主要职能部门主任和骨干科员为组员，组成5个督查小分队，对照评审标准，督查应知应会、核心制度落实情况、病历书写质量、台账整理质量等。评审期间，临床诊疗工作常规进行，白天落实日常工作，晚上6点开始，"创三办"组织督查小分队分组对临床科室进行全覆盖督查，发现问题立即整改，晚上8点集中反馈，重点反馈共性问题以及问题较多的科室。对于督查的问题，院长现场指定责任人负责整改，第二天督查小分队复核整改情况。通过督查，不停地查缺补漏，确保应知应会、方剂方歌人人知晓，诊疗方案执行到位、核心制度落实到位。

二是制定规章制度。在医院等级评审工作中，七院人认识到，等级评审不仅仅是对一家医院综合实力的评价，更是规范医院管理、提升医疗服务质量的重要抓手。各职能部门对标评审标准，全面梳理规章制度和流程，让规章制度更能方便临床执行、更贴合临床实际、更符合质控标准。"创三办"收集整理院级制度和核心制度，并将制度分为管理分册和临床分册两部分。管理分册包括行政、党群、人事、财务、科研、教育、信息、医学装备、后勤等10个部分，医疗分册包括医疗核心制度、医院服务制度、患者安全制度、医院感染管理制度、药事管理制度等14个部分。

三是总结创建成果。通过评审，提升领导班子领导力和创新力，强化中层干部科室管理能力和执行力，充分发挥中医药特色优势的管理。医院制定72个优势病种中西医结合诊疗方案，各科中西医结合诊疗方案得到应用。全院中医非药物诊疗率和中药处方占门诊处方占比显著提升。2013年4月15—16日医院正式接受并通过国家中医药管理局组织的三级中西医结合医院等级评审，预示着医院已迈进三级甲等中西医结合医院的崭新台阶。

二、开启全面质量管理，"创三办"转型质控办

站在三级甲等中西医结合医院新台阶的七院，如何找到发展定位，如何夯实中医内涵，是七院首要解决的问题。2013年，王杰宁院长提出"转型发展　管理先行"的发展理念，开启全面质量管理时代，将"创三办"转型为"质量控制办公室"（简称"质控办"）。依据有关法律、法规、标准和行业规定，结合医院实际修订和完善医院质量监督检查标准，对医院质量进行全面监督、检查、评价。

1. 建立目标管理体系，高效优质运行

为顺应国家全面深化医药卫生体制改革，满足人民群众对高质量医疗服务的需求，适应新形势下公立医院高效优质运行的要求，2012年3月5日医院启动《科主任综合考核目标责任书》签订工作，标志着管理形式从经验管理和粗放管理向循证管理和精细化管理的方向转型。

一是落实院科两级管理，强化科主任负责制。科室是医院的重要组成单元，是医院内部三级质量考核体系的中心环节，科主任作为科室管理第一责任人，全面负责科室的医疗、教学、科研和管理工作，是落实医院各项工作任务的具体组织者，是实现医院发展战略目标的关键人物。为调动科主任管理工作的积极性，充分发挥三级管理模式优势，医院持续推行精细化管理，建立院科两级目标责任制，签订科主任目标责任书，根据各科室特色"量身定制"各项指标，为医院考核提供依据，切实落实科主任目标管理。

二是科学设定工作目标，动态调整考核指标。临床业务科室考核指标主要围绕国家公立医院绩效考核指标体系、区属公立医院绩效考核指标体系、中医深度评价、DIP等进行设定，由考核工作小组成员根据各科室上一年完成各项指标情况，综合医疗体系的政策对经济效益的影响，将医院的计划目标值分解为各科室各项目标值，指标内容上全院基本统一，分为定性指标及定量指标。医院在讨论确定考核指标时，以"抓重点、补短板"为原则，抓取关键、失分指标进行考核。指标体系的建立立足当前，放眼未来，根据医院每年"国考"指标的整体表现和提升方向，采取PDCA原则，在保持整体框架相对稳定、突出核心要素的基础上，动态调整考核指标、指标权重和目标值。

三是完善目标管理，提质增效。经过十年持续的探索与实践，医院基于《科主任目标责任书》的目标管理工作已经较为完善，形成规范流程。医院在明确年度总体目标后，将权力下放至科室，强化科主任负责制，全权负责科室工作。科室通过完善制度、强化管理，明确职责、优化流程，按时按质按量地实现科室层面的医院整体工作部署。实施主任目标管理后，医院医教研等工作均取得跨越式发展，门急诊量、出院人次、手术量均大幅提升，中医内涵各项指标持续向好。各管理团队与临床医技科室相互引导配合，在医院"德仁术精"文化氛围下，逐渐形成"文化引领、循证管理、制度保障"的医院管理文化。

2.健全质量管理体系，完善考核机制

医院质量管理是医院的生命线，是医院持续发展的基石。医院自2012年初建立医院质量管理考核体系以来，每年按照国家卫生健康委印发的文件及上海市各质量文件、各专业质量控制中心标准等，突出科学、规范、合理的原则进行质量考核标准修订，探索建立一流三级中西医结合医院内涵质量管理体系，完善以医疗质量和服务效率为基础的绩效考核机制。

一是明确任务，压实责任，强化督查。首先，构建医院质量管理组织架构体系，院长为医院质量第一责任人，通过医院质量与安全管理委员会对全院质量进行管理。在医院质量与安全管理委员会领导下，成立医院质量考核工作小组，医院质量考核工作小组由质量控制办公室负责，医务处、教学处、科研处等11个条线负责相应条线的质量考核；科室成立质量管理小组，负责本科室质量管理工作，制定质量改进与患者安全管理规程。其次，落实医院质量管理流程，每年参照国家医改、综合医院评价、医院等级评审等指标，修订完善医院质量绩效考核手册。每月按照《医院质量绩效考核手册》进行考核打分及评价。最后，质控办负责收集汇总全院考核成绩。每月召开质量管理工作小组例会，必要时将突出的质量问题提交医院，由院部召集院内外相关部门进行专项研讨，通过组织召开质量分析会将考核结果上报医院质量管理领导小组审批，审批后提交组织人事处（绩效办）落实绩效考核。每月在大院周会上进行医院质量讲评，公示考核结果。

二是质量管理，绩效考核，完善控制体系。医院自建立质量绩效考核体系后，门急诊人次、出院人次、病床使用率、手术量等逐年提升，患者平均住院日、药品占比、耗材占比等逐年下降。将 PDCA、品管圈（QCC）、全面质量管理（TQM）等管理工具引入日常医疗管理中，建立多部门联合预警监控体系及长效管理机制，不断健全完善医院质量控制体系。

3. 自下而上灵活管理，合理借鉴品管圈

品管圈起源于20世纪中叶的日本，作为一种改善工作质量的工具，目前已被近百个国家或地区的组织机构应用。它是由相同、相近或互补性质工作场所的人们自动自发组成数人（通常 7～13 人）一圈的小圈团体，围绕某一个工作主题，通过全体合作、集思广益，按照一定的活动程序，来解决工作现场、管理、文化等方面所发生的问题，是一种自下而上比较灵活的管理活动。七院与品管圈结缘是在2014年，第一期品管圈项目由康程医管的老师指导完成，共有35个质量改善案；第二期品管圈以培养院内辅导员为核心，共培养出12位优秀的辅导员。2015年组建医院质量改进小组（QIT）团队，借用品管手法解决医院层面跨科室问题，共完成15个质量改善案。2016年开始医院启动JCI评审项目，品管圈活动纳入JCI同步前行，转由质控办负责管理。通过品管圈活动，大家不仅学会先进的品管手法，更懂得如何运用数据和实证来说话，从而客观地解决医院存在的质量问题，不断提升医院综合实力。

项目开展以来，全院共计完成100多个品管圈活动，选题包括但不限于医疗质量、患者安全、患者体验、医患沟通、流程再造等。来自临床、医技、职能科室的1 000余人次参加品管圈活动；形成标准化作业书190余份，其中长效推广应用标准95份；发表论文及大会报告30余篇；获得发明专利10余项。2015年医院品管圈项目首次参加上海市医院品管圈大赛，心内科"心术圈"荣获上海地区2015年医院品管圈选拔赛第二名、"第三届全国医院品管圈大赛"三级医院综合组二等奖。自此拉开医院品管圈大赛的神秘帷幕，医院连续7年参加品管圈大赛，荣获上海市二等奖3项、三等奖4项以及全国二等奖2项、三等奖2项、优胜奖5项。

4. 推行"5S"管理模式，深化精益理念

"5S"管理模式又称"五常法则"，包括整理、整顿、清扫、清洁与素养，是一个全体员工共同配合参与的持续性质量改善活动，是医院进行标准化建设和精细化管理的基础。良好的"5S"管理可以有效减轻消防安全隐患、降低医院感染风险、避免仪器设备管理不当导致无法及时使用、杜绝物品管理不当导致过期造成成本的浪费、减轻物品摆放的不适当导致工作过程时间增加的浪费。因此行之有效的"5S"管理，能够为患者提供一个安全就医环境，激发员工的向心力与凝聚力，提升医院

的服务品质与专业形象。

日常化和激励化并举，推进"5S"管理工作。2014年医院"5S"启动大会圆满召开，会上，明确"5S"前进目标，标志着"5S"工作拉开帷幕。质控办将"5S"工作纳入医院日常运行考核中，让科室与部门主动落实好"5S"各项工作。医院定期开展"5S"培训，培训内容包含"5S"管理理念、整理整顿规范等，积极发挥"5S"核心骨干与"5S"联络员作用，上门开展一对一辅导，确保"5S"工作落实到位，将工作区域、生活区域全部纳入"5S"管理。科室设"5S"管理员配合主任、护士长按要求对科室环境做整体规划，划定区域，定时整理，日常维护。每月督查，一季度全覆盖所有区域。督查中发现的问题在大周会上展示，与科室月度质量考核挂钩。年终评出标杆科室，予以奖励。

完善执行标准及规范，夯实"5S"管理工作。医院通过"5S"管理，完善执行标准、规范，营造安全、舒适、明亮的工作环境，养成员工良好工作作风，提高工作效率，进而确保医疗质量安全。制定《上海市第七人民医院5S评分标准及评分检查表》，规范不同区域"5S"执行标准，例如病房、手术室、产房、ICU、门诊诊室等。统一医院标签模板，柜门内外执行双定位标签。物品仪器定位方法统一，区域性物品全格标识法，单个物品直角画线法，规范生活工作区域物品摆放标准及要求。

医院坚持落实"5S"管理工作，体现医院建立以患者安全为中心和效率提升的服务目标，树立医院专业化形象，向持续高质量发展之路迈进。

5. 坚持"以患者为中心"，启动JCI项目

JCI创建于1998年，是美国医疗机构评审联合委员会（JCAHO）的下属分支机构之一，是世界卫生组织认可的全球范围内评估医院品质的权威机构。JCI标准始终坚持"以患者为中心"，规范医院管理，最大限度地实现医院政策、制度、流程的持续质量改进。为满足医院国际合作需求，加强医院质量控制与患者安全体系建设，2015年医院决定启动JCI创建准备工作。

一是成立JCI办公室。由院办主任担任JCI办公室主任，质控办全体人员为成员，增加核心部门关键人员。JCI办公室设在质控办，负责JCI评审院内动员、组织、实施及分工落实等。

二是落实章节负责人。医院对JCI第五版17个章节的内容进行分工，落实章节负责人及各层级标准研读，开展相关章节学习交流，对照自身情况进行梳理。通过学习与培训，基本完成职能科室层面概念普及，发现工作差距与不足，为JCI推进找到明确的方向。

三是全面开展JCI前期工作。2016年医院按照国家及上海市区各级持续改进标准，按照JCI患者安全和医疗质量保证标准梳理重点工作，完善医院各级委员会，组织、落实委员会管理职责，完善医院管理框架，全面开展JCI前期工作。在全院

范围内开展多层级多角度 JCI 标准普及学习、相关知识培训及全员竞赛，共组织 JCI 质量管理工具培训12场、章节负责人培训7场，JCI 辅导员深入科室培训390余场。开展为期3周的JCI知识竞赛，员工参与率超90%。

四是组建JCI-TRACER工作团队。2017年3月伊始，医院在全院范围内公开招募JCI追踪督查团队。通过形式审查与内部面试沟通，最终挑选出5人入选JCI Tracer Team（追踪团队）。他们来自医院各个行业，经验丰富，作风严谨，责任心强，工作背景涵盖医疗、医技、护理、管理等各个领域，为医院JCI工作奠定了良好的基础。

五是顺利完成JCI基线调查。经过JCI办公室积极筹备，2017年3月6—14日美国JCI咨询总部的4位专家莅临医院，正式对医院开展JCI基线调查。专家们通过文件查阅、人员访谈、实地查看，秉承"以患者为中心的"核心理念，全程采用患者追踪方法，对医院的管理、服务、医疗、护理、药事、院感等各项工作与流程进行全面检阅。

六是科学筹划，建立院级八大安全项目。根据国家十大安全目标及国际六大安全目标，医院质量与安全管理委员会结合实际情况进行决策，明确院级八大安全项目。经过团队组建、目标值确定、计划拟订、现况调查、根本原因分析、制定改进措施及落实整改，安全项目均取得明显的提升，效果显著。

七是全院行动，启动医院三大培训工作。为保证基础培训的知晓率与掌握率，医院启动JCI三大基础培训工作，即急救培训、院感培训、消防培训。培训不仅局限于七院职工的培训，还将在院内工作的外聘人员、外包人员也进行统一规范的培训。三大培训一直延续到现在，培训覆盖率和合格率每年保持在100%。

八是夜以继日，完成JCI制度院内审定。根据JCI标准，以科学性、实用性和可操作性为原则重新整理汇编医院规章制度，使各项工作规范化、制度化、程序化，让全院员工在工作中有法可依、有章可循。在JCI办公室牵头下，各职能部门以JCI评审标准第六版P制度为主线，完成14个章节138条P制度审定、应知应会编写，培训后全院发布。

通过实施JCI评审标准，再次完善医院质量管理组织架构，规范质量管理流程，强化质量教育，普及质量管理方法，营造以患者为中心的医院安全文化。

6. 广泛应用PDCA循环，提升医疗质量

PDCA循环管理是全面质量管理应遵循的科学程序，是一项能使任何活动合乎逻辑有效进行的工作程序。PDCA循环是由美国质量管理专家戴明（Edwards Deming）20世纪50年代提出的，因此又叫"戴明环"，在推行全面质量管理工作中得到了广泛应用。自2013年开始，医院各科室就在积极探索应用PDCA循环管理方法发现问题、解决问题，持续改进并不断提升医疗质量。质控办全面负责PDCA循环质量管理工具的实施计划、组织培训、实践应用、检查考核、策划比赛、汇总案

例、编辑成册、全院推广等工作，全面提升PDCA质管工具规范应用水平和能力。

截至目前已结题250余项，规范各类质量管理制度、流程290余个，主要解决医院六大类质量管理问题：合理用药、医院感染管理、急诊急救质量、医务管理与医疗质量、提升患者就医体验、提高工作效率等。项目涉及国家医疗质量安全改进目标，如提高急性ST段抬高型心肌梗死再灌注治疗率；涉及专业质控工作改进目标，如缩短DPT（door to puncture）时间；涉及医院重点、难点、痛点工作，如降低住院次均药品费用增幅。部分项目荣获院内"十大质量改进案例""优秀案例奖"等称号，部分项目推选参加上海市、国家等不同层面的优秀案例比赛、品管圈大赛等，且培养了一批业务知识扎实、管理工具运用熟练的质量管理员。

三、终末管变为过程管，质控办变为质管办

过程管理是全面质量管理的基本原则之一，也是现代质量管理的基本理念。大多数质量管理注重基础质量和终末质量，缺乏对环节质量的控制，主要是通过终末质量的反馈指导质量管理，没有把它上升到控制和预测的高度，不能充分发挥其在质量管理中的监督和指导作用。以过程管理为基础的质量管理是提高医院质量管理的重要方法之一，也是控制环节质量的最佳选择。如何转变理念，将终末管理变为过程管理，需要有一个专门的部门牵头负责，督促落实，因此医院将质控办（重点在控制）再次转型升级为质管办（全称"质量管理办公室"），重点在全过程管理。

1. 打造"五化"，形成医院质量管理文化

一是委员会文化。医院质量管理重点是构建良好的质量与安全管理体系，其中委员会体系是医院质量与安全管理体系中的重要组成部分。① 明确职责。委员会直接负责制定质量目标及政策，对重点指标进行监管，组织应用科学的方法和工具实施改进措施。② 全覆盖督查。医院质量与安全管理委员会办公室设在质管办，办公室每年全面梳理各委员会工作职责、委员配置，每年2次全覆盖督查委员会。通过督查保障医疗质量与安全，促进医院管理、医疗技术、服务理念、医疗质量再上新台阶。以持续改进案例为抓手，利用PDCA循环法完成质量改进。医院各委员会积极查找医院质量与安全管理中存在的问题，利用管理工具进行改善。

委员会文化为医院质量与安全奠定基石，保证医疗质量的安全与提升。

二是制度文化。制度文化作为一种软实力，正被越来越多的医院管理者所重视。① 强化建章立制。医院对工作制度、岗位职责、工作流程等进行梳理，对照标准和要求进行修订和完善；编印制度手册，发到每位员工手中，由员工在各自岗位中落实和执行。② 强化全员培训。医院与员工进行不断沟通和培训，向员工讲述建立制度的原因，让员工了解每项制度的重要性，以及遵守制度可以减少人为因素中的不确定性。③ 持续改进。一方面加强现有制度内容的完善，制定《文件管理制度》，有

效规范各部门/科室文件的管理，每隔3年，由医院各专业委员会牵头，依据最新国家政策、法律法规、行业标准、医院发展等内容对制度进行修订，确保医院各类文件的有效性和适宜性；另一方面加强制度落实过程的持续改进，重视制度落实的每一环节，运用PDCA方法对各环节加强监控，及时发现问题与不足，持续改进制度。

制度文化建设是医院文化建设的中心环节，通过制度文化建设把无形的办院理念和价值观变成有形的制度形态。

三是安全文化。建立和谐安全的就医文化是当今医院管理中的一个核心目标。医院通过"1+2+5"模式夯实安全文化，即"1个统筹管理""双系统上报""5个维度考核、分析、跟踪、发布"。①"1个统筹管理"：从2017年开始，质管办对全院不良事件进行统筹管理，建立以"不良事件上报系统"为载体的不良事件报告、分析、处理、反馈的信息化闭环管理流程。②"双系统上报"：指"不良事件上报系统"和"随手拍"系统。③"5个维度考核、分析、跟踪、发布"：由质管办通过"科室目标责任书、质控考核手册、质量分析会、医院质量与安全委员会、质量简报"5个维度，联合职能部门、临床科室进行持续改进。

通过上述模式提高医疗质量安全不良事件上报率，夯实医疗安全预警管理体系，提升医疗质量安全，保障医院安全文化。同时《基于不良事件上报"双系统"操作模式　夯实医疗安全预警管理体系》荣获"2021年度公立医院医疗质量安全提升典型案例"奖。

四是管理工具文化。医院利用管理工具，如FMEA、RCA、HVA、追踪方法学等，持续改进医疗服务的各环节质量，满足患者需求。① FMEA。医院以提前防范医疗风险为目的，将"事后改善"的医疗安全管理模式转变为"事先预防"的风险控制机制，以此提高医院医疗安全水平。质管办联合相关部门，对医院输血管理、用药安全等流程进行失效模式分析，最终优化医院的输血流程和门诊患者用药安全流程。② RCA。每年质管办从不良事件系统中针对警讯事件联合各部门进行RCA分析。透过事件简述、资料收集、科学化工具的运用，找出事件问题关键点，运用团队头脑风暴抽丝剥茧，帮助临床科室、职能部门找出根本原因进行改善。③ HVA。运用HVA灾害脆弱性分析法，遴选出全院前五项高风险事件，针对高风险事件，制定全院应急预案，对重点防范的内容进行培训，以降低医院的灾害风险。④ 追踪方法学。2019年医院将三级公立中医医院绩效考核指标嵌入到追踪方法学中，通过确定追踪绩效指标，成立追踪小组，设计追踪检查表和追踪地图，以个案追踪和系统追踪的追踪方式展开追踪调查，制定并实施改进方案、观察指标、统计分析等，建立追踪方法学在三级公立中医医院绩效考核中的应用体系和实施框架。

经过几年"管理工具文化"的熏陶，医务人员基本掌握质量管理工具，且灵活用于医院的各项质量改善活动中，成效突出。

五是数据文化。质量改进工作是以数据为基础，根据医院宗旨、患者需求和服务项目，选择最重要的临床和管理流程及结果来监控，集中于那些对患者有较高风险、高频率开展或有潜在问题的流程，进行监控。通过明确数据收集原则、确定数据收集样本量、验证数据，搭建数据体系，形成一整套数据库，包括国家公立中西医结合医院绩效考核数据、全面质量管理数据、不良事件数据、DIP病种管理数据等。监控关键数据，对数据进行分析，从数据中发现问题，提出改进措施，用数据反映真实的质量改进情况，用数据做理性决策。在数据文化形成的过程中，职能部门体会到现代医院管理更多地强调基于数据的循证管理，并且强调日常数据的有效性监管，鼓励运用信息系统自动收集汇整数据，实现基本的数据分析与追踪功能。

2. 绩效"国考"，检验医院改革发展成效

公立医院是我国医疗服务体系的主体，是人民群众看病就医的主要场所，是实现医疗服务高质量发展的主力军。为检验公立医院改革发展成效，2019年国务院办公厅发布《关于加强三级公立医院绩效考核工作的意见》。公立医院绩效考核，即"国考"，中医（中西医结合）医院考核体系由医疗质量、运营效率、持续发展、满意度评价4个方面66个指标构成，其中国家监测指标34个。2020年"国考"成绩首次放榜，医院仅位于全国中西医结合医院第15名。

首次放榜后，医院高度重视，根据领导班子配置情况，建立绩效考核领导小组名单，围绕国考绩效工作，搭建"39+X"质量管理体系，以"三国字"（国家三级公立医院绩效考核指标、国家三级公立中医医院绩效考核指标、国家三级中西医结合医院等级评审标准）指标为基础，搭建具有中西医结合特色的"39+X"全面质量管理模式，通过精细化医院质量管理，建立严谨的工作秩序，确保医疗质量与安全，减少医疗事故发生，促进医院管理、医疗技术、服务理念、医疗质量再上新台阶。设立医院质量考核工作小组，每月对医院质量重点问题进行原因分析，制定整改措施，进行效果评价。对"国考"的34个监测指标的对比，绘制雷达图，起初2018年的监测成绩，是一张"破扇子"图，通过找到丢分点，逐一对标，从多项举措，根据国考指标属性，对监测指标进行重新分工，明确指标的分管领导、管理部门及责任人，强调责任到岗、责任到人，将34个"国考"指标与医院日常质量绩效考核接轨。通过每月统计，将雷达图张贴在醒目位置，挂图作战，抓住攻坚点，针对薄弱指标和环节，找出根本原因，制定专项工作方案并实施。形成常态化管理机制，明确医院绩效考核相关工作任务和流程，确保所有指标运行情况均有监管与落实。在2019—2021年成绩放榜时，整体指标的雷达图，逐步将薄弱指标的空白处填充，逐步地修补完善"破扇子"。

近几年通过全院上下齐心协力、踔厉奋发，医院国考成绩稳步提升，名列前茅。2019年位于全国三级中西医结合医院第五，2020年位于全国第六；2021年首次获评

A+，位列前三。医院功能定位不断落实，中医内涵增长明显；医疗质量与安全持续增强，医院不断加强核心制度落实与监管，安全意识不断加强，诊疗水平不断提高；结构优化促进运营效率持续提升，医疗服务收入比例、中药、中药饮片、院内制剂收入稳步提升；科研创新能力表现突出，全面展示医院近年来高质量发展的成效。

3.创新模式，提升公立医院管理效能

2020年，《关于加强公立医院运营管理的指导意见》（国卫财务发〔2020〕27号）明确公立医院要积极推进核心业务及运营管理的融合，同时将现代化管理理念、技术等运用于运营管理的各个方面，保证运营管理的精细化。2021年，国务院办公厅印发《关于推动公立医院高质量发展的意见》（国发办〔2021〕18号），指出需强化公立医院的主体地位，将业务及资源系统有机融合，构建医院运营管理决策支持系统，推动医院运营管理的发展。医院要在业务、经济、资源配置等方面创新运营管理模式，为医院发展保驾护航。

一是组建运营质量管理员团队，落实日常培训及管理。2021年5月15日医院正式成立运营质量管理团队，共49人，其中32人来自临床科室（覆盖六部五中心）、17人来自职能部门（人、财、物、医政等重点部门）。临床科室与职能部门两两配对共25组，对接35个临床科室和10个医技科室，做到全院全覆盖落实月度运营质量分析。完成科室对接的同时全程学习运营、质量管理专业知识、质量管理工具的运用等院内外培训课程。制定《上海市第七人民医院运营质量管理员培训考核方案》，运营质量管理员日常管理由质管办负责，从四个维度对运营质量管理员培训效果进行评价考核。培训形式采取集中式培训、小班教学、实战案例辅导，培训专家来自华西医院等从事运营管理一线工作及业界资深实战专家；参与临床科室DIP对接会，对科室的运营情况、CMI值、RW总量指数、药偏、耗偏、病种结构、医保支付率等进行相关分析。

二是构建运营管理机制，完善制度体系。2021年7月13日，医院出台《医院运营管理制度（试行）》进一步明确医院运营管理的组织构架、功能职责、工作范围、工作内容、机制流程、人员队伍，以及各部门的协作机制。2022年10月12日医院发文《上海市第七人民医院运营质量管理员遴选及管理方案》（市七办〔2022〕24号），从运营质量管理员的遴选、工作职责、管理和考核、保障机制四个方面进一步对运营质量管理员的培养、使用进行规范。

三是以运营项目为抓手，提升运营管理能力。2021年7月启动运营项目，以运营项目为抓手提升运营管理能力，运营质量管理员分成5个小组，根据医院运营重点工作、难点工作设立10个运营项目，以小组形式落实运营项目的推进工作，重点解决问题有患者康复治疗实施率、周末专家门诊就诊率、体检阳性指标患者就诊率、医美平台业务量等，模式构建如医院运营质量管理模式、运营DIP大数据提高科室运营质量、DIP 支付下的绩效考核模式等，通过运营项目推进，提升运营管理能力。

四是提高运营管理意识，完善科室运营分析模型。运营质量管理员的培养推进过程得到了院领导的大力支持，王杰宁院长启动培训项目并参加项目中期汇报，李剑副书记、副院长全程参加华西专家的培训课程并亲自辅导每一个运营项目。运营质量管理员积极参加培训课程及项目实践，收获颇多：首先，明确定位、开阔眼界、拓展思路，提高运营管理意识及能力。通过系统培养，第一期运营质量管理员共有 9 人得到职务提升。通过项目实践掌握 PEST、SWOT 分析法、PDCA、甘特图、柏拉图、鱼骨图等工具的应用。医院储备一批具有运营助理素质要求的运营管理骨干人才，构建良性培养机制，逐步形成医院运营质量管理员人才库。其次，进一步完善科室运营月报表，分四个类型，从五大维度进行数据收集、对比，对异常指标进行分析，提出整改建议，跟踪措施落实情况，发现问题落实专项分析，建立科室运营档案定期维护及年度分析模型。

4.提升质量，推行主诊医师负责制度

随着医改的不断深入，医学模式也实现从"以疾病为中心"到"以患者为中心"，从"看病"到"看病人"等一系列的重大突破。建立"主诊医生负责制"的宗旨就是改善服务态度，提高医疗质量，真正体现"以病人为中心"的服务理念，优化卫生人才资源配置，调整用人制度，让优秀人才脱颖而出，使运行机制充满活力。主诊医师负责制是一个主诊医师带领若干名医师组成一个诊疗组，全面负责并实施患者的接诊、住院、诊疗操作及出院随访等工作的一种医疗管理模式。

一是主诊医师负责制推行模式。经医院相关领导、质管、医疗、财务、信息、病案等相关职能部门充分讨论后，2021 年 10 月医院正式推行科主任领导下的主诊医师负责制。在设置程序上，每个诊疗组根据工作量及科内实际情况设立，优先考虑符合专业发展方向、有病种特色或主攻方向的诊疗组设置。在人员构成上，主诊组根据不同技术水平及执医经验由三个层次的医师组成，含主诊组组长、主治医师及住院医师，每个诊疗组原则上不少于 3 人，主诊组组长原则上公开竞聘产生。科主任作为科室第一责任人，经由科内讨论后提出本科主诊医疗组设置数量、人员配置的申请。在推行范围上，针对有病区的临床科室。设置的各主诊组相对独立，医院对各主诊组进行全成本核算，收益分配到各组，医疗风险由各主诊组承担。

二是主诊医师负责制质量绩效考核模式。在质量考核模式上，根据《上海市第七人民医院质量考核管理办法（2022 修订版）》，院部质量考核到科、考核到组。职能部门与科主任共同制定主诊组质量考核内容、质量考核程序、质量评定标准、扣分办法、奖惩细则等，科主任全过程监督主诊组考核情况。在绩效分配模式上，有病区的临床科室原则上都采用主诊组核算。主诊组绩效在科主任调配部分后，由主诊组组长进行二次分配，并报科主任备案。

三是开展试点全面推行。2021年10月21日启动主诊组工作，成立核心工作小组。通过开展多次座谈调研及信息匹配、岗位匹配、数据匹配等基础工作后，确定主诊组推广及运行方案，在遴选两批试点科室的基础上，逐步推广到全院。截至2022年9月，已完成21个科室50个组推行工作，基本实现主诊组模式全覆盖。推行主诊组后全院总量指数环比上升11.2%，CMI值由2021年0.89上升至2022年0.97。

5. 迎合医改，不断推进医保支付方式

2020年，中共中央、国务院印发《关于深化医疗保障制度改革的意见》，提到要持续推进多元复合式的医保支付方式改革；2021年国家医保局发布《关于印发DRG/DIP支付方式改革三年行动计划的通知》，提出在3年内全面完成DRG/DIP付费方式改革任务，要求推动DRG/DIP支付方式改革实现从局部向全面、从部分到全体、从粗放式向精细化纵深发展，鼓励超过70%的基金总额预算覆盖率。医保支付方式改革的主要目的，就是要引导医疗机构改变当前粗放式、规模扩张式运营机制，转向内涵式、精细化管理。

为适应DIP支付方式改革，医院提前布局探索，多种举措并行，推动DIP支付方式在医院的成功落地，助推医院的高质量发展。

一是理念推广，观念转变。加深临床医务人员对DIP支付方式的认识，推广DIP相关知识，医院定期开展在DIP支付方式下的改革专题培训会，邀请医保管理、医务管理专家对临床人员进行培训，包括对DIP政策、操作流程及重要环节的解读，对病种分组方式、病种分值、每指数单价等核心知识进行详细讲解，做到全院及全员培训；组织职能部门组团式走进临床科室做DIP专项对接，并对本科室进行DIP数据分析，提高临床人员理论知识和实践水平。

二是创新医疗服务管理模式。医院于2021年开设日间病房，鼓励科室将放化疗等疾病收治在日间病房，提高日间病房的预约率和手术预约率；推进手术科室EARS的推广和覆盖；推行"以患者为中心，以疾病会链条"的多学科诊疗模式，深入推进MDT开展多元化，通过对相关监测病种进行跟踪，制定执行流程，促进临床诊疗与康复治疗深度融合，改变传统收治模式，提高治疗效果和患者满意度；鼓励开展新技术新项目，以"外科微创化、内科医技化"的理念，适当增加手术及治疗操作的比例。提出病种分类管理措施，对于分值低、效率低的病种，主要考虑将其转移至门诊或日间病房；对于分值高，但是效率不高的病种，通过缩短术前等候时间，并加强对费用结构的分析和控制，降低药品和耗材的比例，对于分值高，且效率高的病种，应多予以收治，并通过临床路径等工具方式进行标准化，逐步扩大其占比和产出。

三是构建DIP背景下的运营管理。2021年4月医院上线大数据医院运营管理系统，各科室遴选运营管理员，负责监督分析DIP指标运行情况。由院领导带队，相关职能部门组成DIP宣讲团，下科室对临床医生进行指导培训，包括DIP基础知识、绩效成本分析、病种管理、病案首页、与规范诊疗行为合理行医等方面，提升临床科室和运营管理员的知识和实践水平。

通过DIP支付方式改革，进一步规范医疗服务行为，加大新技术新项目开展力度，提升区域医疗中心的诊疗难度，并发挥中西医优势病种诊疗技术优势，助力医院高质量发展之路。

（马慧芬　王　晨　陶晓华　周雅俊　林功晟）

第二节　兴医强院谋布局　后继有人激活力

七院组织人事处，现在岗位人数7名，其中硕士3名、本科4名，平均年龄35.7岁；岗位范畴包括组织管理、薪酬管理、绩效管理、人员管理、档案管理、职称管理六大模块；配合医院参与学科人才建设、国内外援建任务、抗疫人员调配任务等工作。

2012年，七院由西医综合性医院转型为中西医结合医院；2013年，获评三级甲等中西医结合医院；2015年，成为上海中医药大学附属医院；2020年成功通过等级复评审。医院发展的三步飞跃，给人力资源管理带来新的生机。

科技是第一生产力，人才是第一资源，创新是第一动力。人才队伍建设是医院转型发展的关键因素。医院人才队伍发生变化的同时，人事管理的内涵也萌发新的生机。2012年沿用多年的人事科更名为人力资源部，工作内涵由单一的人员招录、工资福利、职称晋级和人事档案管理向人才招录、人才评价、人才培养转变；2015年人力资源部更名为人事处，人事工作又被赋予新的生命，因为成为大学附属医院，师资教育、教师资格、科研能力、医学转化等成为研究新课题；2020年人事处更名为组织人事处，组织架构变化，顶层设计提升，干部选拔、干部培养、干部任免等进一步确定组织和人事的重要任务内容。看似一块牌子的3次更名，其实它的每一步改变都是紧密围绕医院转型发展大背景下的人才队伍建设与人事管理的突破和提升。

七院发展的这十年，为配合医院总体发展战略目标，组织人事处以靶向"引"人才，推动创新、兴医强院；注重"育"人才，持续发展、后继有人；突出"用"人才，合理配置、高效管理，为医院的改革与发展保驾护航。

一、靶向"引"人才，推动创新兴医强院

人才是医院发展必不可缺的第一资源，在一定程度上影响着医院的医疗质量、服务质量和管理质量。而"筑巢引凤"是人力资源管理的重要因素，也是医院人力

资源管理中的核心部分之一，对医院的人才战略发展起到重要的作用。

十年前的七院是一家二甲综合性医院，医院核定床位450张，卫技人员690人，其中高级医师40人左右、高级技师15人左右、高级护师5人左右。当时，七院在浦东新区二甲综合性医院中，无论医疗质量、人才队伍、中医内涵、护理质量等各项指标都名列前茅。其中上海市名中医叶景华领衔的中医肾病、朱小波领衔的烧伤瘢痕、任益华领衔的急救团队等曾是医院的特色学科，为高桥的百姓带来福音。

2012年是医院发展里程碑式的关键一年，转型发展、等级晋升、附属医院，给医院打开"一扇窗"。然而，学科人才匮乏、中医药人员缺乏、中医内涵的不足、学科特色不明显、医疗质量落后等一系列难题需要去破解。作为人力资源部门，"筑巢引凤""靶向引才"是关键。为弥补中医人才、中药人才和科研人才的严重不足，在上海中医药大学徐建光校长的倡导和支持下，七院与中医药大学药学院、交叉医学院、研究所合作开展人才双聘模式，柔性引进博士学历中医、中药人才，通过坐诊、一对一科研带教等方式支持医院发展，形成人才资源共享。为迅速提升学科发展速度，王杰宁院长又利用"老东家"的医疗资源和人才资源，牵上原第二军医大学长海医院的大手，本着"不为我所有，但为我所用"的用人理念，以学科指导的方式成功引入一大批专家教授来七院任学科顾问，指导科研、论文、教学、手术、查房及疑难病例讨论等，通过努力，医院整体医疗、教学、科研等能力得到了提升。

在新时代，人才是激活公立医院高质量发展的新动力，也是首要资源。时间飞逝，一眨眼十年过去。医院学科人才、专技人才、管理人才、人才结构等得到优化。医院在胸痛中心、卒中中心、急救创伤中心三大中心的基础上，不断发展其他学科的整合，康复医学中心、传统医学示范中心、健康管理部、急诊与感控部、泌尿及生殖医学部、胃肠疾病诊疗部、皮肤美容与烧伤医学部、肝胆胰及肿瘤综合诊疗部等应运而生。为让这些学科苗壮成长，医院先后共计引进国医大师2名，引进学科带头人35名，招录学科骨干31名，留用七院规培基地出站人员28名。现如今医院职工1 420名，其中高级专业技术职称人员210名，硕士、博士研究生学历人员361名，硕、博士生导师119名，上海市公共卫生学科带头人1名，上海市青年科技英才扬帆计划获得者6名，各类市、区级人才培养对象119名，通过靶向"引"人才，推动医院的创新和发展。

二、注重"育"人才，持续发展后继有人

党的十九届六中全会通过的《中共中央关于党的百年奋斗重大成就和历史经验的决议》指出："党和人民事业发展需要一代代中国共产党人接续奋斗，必须抓好后继有人这个根本大计。"如何抓好后继有人这个根本大计，关键在"育"人才。十年前，由于多方面因素制约，七院人才队伍体系还不够成熟，后备人才力量储备较薄弱。在院领导的指示下，人才兴医成为医院持续发展的战略方向之一。经过10年持续不断的努力，多维度培养不同类型人才，实现人才队伍的逐渐壮大，为医院的可持续发展储备了大批优秀青年人才，实现了"后继有人"。

1.利用大学平台，落实医学人才选拔

2015年8月，七院经评审成为上海中医药大学（非直属）附属医院，为进一步加强中医药人才队伍建设，加速中医药青年人才培养，提升三级中西医结合医院发展的内涵，七院积极申报上海中医药大学"杏林中青年人才培养体系"及"后备卓越中医人才培养"计划，多年来培养了一批专业素质过硬、业务能力突出、特色优势明显、在教科领域成绩显著、具有发展潜力的优秀青年骨干。

此项工作由医院人事处牵头，医务处、护理部、科研处等配合。七院对入选的人才和学科团队提供全面保障和资助，指导其开展教育教学、科学研究、临床医疗、成果转化等。对入选上海中医药大学"后备卓越中医人才培养"计划培养对象，医院制定详细方案进行系统培训和重点培养，为更高一级人才计划储备人才，打造未来的临床学科带头人。

为进一步深化医药卫生体制改革，拓宽青年医学人才培养选拔渠道，打造优秀的青年医学人才队伍，牢牢把握上级提供的各项机遇，积极选拔优秀青年医学人才，进行资助培养。先后依托上海市"医苑新星"青年医学人才培养资助计划和"上海青年护理人才培养资助计划"，建立和完善医院青年医师和青年护理人员的培养选拔机制。自2016年起，七院多名青年医师及青年护理人员入选资助计划，先后多次参加由上海市医药卫生发展基金会组织举办的大型公益义诊、专业技术与管理能力培训班、战略合作签约等活动，七院人全身心投入医疗公益活动，科普健康知识，以多样的方式充分践行自身的社会职能。通过青年医学人才培养，夯实和筑牢医院医学人才队伍的基石，打造出一支能够肩负起七院卫生事业的青年卫生人才队伍。

2.注重队伍建设，加强后备干部培养

七院"育"人才除需要培育临床技术型、科研教学型等多重人才，还需要培养管理型及综合型人才。自"十三五"期间确立医院医学（管理）后备人才培养这一重要战略目标及任务以来，一直探索专业和管理相结合的医院复合型青年后备干部培养体系和方案，为医院储备高质量的后备干部，助力医院现代化管理和促进医院高质量发展，实现医院人才后继有人。经多年实践探索，通过院内专业人才多维度遴选、目标导向的分层次培养、管理知识系统性培训、职能科室轮转实践、项目化管理任务实践、党建和专业工作相融相促的双向人才培养、积分制培养成效考核等综合方法，取得明显成效。自2016年4月开始至2022年10月，七院已培养166名年轻骨干，约37.3%后备干部已聘任为正职、副职及护士长职务，其中正职岗位（含科主任、负责人、主持工作）14人，副职岗位31人，护士长（含正、副护士长）17

人；约10.8%后备干部晋升为副主任（后备）。学历提升为硕士21人，学历提升为博士6人。另外，多人获得国家自然科学基金项目、省部级人才项目等立项。如今，在院领导班子高瞻远瞩的决策及悉心指导下，医学（管理）后备人才培养体系愈趋成熟，人才管理目标结合医院发展实际动态持续优化完善。

一是建立制度，多维度遴选。铸就政治素质优、专业知识扎实、管理理念先进、数量充足、结构合理、群众信任的德才兼备、具有一定发展潜力的后备干部队伍一直是这十年来七院持续推进的重要工作。医院已出台选拔后备医学（管理）人才制度，构建"医院后备干部蓄水池"，为人才储备持续发展，灌注源动力，助力医院高质量发展。参与遴选的对象不仅要求具备专业知识扎实，而且要求入选医院"三星"人才培养计划，同时结合医、技、药、护和行政不同的工作岗位对年龄、学历、职称、在七院工作年限等分别提出不同要求，通过资质审核、科教水平、专技能力、获奖情况、面试表现、医德医风、服务满意度等多维度全面测评，优胜劣汰遴选出综合素质较高的年轻后备干部队伍。

二是目标导向，分层次培养。构建有目标、分层次、有重点、多方位，重中选重、优中择优、量体裁衣、有的放矢的后备干部培养体系。医院后备干部培养主要围绕管理知识培训、职能科室轮转实践、专业和党务相融合的双向培养，实施开展"九个一"培养方案，包括一份计划、一位导师、一份书单、一次汇报、一次考察、一次锻炼、一次考试、一个专项、一份档案。培养目标，因岗而定。后备干部遴选对象主要来自临床、医技、药学、护理、行政职员，结合岗位需求、学科特点以及后备干部专业特长、年龄及性格等结构特点，培养目标有党支部、临床科室、护理病区、行政管理部门中层干部，以及适合专技方向发展的骨干人才、工匠等。培养分层，因材施教。对后备干部管理能力培训，采取"先集体，后个人"模式。集体培养模式是采取管理导师带教、课堂教授、现场教学、网络学习、论坛研讨、沙龙交流、学习考察、管理书籍阅读与交流、管理专项课题、阶段性管理知识考试、组织管理相关工作汇报等培训模式，开展各层级的培训。医院会针对培养对象进行设计，在不同环节侧重培养不同的胜任力要素。整体培训后，进行中期考核，根据考核结果，对每位后备干部的薄弱点采取差异化的培训方式，以提高培训的针对性和有效性，实施个人培养模式。与此同时，根据后备干部管理水平情况，开展不同专项内容进行锻炼，包括做公益修党性、管理专项课题、谈管理说想法、运营管理员等因材施教，不仅对后备干部管理水平提升提出新要求，同时也加强后备干部的思想认识，提高政治站位。

三是管理培训，从理论到实践。为加快提高后备干部管理知识储备及应用能力，医院提供管理专题培训课程、中层干部管理相关会议、专项培训等理论学习机会，包括每月一次的中层干部培训，每周一次的院周会和院务会，高质量发展运营管理培训，行政各条线专项培训等。除"输入式"的培训和会议学习，更注重发挥后备干部主观能动性。结合管理书籍的自我学习，开展学习沙龙交流会；每次培训学习会议中增加提问、互动交流环节；建立临床质量组、智慧医疗组、运营管理组、科教组4组，均由副院长担任指导老师，并建立各组微信交流群，通过各组日常管理活动，以及微信群管理经验的学习和分享交流，以此提升后备干部的管理意识和思路。管理实践是锻炼和检验后备干部管理能力的试金石。后备干部参加医院总值班工作，分配到医院各行政职能部门"挂职锻炼"，同时协助科主任管理科室，提升管理实践能力。

四是管理实践，项目化管理。管理专项任务是后备干部成长必修课。需要紧密围绕医院重点、难点、痛点、亮点工作，以及日常管理工作中涉及的问题，以专项任务形式考察和锻炼后备干部，以提高处理问题能力。医院高质量发展离不开运营管理，七院在高质量发展主题下，对后备干部提出新的管理培养模式，聘为医院运营质量管理员，接受运营质量管理培训学习、完成作业、阶段性汇报以及专项课题，为医院高质量发展储备复合型后备干部队伍。

五是党建和专业工作相融相促。强化党性修养能够提高干部政治免疫力，后备干部通过学科所在党支部，安排相应的党群工作岗位，提高政治意识和廉洁自律意识；在新冠肺炎疫情时期，积极主动参加公共防疫任务，并承担相应管理岗位；积极主动参加医疗援助、帮扶、社区宣讲等公益活动。注重后备干部党建与业务指标的深度融合，注重后备干部"双带头"作用发挥。围绕中心服务大局一体推进医院年度重点、难点、亮点、痛点工作任务，切实有效完成医院各项工作指标和任务，提升医院综合水平与服务能力，促进医院高质量发展。政治意识坚定、业务工作突出、勇挑急难险重任务、发挥"双带头"作用表现突出，是后备干部考核评价的重要依据。

六是量化积分，健全考核机制。建立后备干部培养档案，制定《后备干部培养量化考核细则》和考核手册，完善后备干部培养体系，健全后备干部考核评价机制；后备干部培养周期为两年，采用积分制，实行动态管理，跟踪积分，并记录后备干部在不同环节的表现。根据培养方案和内容，量化项目，量化评价，设立必修、选修课程，制定分数线，依据考核成绩确定后备干部是否可以出站或拟提任，或继续培养或是退出培养体系转为专技方向培养。

三、突出"用"字、爱惜人才，合理配置、高质管理

"十年树木，百年树人。"人力资源管理是公立医院管理的核心，人才是公立医院发展的基础，科学合理应用人才至关重要。七院基于前期的"筑巢引凤"和"筑巢养凤"，通过引进岗位需求人才、院内选拔人才、退休返聘等方式，科学合理配置

岗位，为医院人力资源管理提供切实保障。做好人才高质管理，也是七院十年来持续不断努力做到更好的重要人事工作任务，为"引""育"人才做好过程、结果管理保驾护航。"用"人才，七院始终以公平、公开、公正的人事选拔任用制度作为规范和做好人力资源管理的法宝。

一是"竞"与"聘"。为进一步发挥人事管理在医院建设发展中的作用，为优秀专业技术及管理人才提供施展才华的平台，激发其竞争活力和创造力，根据《上海市事业单位岗位设置管理实施办法》《浦东新区干部选拔任用的管理规定》等，结合医院实际，每两年面向全院进行一次中层干部职务竞聘。首先，聘任中层干部秉承"能者上、平者让、庸者下"的主旨，采用等额竞聘和差额竞聘两种方式。整项工作根据医院规划，结合科学设岗的原则，结合学科发展方向，通过360度考核干部的职业道德、工作能力、技术水平、管理能力和群众认可等方面；坚持优化结构的原则，使中层干部队伍年轻化、知识化、专业化；同时选拔医德、医风良好的优秀后备人才，保证程序严密的原则，确保竞聘过程公平、公正、公开，竞聘方案及结果经院长办公会、党委会讨论通过，并建立健全争议协调机制。医院的发展需要中层干部队伍稳定和延续，在职务聘任中采用竞与聘相结合，对中层干部年度考核优秀获得嘉奖，简化竞聘程序，采用直接聘任方式；对于多人竞争一岗的严格采用优中选优的方式。截至2022年，对于考核末位的共计诫勉谈话49人，免去职务10人。对于续聘与新聘的中层干部进行任前谈话，从而形成工作闭环。

二是"谈"与"听"。在院党委的直接领导下，依托党群组织广泛开展职工思想政治工作。根据医院思想政治工作制度和职工思想政治工作实施方案，各科室齐抓共管，分工合作，形成合力，有针对性地开展职工思想政治工作，保持干部职工队伍思想稳定。首先，经常性地开展谈心活动。通过党内谈心谈话工作和党员责任区党员联系群众工作网络，依托党的基层组织关怀活动和党员的率先垂范作用，及时发现和化解干群中存在的思想症结，正面引导职工走出认识误区或工作迷惘。其次，针对性地开展谈话活动。组织人事部门常态化开展中层干部提拔和使用前谈话、干部年终述职考核及谈话、入党思想汇报谈话等，主要从德、能、勤、绩、廉角度出发，结合实际情况，对中层干部有针对性地开展职工思想政治工作，确保干部队伍思想行动上坚定地同党的路线、方针、政策和决议方针保持一致；坚持四项基本原则；遵守国家法律法规；服从组织安排；按照党风廉政建设的要求认真履行好职责。最后，持续性地开展摸排活动。通过医院工会、共青团、医务处、护理部等组织和部门，重点排摸职工中可能存在的不稳定思想，并联合组织人事处有针对性地开展协调和沟通，做好职工思想政治工作。除和中层干部坐下"谈"，医院还组织中层干部一起坐下"听"。新医改形势下的公立医院面临来自外部与内部的双重挑战，外部挑战来自医改政策日新月异、医疗市场竞争日趋激烈以及从未平静过的医患环境，内部挑战来自于日趋低龄化的一线医护团队与上级主管部门日趋严格细致的管理要求。"眼界决定境界，思路决定出路。"加强中层干部理论培训，转变管理理念，提高中层干部的管理能力和业务素质，是人事管理工作的出发点和落脚点。医院中层干部培训经历了三个阶段：第一是酝酿阶段，从2012年开始，由院长办公室牵头，利用中午休息时间让职能部门的中层干部轮流上台讲课，从管理工具、管理方法、管理思路到管理经验介绍，一步一个脚印，从零开始。第二是发展阶段，从2015年开始，在深化内部交流的基础上尝试向外学习的模式，由教学处牵头，利用上海中医药大学的师资资源，邀请其附属龙华医院、岳阳医院、曙光医院等老牌三甲医院的专家教授、管理精英来院讲述自身管理经验、学术经验；同时还邀请国内顶级的管理学者来院讲课，通过学习交流使医院中层干部的眼界、思路和管理理念得到提高。第三是巩固阶段，从2020年开始，是一个全新模式的开启，为更好地配合医院的高速发展，医院从内外兼顾的模式转型为体系化地学习外院发展经验，本着"缺什么，补什么"的原则，先后和四川大学华西医院、复旦大学上海医学院、上海交通大学医学院下的专业培训机构合作，利用它们的师资渠道、培训经验和医院发展有机结合，通过方法和模式的变革，提升医院中层干部管理水平，促进医院高质量发展。

三是"述"与"考"。历经十年，七院对中层干部的考核从未松懈，考核形式从单一的职能科室考核到综合指标考核；考核内容也从单一的一个模块到医院发展的整体方向考核。内容的细化促使干部在管理模式上进行改变，将医、教、研作为科室发展的重点，有效提升医院的核心竞争力。院部也从每年一次的年终考核发展为以目标责任书为核心，医技、护理、职能三个大类的针对性考核的模式，其中职能科室更是以每季度一次的考核来反映行政服务于临床的宗旨。中层干部是医院的中流砥柱，起到承上启下的关键作用，通过"竞""聘""述""考"的过程和结果管理，使医院在用人，特别是中层干部的使用上形成一个良性的闭环，使医院在发展、转型过程中兼备稳定性和灵活性。为客观公正地评价中层干部的年度工作业绩，每年的中层干部述职已成为医院年终的一道"大餐"。以科室目标责任书为衡量目标，体现质量为先、效率为重、服务至上、优绩优酬、择优聘任原则，医院自2012年开始实行所有中层干部及后备干部年终述职，从无至有，由简至细，从填写个人年终考核表到上台进行PPT述职；从由人事科考核到组织人事处牵头多个职能科室配合。述职分为客观部分和主观部分两个方面进行，客观分析包括：目标责任书完成情况、医疗事故、院周会和中层干部培训出勤情况、每月质控考核（中医内涵、国考指标等）、科研论文、教学质量等；主观部分包括：本人年度目标工作完成情况、工作亮点、明年工作思路等指标考核。同时坚决落实"九不准、十不得"，发现违纪违规，有重大廉政问题，给医院造成恶劣影响的给予一票否决。述职以末位淘汰的方式进行，没有最好只有更好。述职后对临床科室前3名、职能科室前2名、医技科室前1名实行奖励，职务津贴上浮30%；对临床科室末3名、职能科室末2名、医技科室末1名给予惩罚，职务津贴下浮30%。对第一年考核末位人员进行院长和书记诫勉谈话和给予黄牌警告，对于连续两年被黄牌警告者实行免去中层干部职务，充分体现出王杰宁院长提出的"能者上、平者让、庸者下"的用人理念，形成优奖劣罚的模式。七院年终干部述职经过十年发展逐渐形成一个完整的闭环流程。

四是"退"与"返"。医生这份职业的独特性在于它是一门经验积累的学科，只要身体健康允许，"越老越吃香"，所以合理使用好这些有丰富的临床经验、较强的科研教学能力、较高的患者知名度的退休人员，是人力资源管理的一个重要环节。自2012年以来医院每年退休返聘人员30余名，其中高级专业技术人员约占退休返聘人员总数的40%。医院根据目前临床工作、重点发展专业、医技科室建设等实际情况，因工作需要，经退休人员本人申请，由聘任科室提出意见后由人事处提交院长办公会研究审议，审议通过后留院工作。返聘退休医护人员，在临床工作中他们不仅能发挥余热，也能发挥其"传、帮、带"作用，助力提高医院医疗卫生服务能力和水平，缓解专业技术人才紧缺的局面。随着医院的发展，医院学科带头人、学科骨干、教学精英、管理能者层出不穷，面对他们的退休，如何留住人才，用好这些宝贵的财富，给人力资源部门敲响警钟。为留住人才，医院出台《聘任专家管理实施办法》，将退休后谈心前移为退休前谈心，征求本人和科室的意见、授予返聘"荣誉员工""名誉专家"等称号、提供优越的工作条件和平台、享受相应待遇和设立专项的人事管理团队。通过这些举措旨在留住更多的符合退休返聘的专家人才，提高退休人员返聘热情，激发返聘人员工作积极性。

历经十年，医院已返聘从事临床诊疗、有副高级职称以上的医生百余名，他们不仅为医院的文化传播、技术传承、队伍稳定等做出积极贡献，也在实现自我追求的同时，提高医院的社会声誉，更体现出医院大同文化精神。

十年来，七院核定床位已经从450张增加到880张；人员编制数已经从778名增加到1008名；内设机构从原来的13个到现在的20个；中医医师从57名到现在的164名；中药学人数从17名到现在的30名；学历提升从原来的专升本为主到现在硕博为主，50余位攻读海军军医大学在职研究生，80余位攻读上海中医药大学在职研究生；高级职称人数已由原有占总数的11%提升到15%，中级职称人数从原有占总数的35%提升到47%。另外结合研究型医院发展的需求，在注重临床岗位合理设置的同时，增设科学工程、自然科学、教师等科研型岗位。

从2017年起，七院实施绩效工资改革，在核定的薪酬总量内，结合单位实际，根据不同岗位职责要求，制定医院绩效考核制度，充分发挥各项目的保障和激励作用。合理确定内部薪酬结构，注重医务人员的稳定收入和有效激励。2016年以来，每年人均绩效从20.28万元稳步提升到现在的27.33万元。同时根据市公立医院绩效考核评价小组合议确定的年度考评等次，及医院结合运营情况、自有资金水平和可持续发展要求，落实"允许医疗卫生机构突破现行事业单位工资调控水平，允许医疗服务收入扣除成本并按规定提取各项基金后主要用于人员奖励"的要求，向上级主管部门申请当年度需要合理增加的薪酬总量。实施以增加知识价值为导向的分配政策，建立医院薪酬制度，调动医务人员积极性，不断提高医疗服务质量和水平。

医务人员是医院主力军，是健康可持续发展的重要力量。组织人事处在院领导班子的带领下，一直全力以赴不遗余力地开展人才兴医、人事管理重要工作，并取得与时俱进的成绩。与此同时，医院在人力资源管理中加大实施人本管理，深度贯彻落实人本管理理念，切实贯彻人才兴医，强化人事管理。

（陈　奇　刘　鹏　沈　彧　张由甲　许佳玮　杨　潇　徐金娜）

第三节　业财融合提效益　智慧财务促发展

公立医院的高质量发展离不开高质量的财务管理，财务管理的能力和水平决定是否能为医院决策提供强有力的支撑，是否能够提升医院的运营能力，是否能够保持医院长期稳定地发展。七院转型发展这10年，财务管理在这一过程中同样也面临着转型发展的问题。与医院同呼吸共命运的财务管理在医院的重要性不断提升，从原有的数据提供、业务监督的工作范畴逐步转型发展成为医院运营管理和提升效益必不可少的管理手段。医院财务通过这10年努力进步，与业务相融，相辅相成，由传统的财务会计转向更全面的管理会计。为此，财务处制订员工培养计划，职工学历和职业技能得以不断提升，硕士占比由10年前的0%提升到目前的50%，中级职称占比由21%提升到42%，并涌现出全国中医药行业会计人才领军人才、财政部高层次会计人才、上海市优秀会计人才、上海市高级会计人才等。学术能力不断增强，课题数量从无到有，累计课题10余项，发表期刊论文数十篇。

2012 2021年的10年，是医疗体制深入改革的10年。对于医院的财务工作来说，可以说是新旧思维碰撞的10年。新概念、新知识、新技术不断涌现，对医院财务工作者是机遇也是一种挑战。在医院领导关心、支持、指导下，全体财务人员目标明确、勤奋钻研、共同努力、扎实工作，紧紧围绕医院事业发展需要，转变思维、加强会计核算、严格预算管理、完善成本管理、优化资产管理、创新运营管理、卓越绩效管理、智慧财务管理、拓展便民服务，助力医院转型发展。

一、夯实会计基础，加强会计核算

财务最大的功能在于会计核算，采取的核算方式不同得到的结果也会截然不同。七院的会计核算方式在近10年中历经三个阶段、两次重大变化。

第一阶段：只注重会计核算，收付实现制为会计核算方式时期。2014年前，医院会计核算采用的主要是收付实现制的会计核算方式，执行《事业单位会计制度》。核算方式过于简单，局限于经费报销和经费支出审批等基础的会计核算工作，未能将预算管理、收入管理、成本管理、资产管理及财务分析等职能体现出来。该阶段仅实现会计的基本功能。

第二阶段：实现会计管理，权责发生制为会计核算方式时期。2014年是一个承上启下的重要转折点，开始试行以权责发生制为主的会计核算方式。执行《医院会计管理制度》。本次会计制度的变革，新增固定资产计提折旧、待冲基金等新的知识点，财务核算更加精细。在财务报表方面，新增包括现金流量表和财政补助收支情况表等一系列报表，有效反映医院现金流入与流出等情况。核算方式的变化对于财务人员而言影响是巨大的，财务人员及时学习、积极求变。在制度建设上，编制形成各项财务制度，填补制度管理上的缺陷，对医院的经济行为予以规范。在人员岗位设置上，按照不相容岗位相分离的原则，在原有管理会计、总账会计、资材会计、薪酬会计等岗位设置的基础上增加收入会计、科研会计等岗位，以满足会计基础管理的要求。在财务分析工作上，探索实行快报制度。每月1日，财务处即向院领导报送上月的收入快报和相关重要指标；每月15日完成上月财务分析，为院领导提供较为详尽的财务分析，为管理层决策提供数据支撑。

第三阶段：强化会计功能，政府会计制度为会计核算方式时期。2019年，随着《政府会计制度》的执行，医院的会计核算方式再一次发生实质性的变革。该制度要求采用"双主体"平行核算的方式，即以权责发生制为基础的财务会计角度核算以反映财务会计信息，同时以收付实现制为基础的预算会计角度进行核算以反映预算会计信息，能够满足财务会计核算与政府预算管理的双重功能，进一步强化财务会计功能。在账务处理过程中，对每笔纳入部门预算管理的现金收支业务，在财务会计核算处理的同时进行预算会计核算处理。而其他经济业务，仅需要进行财务会计核算，这种"平行分录"大大超越简单的"双分录"，实现财务会计与预算会计的完全分离，最终同时生成财务报告和决算报告。针对会计制度的变化，除需要更加精细的会计科目外，还新增预算会计科目，财务账务处理及数据核算体系更科学、合理，充分地满足各项财务分析的需求。为应对变革，财务处提前在2018年便开始组织财务处员工参加各类相关培训，使得全体财务人员学懂弄通《政府会计制度》的设立基础和基本理念。在当年年末，做好各类实物资产的盘点清理工作，对医院各项往来明细进行梳理，并根据梳理结果进行核销、报批等工作，为2019年1月1日起《政府会计制度》的顺利实施做好前期的准备，打下扎实的基础，确保新老账务的顺利更替。

会计核算方式在这10年中的变化是巨大的，在这场变革中，财务人员与时俱进，不断提升专业水平，其间呈现出许多亮点：一是财务处于2017年初开始进行制度整合，将原有零散的财务制度，结合上级文件规定及医院实际进行修订，使得财务制度得到完善，并涵盖医院整个经济行为。具体涉及院级制度17份，科级制度13份，并为科研处、GCP办公室、医学伦理办公室、体检中心等部门编写制度，为经济业务的开展提供依据，整个成本费用支出也得到有效控制。二是会计核算工作是财务处的一项基础工作，尤其是在实施《政府会计制度》后，会计核算体系更加全面、精细。在浦东新区卫健委下发的会计科目的基础上，结合医院的实际情况，细化增设500多个明细科目，并在规定的时间节点前完成账套初始化工作。后经过全体财务人员的努力，仅用时2个月即完成7个月的账务处理及报表编制工作，确保医院会计核算制度的顺利切换。

新会计制度的变革是一种挑战，其间财务处受到来自内部管理需要和外部政策变化的双重压力，促使财务处不断地求新求变，提高自身的专业技能，以适应日新月异的改革，向新的管理高度推进以满足医院管理的需要，跟上医院发展的步伐。在2016—2017年，财务处连续两年荣获"浦东新区卫生计生系统财务工作先进单位"称号。在连续十年年报审计报告中都出具无保留审计意见，同时每年审计发现的问题逐年递减。

二、全面预算管理，严格预算执行

全面预算管理是能够把医院的关键问题整合在一起的管理工具，是实现医院高质量发展的有效手段和重要保障。加强公立医院财务和预算管理，有利于合理控制成本，提高管理水平，提升资源使用效益，增强公立医院公益性，促进公立医院持续健康发展。

一是收支预算，培养预算管理理念。最初的预算管理更多的是医院总体上的收支总预算，预算工作的责任主体为财务部门，其他职能部门进行协助，未采用信息系统开展医院的预算工作，仅依靠人工审核和执行，业务系统和财务系统没有相应的预算分析和控制功能。预算编制工作处在资源请求式而非资源配置式，对预算缺乏科学的评估方法，以及充分的市场调研和必要的论证分析，未树立预算绩效理念。

二是全面预算，拓展预算范围力度。根据预算法及医院财务会计制度规定，将医院所有收支全部纳入预算管理，年初设定预算总额，日常管理中以预算执行为抓手，跟进各部门的执行进度，重点监测预算使用临近超支部门，每月对预算执行情况予以汇总，并与职能部门对账，告知预算执行情况，做到无预算不开支。年中根据医疗市场变化及医院经营情况，及时调整预算目标，提升预算编制的准确性。逐步规范医院各类经费使用、奖金发放、劳务分配等日常经济行为，对预算管控起到加强的作用。为及时监督、控制、审核科研、药品、耗材、后勤等部门的预算执行，审核报销的合法、合规性，形成由财务处牵头，院领导、相关职能部门共同参与的"联审会签"制度。在"联审会签"中对当月预算执行情况、票据报销、下月预算支出等进行审核，评估预算执行，查找存在问题，提出整改措施。及时整改预算执行过程中存在的问题。另外，对财政下拨的基本补助、项目补助等财政经费，每月关注资金使用期限、进度，确保做到严格审核，及时合规使用。

三是信息建设，提升预算质量效率。目前医院已经建立包含预算编制、审核、调整、分析及考核等模块的预算管理系统。预算管理的信息化，使预算管理工作进入一个崭新的管控时代，使预算执行率有大幅提升。在原有的预算管理基础上，融入绩效管理的理念。即从财政资金项目预算绩效管理，到财政资金项目和自筹资金项目绩效管理，再到医院整体的预算绩效管理，形成《项目支出预算绩效管理制度》。

医院预算管理工作在领导的支持下，在财务人员不断创新和完善下，涌现出不少亮点。

1. 完善预算管理体系

健全预算管理组织架构，设立预算管理委员会和预算管理办公室，明确医院党委会是医院预算管理的最高机构。引入绩效考评机制，明确项目执行负责人的职责。同时改变预算编制的思路，将预算逐层分解至归口科室，对归口科室下达目标，全程管理其执行情况，使得预算编制工作更加准确、合理。

2. 执行"联审会签"制度

为做好医院"资金使用大户"科室的预算管理工作，医院执行"联审会签"制度，每月由院长、分管院长、财务处、科研处、医学装备部、后勤保障处、药学部一起分析讨论费用支出情况，审核支出的合规性、合理性，切实做到支出有预算、预算不超支。

3. 加强预算绩效管理

将绩效理念深度融合到预算编制、执行、监督的全过程，确保医院的各项经营活动始终围绕既定目标，真正树立"花钱必问效，无效必问责"的理念。从财政资金项目预算绩效管理，到财政资金项目和自筹资金项目绩效管理，再到医院整体的预算绩效管理。负责预算的职能归口部门组织专家对重点项目和大额资金进行论证，并充分发挥医院各专业委员会的优势。

4.数字化预算管控

将预算管理系统的费用预算和资金预算两大模块嵌入报销系统,并预先设置各部门的年度费用和资金预算,制定相应的预算权限和审批流程,规范和约束资金的使用,对无预算或超预算的项目,报销系统自动控制无法提交,避免人工审核下的预算超支。

三、整合数据平台,完善成本管理

成本管理包括成本核算、成本分析、成本管控和成本绩效考核,其中成本核算是基础也是核心。由于医疗行业的特殊性和繁杂性,医院成本核算成为会计核算中一个难点,成本三要素中料、工、费的归集和分摊方式均不同。随着医保改革的不断深入,项目成本、单病种成本成为成本研究的主要对象。财务处在这10年中,通过摸索逐步形成较为成熟的成本管理体系。

一是调研摸底,建立成本管理体系。首先,对全院各科的人员、医疗设备、耗材、后勤资产、使用场地面积等进行梳理,收集相关数据资料,明确费用归属科室或部门。同时统一医院各类系统中的科室名称、代码、人员信息等,为成本核算打下扎实的基础。制定公用成本的分摊规则,包括医技、医辅、行政等成本的二次分摊成本费用的分配方案,形成各临床及部门的全成本核算体系。实现对单个临床科室,尤其是部分效益不佳科室的成本效益的深入分析,找出盈亏原因,为管理层的决策提供依据。

二是优化重组,探索病种成本核算。随着医保支付改革的推进,财务处结合医院实际情况,探索实行病种成本核算和项目成本核算的方法。经过理论研究和实践,采用收入成本比法核算病种成本和项目成本。在此期间,对于医院的优势病种和特殊项目开展相关核算,并尝试运用盈亏平衡点原理,测算临床科室盈亏平衡点的工作量。

三是循序渐进,通过分析提供数据。在成本核算的基础上,财务处加强核算结果的应用。根据成本分析结果提出成本管控的建议,通过成本考核完善成本管理,形成管理闭环。随着医院临床科室划分成各主诊组,成本分析也推进到主诊组。同时还对医疗设备投入产出进行专项成本核算,对人员和床位的配置进行成本分析,为医院决策提供有力的数据支撑。

在前期病种成本核算的基础上,财务处研究使用数字化的手段,将病种成本核算的工作从原来复杂、烦琐的手工核算,改变为系统自动归集、计算,直接生成报表,提高工作效率。在大数据下,各项病种的成本效益一览无遗。成本管理作为医院财务管理新的重点和方向,在完善医院成本管理中也总结了不少经验:如为规范医院成本核算工作,加强成本控制,定义成本核算的原则、范围、分配方式;

对成本核算信息系统进行重建，从数据源入手，规范核算数据采集；实现对全院所有临床科室运行情况进行成本效益分析，帮助临床科室发现运营中存在的问题，找出影响成本效益的关键因素；探索单病种及医疗项目的分配方案，开发、利用DIP系统，逐步完善和推进单病种及医疗项目成本效益的分析。实现每月按需提供包括科室、主诊组、医疗项目及单病种等各种成本效益分析。

四、重视历史问题，查清固定资产

一是摸清家底，从无序走向集中统一。资产实物一直由业务部门归口管理，缺少统筹协调，同时由于历史原因，不清楚医院真实资产情况。为摸清医院资产的真实情况，财务处在各相关部门协助下，走遍医院每个角落，对全院实物进行实地检查盘点，逐步厘清各项资产的归属科室，初步查清全院的固定资产。

二是建立制度，梳理清理历史问题。为规范固定资产的管理与使用，财务处制定固定资产管理制度，实现资产从采购、入库、使用、交接、报损、报废等全程管理，进一步明确各资产管理部门的职责。同时为包括房屋在内的每一项资产建立财务卡片，使所有资产均有账可查。根据前期的清查，对于一些历史遗留问题中所涉及的资产再次进行复查，对于实物与账册不符、总账和分账不符等问题资产，查明原因，逐一梳理，解决历史问题。

三是落实职责，实现资产归口。为配合政府会计制度的实施，查找财务资产卡片账、各资产管理部门台账及资产实物三者之间的差异原因，2018年财务处再次联合后勤保障处、医学装备部、信息科各资产管理部门进行账账核对、账实核对，并于年底完成与各资产管理部门的核对工作。固定资产管理是医院的一个难点，原有的管理缺失导致资产账不清，报废不及时，为此医院于2019年成立资产管理办公室，作为医院总资产管理和协调部门，对全院固定资产进行统一管理，负责和指导、协调各资产管理职能部门对固定资产的各项管理事宜。明确责任归属，实行"统一管理、归口管理、分级负责、责任到人"的固定资产责任制。通过对资产管理制度和流程的重新修订与优化，使得资产管理工作有法可依、有章可循。2021年医院开始推进搭建资产管理信息系统，通过建立动态资产卡片实现资产在线化，并以数据为核心实现跨终端、跨部门、跨角色的多方协同工作模式。建立资产规范、精准、动态台账体系，使得资产盘点工作更加精准、高效，从而实现资产数据化管理，全息维度透视分析，进一步提高资产管理的水平。

五、创新运营管理，业财深度融合

运营管理的目的是为推动公立医院高质量发展，推进管理模式和运行方式加快转变，从而提高医院运营管理科学化、规范化、精细化、信息化水平。医院的运营管理以业务流程管理为核心，对医院内部运营各环节设计、计划、组织、实施、控制和评价等管理活动的总称，是对医院人、财、物、技术等核心资源进行科学配置、精细管理和有效使用的一系列管理手段和方法。

一是各自为政、片面地管理模式时期。刚转型成为三甲医院时，医院对于运营管理的认识严重不足，每个科室与部门仅局限于各自管辖范围中。当某一项业务涉及多个部门时，只能通过有限的沟通来解决整体问题，未从医院全局去思考，效果不佳，不容易形成标准化作业，造成作业流程不畅或者效果低下。而财务数据、医务数据、患者数据等分开呈报模式，造成数据不整合，对同一问题无法形成综合判断，决策失误的可能性提升。很多时候医院高层因为得到的情况反馈不全面，很难对问题做出有效、全面、及时的决策。

二是引入吸收，打造符合医院要求的建设期。2021年初，按照《关于加强公立医院运营管理的指导意见》（国卫财务发〔2020〕27号）有关要求，医院成立运营管理委员会，由院长担任主任委员，分管领导担任副主任委员，并明确由财务处负责日常运营管理工作。按照医院整体工作安排，制定14项年度重点工作，涉及医务处、财务处、质管办等7个部门，涵盖项目绩效管理、资产管理、成本管理等多个维度。同时创新组建医院运营管理团队，通过层层选拔，择优招录49名由临床、职能科室人员组成运营质量管理员。每位运营质量管理员对接到各个临床、医技科室，深入到科室医教研的全过程和全流程。对于运营相关的问题进行分析汇总和反馈，与科室一起携手提高效益。同时财务处深入科室，开展科室成本效益宣讲工作，并对DIP等新知识进行解答，让科室的医护人员充分了解各项经营数据概念以及实际指标运作情况。作为运营管理的主导部门，财务处不断推进运营管理信息化建设，实现业务系统与运营系统融合：首先，根据医保的按病种支付的要求和特点，上线

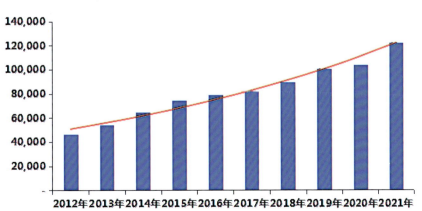

七院2012—2021年医疗收入统计（单位：万元）

七院2012—2021年收入结构分析

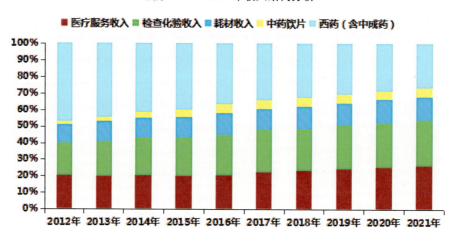

大数据医院运营管理系统。通过权限的设置，各科室主任可登录系统查看科室运营效益情况，包括：RW值、CMI、医保支付率、病种成本效益情况等指标。同时，建立多层次的运营分析体系，职能部门分别针对自己管理内容进行分析和反馈，助理运营员分析科室和诊疗组的运营情况，财务处重点分析医院整体运营情况。因此医院在抗击疫情期间，医疗收入还能够稳步提升，收入结构也日趋合理。医疗服务收入比重不断提升，医院整体效益明显好转，为医院长期稳定健康地发展打下扎实的经济基础。

六、紧跟医院战略，实现卓越绩效

绩效管理是医院管理工作的指挥棒，是实现医院战略的重要方法和手段。特别是国家开展公立医院绩效考核后，能否在国考排行榜上取得优良的成绩相当一部分都取决于绩效管理工作开展是否有成效，是否能够激励员工跟着医院的发展规划执行。

一是追求收入高增长阶段。早期医院的绩效考核方法比较单一，主要根据"收减支"的结果制定考核方案。绩效只注重收入总量的提升，不关心收入的结构，没有对质量和难度进行考核。导致绩效管理的效果大打折扣，无法调动员工的工作积极性，往往是受政策因素收入高的科室绩效相对较高，收入较低科室人心浮动。而医护整体绩效发放，护士付出和绩效不对等，欠缺公平性，职能科室绩效未与岗位挂钩，人浮于事现象比较严重。

二是按劳分配兼效率阶段。随着医院转型成为三级甲等中西医结合医院以及国家政策对于绩效管理的要求，原有的粗放增长模式已经不适应医院的现状，因此对于医院的绩效管理进行了大刀阔斧的改革。在院领导的支持和带领下，财务处通过与各级各类人员进行访谈，在历史数据的基础上，建立新的绩效管理模式。新的绩效管理坚持"质量第一，绩效为先，按劳分配、效率优先、兼顾公平，向一线人员倾斜，与药品、耗材收入脱钩"的绩效管理分配原则，细化绩效考核方案，注重工作量和工作质量考核，设立一二级指标权重，公开指标计算方法和评分方法。绩效奖励向专病专科门诊、多学科联合门诊（MDT）倾斜；向急危重疑难患者收治、三四级手术开展倾斜；向新技术、新业务（特色打造）科室倾斜。由此，提升医院医疗质量内涵，实现管理出效益。护理也由原来的科室分配改为护理部垂直分配，对护理人员进行同质化的管理和考核，体现护理人员的多劳多得、优劳优得，大大提升了护理人员的工作积极性。另外，提高检查效率和完善检查等举措的实施，医技部门的工作量得到大幅提升。在职能与后勤部门建立多层级的岗位评价体系，以岗位说明书为核心，建立科室岗位总额制，进一步精减人员，通过一人多岗、提高素质等方式控制总量提升效益，达到减员增效的目标。

三是顺应"国考"抓改革阶段。根据医院"做浓中医、做好西医、做实做特中西医结合"的发展方向，在原本实行工作核算和全面质量考核的基础上，修订相关绩效分配方案。对于"国考"的指标，医院的短板及中医内涵等方面，加大扶持力度。对临床积极应用、推广中成药、中药饮片、中医诊疗技术及中医护理技术的予以单项绩效奖励。根据医院的战略规划，以康复为医院的主要发展方向，加大对康复的绩效倾斜力度。

绩效管理一直在不断改进中成长。既需要顺应国家政策，又要基于医院现状，充分调动员工的积极性，在这一过程中也不乏亮点：医院从收减支到工作量点数的RBRVS，再到融入病种管理，一步一个脚印，充分根据时代背景，及时调整绩效策略，在不同的时代起到绩效应有的指挥棒和调节器作用。通过医院的绩效管理，医疗收入大幅提升，收入结构不断优化，员工收入稳步增加，人员支出占比逐年提升。医疗服务能力和质量不断提升，中医内涵氛围不断加强，门诊结构持续优化，难度系数快速上升，2021年国家公立医院考核成绩A+，符合医院的战略发展规划。

七、拥抱信息数字，提升整体素质

随着时代的发展和进步，信息化智能化技术在财务管理中的应用也越来越重要。医院财务管理也逐步从传统模式走向数字化。通过大数据、人工AI等新式技术手段，在助力提升财务管理的整体素质和能力的同时，帮助财务人员转型。

一是全手工时代，费时费力。医院各科室（部门）发生的费用支出，在报销时需要填写报销单据，由报销人将相关材料送至财务处。在这个过程中因报销人对财务规定不熟悉等原因，导致报销单据填写不规范、附件资料不齐全等情况时有发生，报销人员为此重复往返，不仅浪费大量的时间，还影响费用支付及入账的时效，从而影响到权责发生制的财务记账规则。

二是数据流时代，高效快捷。为实现"医务人员少跑路，信息多跑路"的工作目标，线上报销功能于2021年5月1日在职能部门率先试行，9月1日推广至全院。系统的上线使用，实现财务人员与报销人员的实时沟通。系统的使用实现各环节线上的审批，大大缩短报销周期，基本控制在5个工作日内完成。同时，审批人员能够通过系统了解到每一笔报销费用是否有预算、是否超预算，加大预算执行的管控力度。在支付方式上，经过与银行的反复沟通，根据医院的实际需求，通过网银实现款项的支付。

三是智慧云时代，实现转型。进一步完善信息系统建设，丰富相关功能，以提升费用报销的审批效率，加强费用报销管控。商务出行功能的开发和利用，实现报销人员手机端填写报销单据、上传附件资料、查询报销进度等功能，能够实时了解审批进度、款项支付情况。同时，实现报销审批消息的实时推送，提高审批的及时性。随着各类电子票据的广泛使用，电子票据报销越来越多，通过云票据的有关功能，对上传的票据与系统数据进行比对，实现票据的查重、验真，避免重复报销，降低内部控制风险。

以单据报销作为切入点，实现会计档案的电子化。报销人员在线填写报销单据，上传佐证材料，无须重复提交纸质材料，信息系统自动存储。会计核算系统与报销系统对接，可以根据报销单据内容自动提取所需字段，生成会计凭证，减少财务人员手工操作，提高工作效率。

上线银企直连功能，将报销人填写的报销单据的付款信息与银行系统进行对接，自动生成付款凭证，出纳只需核对付款凭证中相关信息的准确性，无须手工录入操作，实现收付流程的一体化。

八、提高服务意识，拓展便民服务

财务处时刻以患者为中心，不断提升主动服务意识。根据时代的发展，积极拓展各种便民服务，方便患者就医，减少患者等待时间，患者满意度不断提升。

一是手工为主，自助为辅阶段。硬件设施设置相对不足，以发挥员工的主观能动性为主。在服务态度上，要求员工微笑服务，文明规范用语，对患者有问必答。对服务质量与绩效挂钩进行考核。同时，增加自助机服务，方便患者进行自助挂号、自助付费、自助预约、自助查询、自助充值等。

二是人机互补，便利快捷阶段。医院不断拓展收款方式，从单一的现金、银行卡付款到微信、支付宝等新型支付方式，不仅丰富支付渠道，也降低患者因携带现金而产生遗失的可能性。考虑患者实际需求，通过财务处与信息科的沟通，对自助机进行换代升级，使自助预约、挂号、查询、缴费等功能的操作更为简便。其间，为提升自助机使用率，财务处举行"自助机推广月"活动，发动全体财务处员工的力量，在各种举措的作用下，使自助机使用率从23%提升至64%。

三是多措并举，高效创改阶段。为提高服务质量，根据实际工作中所发现的问题，财务处重新修订收费部门管理细则，进一步规范业务操作流程及劳动纪律。为保证医院正常的医疗服务和就医秩序，提高应对突发事件的能力，再次修订收费部门应急方案等相关制度，避免由此引发医患之间的矛盾。为使患者能及时了解到费用情况，财务处在信息科的协助下，在七院微信公众号新增费用"一日清"查询功能。患者或家属只需关注医院的微信公众号，绑定就诊卡，完善信息，即可随时随地查询各项医疗费用情况，包括药品、检查、治疗每一项的价格、数量及金额。该功能的上线不仅可以查看所发生的住院医疗费用，还能查看当天乃至1年内全部的门诊缴费情况、住院缴费的汇总明细、每日清单等信息。

为缩短患者出院结账等候时间，财务处推出床边结算服务。对于有相关需求的患者，收费处员工直接到患者床边办理出院结账手续，清缴相关医疗费用，开具医疗票据，省去患者往返收费处的环节。同时，住院预交款余款通过直连退款，实现住院余款的实时退回，不仅提高了工作效率，更提升了患者满意度。

随着"医保电子凭证"及"电子票据"的使用，实现门急诊费用及出入院办理的"一站式"服务。患者只要通过一部手机就可以实现预约、挂号、缴费、查询、取药、获取电子票据等环节，大大缩短了患者就医时间。

（黄　凯　顾忆珍　胡俊美　顾钟祥　陆　敏　杨艳红　姜　巍

吕琪瑶　沈莅鸣　路晓君　廖玲芳　居　妍　周红梅）

第四节　管理水平齐提升　医学装备增效能

医学装备部始终紧跟医院发展脚步，在院领导及管理委员会的领导下，十年来经历了翻天覆地的变化：部门制度进一步完善，岗位分工不断细化，管理水平全面提升，充分发挥医疗设备的使用效能，大幅提高经济效益和社会效益。

2012年医院由综合性医院转型为中西医结合医院，同年12月31日，原设备科正式更名为医学装备部（下称"装备部"），职能也从单纯负责管理医疗设备延伸拓展至整体医学装备领域的管理，即负责管理用于医疗、教学、科研、预防、保健等具有卫生专业技术特征的仪器设备、器械、耗材和医学信息系统。2013年，随着医院正式获评三级甲等中西医结合医院，装备部的工作内容进一步细化，再次确定了两大职能：医疗设备（包括仪器设备及其附带信息系统）和医用耗材（临床器械耗材）的管理。2015年医院成为上海中医药大学附属医院，2020年通过等级复评审，装备部全体同仁深知责任重大，在内强素质的同时，不断迎接新的挑战。

一、发展医学装备，强化管理维保

1. 进一步完善部门设置，细分医学装备管理职能

医院开展医教研活动离不开医疗设备的支持。2012年，依据卫生部于2011年印发的《医疗卫生机构医学装备管理办法》，结合医院自身实际，原医疗设备器械管理委员会正式更名为医学装备管理委员会。

医学装备管理委员会作为医院医疗设备的最高管理组织，负责对本院医学装备发展规划、年度装备计划、采购活动等重大事项进行评估、论证和咨询，确保决策结果科学民主。

医学装备管理委员会由院长任主任委员，对医疗设备管理进行决策、引领；分管医疗设备的副院长任副主任委员，为委员会重要决策人员；其他副院长主要负责对设备论证流程的把控，从业务角度审核医疗设备是否符合医院医疗重点发展方向；其他委员由相关管理部门（医务处、医保办、院感办、护理部）及重要临床、医技科室正高职称科主任组成；管理委员会制定了工作制度及工作职责，要求任何事关医学装备管理的重大决策、年度预算、制度修订等事件均须由医学装备管理委员会召开会议，全体委员参与，且必须在纪委监督下投票表决方可形成决议。

医学装备管理委员会下设管理办公室，即医学装备部，在委员会的指导下开展工作。工作内容包括完善医学装备论证、决策、购置、验收、使用、保养、维修、应用分析、更新及处置等制度和流程。十年间，经医学装备管理委员会科学论证，在确保资金合理利用的前提下，围绕学科建设与医疗服务需要、优先引进与医院功能定位、服务需求、重点学科建设等相适应的专业设备，自2012年至2021年共引进购置医疗设备类固定资产从不足3亿元增加至5亿多元。

2. 进一步完善管理制度，加强固定资产管理

严格规范的医学装备管理制度是医院日常管理的重中之重。在医学装备委员会的指导下，装备部进一步完善了医学装备各项管理制度，加强过程管理，加大对院内设备采购、使用培训、更新、维修维护、日常使用记录追溯、质量监测、使用过程评价与监督、报废等日常管理工作力度，保证全过程管理到位，形成管理闭环。

强化医学装备的使用、管理及培训制度：不断完善器械不良事件上报制度，保证医疗设备使用安全；加强岗位培训，做到风险前置。在设备使用前，装备部联合厂家对临床科室开展设备使用培训，指导规范使用医学装备；在设备使用中，对不良事件进行干预和提出改进措施，减少由于使用不规范导致的医疗事故。

加强医学装备的维护保养机制：自2013年起，装备部定期对院内医疗设备使用情况开展调查，听取临床科室反馈；每年一次进行保养和盘点损耗情况，尤其重点针对大型和生命支持类设备进行预防性维护保养；不定期对重点科室重点设备使用状态、功能附件、日常维护情况进行巡查，及时掌握设备情况，检查条形码标签、保养标签、强检标签（强检设备）、操作规程、使用登记等是否完整，查漏补缺，发现问题及时解决，避免隐患。

落实医学装备的报废、报损制度：随着医院发展，医院于2019年成立了资产管理办公室，完善了资产管理制度，优化了报废、报损流程，使管理更加科学化、精细化。医疗设备使用达到一定年限后，根据资产管理办法，按照报废流程申请报废；使用部门提出申请，装备部依据临床使用、报废年限和报废条件进行审核批准，报院领导审批，由院资产部门汇总上报区卫健委资源管理中心，经国资委批复同意，回收报废资产后核销相关账目及明细。

3. 紧跟医院转型步伐，医疗设备多元化

从2016年提出的发展"四大中心四大部"到2021年的"五大中心六大部"，医院相关配套医疗设备也在逐步跟进。

在2012年转型之前，医院仅有2台大型设备，转型后为适应医院学科发展需要，快速增加了8台大型设备，并包含2台高端设备。即3台64排以上CT、3台DSA、2台MRI，含1台320排超高端CT及3.0磁共振。这些设备的引入，极大地促进了以介入为代表的胸痛及卒中中心的学科发展。

增加中医、康复、检验等专科医疗设备的投入，进一步带动临床相关科室发展。在不放慢西医临床与科研的前提下，引入低频治疗仪、中频治疗仪、磁振热治疗仪、微波治疗仪、毫米波治疗仪、熏蒸机等中医治疗设备，为开展中医治疗和相关研究提供了支持。

近年来，装备部针对50%以上中医设备使用年限超过5年的情况，对全院同类设备进行综合评估，酌情增设效益价值高、报废更新故障率高及存在隐患的设备，体现医院中西医结合的特色发展理念，为全面提升中西医服务能力打下坚实的硬件基础。全院中西医结合康复理疗设备从2012年的0到2021年的220台，创造了极大的经济效益和社会效益。

2012年，为满足患者术后康复诊疗需求，医院增设康复医学部（后更名为"康复医学中心"），引入表面肌电测试仪、脊柱功能测试训练系统、视觉生物反馈神经肌肉运动控制训练系统、主动肌肉训练套装、振动康复系统、下肢机器人、下肢康复训练器、四肢联动训练、后置步态训练器、多功能离心测试训练系统、智能仿生反馈系统等康复设备，配合大力发展医学康复中心运行能力，使医院康复治疗水平得到了进一步提升。

为中心实验室购置全自动倒置荧光数码显微镜、正置荧光数码显微镜、基础实验设备等专业医疗器械及专利，大幅提升了医院科研能力，并以解决临床问题为导向，进一步服务回馈临床。

4.建立医学装备点评制度，创建医疗设备共享体系

随着医疗设备数量和种类的不断增加，尤其是大型医疗设备的购置，其维保成本不容小觑。这就要求管理部门由粗放管理向精细化管理转变。故严格控制、科学配置医疗设备，充分提高医疗设备的使用效率，实现经济效益和社会效益双向发展显得尤为重要。

为确保医疗设备在使用周期内发挥最大价值，装备部自2013年起对单价较高的医疗设备进行设备使用率分析及点评：对15万元以上医疗设备基础数据进行初步分析，计算设备收入和支出的比值，进行月度点评，对低使用率的医疗设备进行通报，持续跟进确认整改落实情况。2015年医院成为上海中医药大学附属医院，装备部对设备点评机制进一步完善，对该类设备计算其万元产值比〔例：一般医疗设备按5年（60个月）折旧期，计算1万元的设备每个月的折旧金额为10 000/60=166.7元〕，将每台设备金额换算到1万元，在同等条件下万元产值比高于166.7元越多则证明该设备使用率越高，反之越低；随后在2019年准备医院复评审时，进一步将万元产值比简化演变为设备使用率（设备月度收益金额/设备折旧金额×100%），对使用率不足100%的设备进行排序并进行月度讲评，及时反馈临床科室，建立以提高医疗设备使用率为出发点、解决医疗设备管理中的问题为目标的医疗设备监管体系。对于没有达标的科室进行月度通报，提醒科主任提高设备使用和管理意识、加强重视设备申购前评估的重要性，考核结果与科室绩效挂钩。

随着医院学科发展，医院便携式超声需求与日俱增。装备部在资金有限的情况下，为充分发挥现有超声设备的价值，结合实际情况，于2018年在院领导的支持下，大胆提出超声设备共享方案：按照便携超声的物理位置，指定4个临床科室为超声调配中心，即内分泌科负责6号楼超声设备共享，ICU负责7号楼，肿瘤二科负责8号楼，EICU负责门急诊体检楼；医院承担购置成本，鼓励科室借调使用，收益归属使用科室。2021年经医学装备管理委员会审议，对设备共享制度进行修订，进一步拓宽医院共享设备覆盖范围及规格数量，如有创呼吸机（2个调配中心）、无创呼吸机（1个调配中心）、输液相关设备（1个调配中心）及低使用率设备（临床科室）等，对院内共享设备调配流程进行梳理，完善登记表格等。启动一键调配工作，进一步提高了医疗设备使用效率。

5.提升医疗设备维保能力，减少设备宕机停运时间

自2012年以来，装备部只有2名专业工程师负责维修、保养工作，维保响应时间较长。为了更好地提升医疗设备维修速度，提高安全性，同时控制医疗设备年度维保总费用的支出，2020年装备部向医学装备管理委员会提出采取全院医疗设备维保服务外包模式的建议。根据医院2016—2020年设备总资产及维保费用，五年内维

保费率（2.56%～2.79%）的情况，成功将2021年维保预算维修费率降至2.3%，极大地节约了设备维保预算。

有效利用维修外包服务商的人力和技术资源，高效地组织实施计划性和预防性维修，解决了医院自行维护成本高昂，预算、人员数量与维修水平等因素限制，减轻了维保经济压力和人力成本，极大地提高了预算确定性，快速响应临床需求，对医疗设备进行系统化和流程化的全维保管理。

医疗设备维修外包有助于医疗设备精细化管理。医院可共享第三方专业技术团队和成熟的数字化、信息化管理平台，保证医疗设备做到从登记到报废的全周期管理。在医院监管下，把计量、质控等琐碎且重复性高的基础工作交给外包团队，可与医院医工形成互补，确保医工转变思路，变基础工作者为管理者和科研者。

医疗设备维修外包服务有利于为院内工程师分担工作量和工作压力，进而让医院工程人员有更多的时间和精力去做医疗设备管理及医工结合的科研工作；装备部可以利用第三方形成的数据库，进行综合分析，双方协同配合，可用于研究基于物联网的信息化平台，实现医疗设备维保的精细化管理。

通过医疗设备的维保外包服务，进行高效的资源整合和技术服务，可以延缓设备性能劣变的进程，达到延长设备使用寿命、稳定设备性能、降低事故隐患风险的目的。

维保外包的弊端在于大型医疗设备尤其是放射类设备的维修，可能会导致设备运行质量相比较原厂家维保服务有所下降等。装备部针对这类弊端提出解决方案：在双方履行合同中要求提供原厂维保服务，对大型医疗设备成本效益、临床使用效果、质量分析等进行考核，避免大型设备维保服务质量下降等问题。

二、加强耗材管理，完善合理使用

1. 转变工作机制，实现耗材全过程管理

装备部依据国家最新法律法规及医学装备实际情况，不断完善医用耗材相关管理体系及制度，从最初的设备科"收、发、存"耗材到现在的耗材全过程管理，随着医院的发展转型持续完善制度，规范过程管理。2019年，医用耗材管理委员会从医疗器械管理委员会分离，成为耗材管理的最高管理部门，常设办公室设置于装备部，建立了院内常规耗材目录库，对院内耗材统一管理；建立严谨的耗材准入论证流程，确保进院耗材符合医院发展需求；增设耗材处方点评制度，增加耗材监测与评价机制，确保耗材使用过程合理规范。通过一系列监管制度与制定流程，对医用耗材进行全过程管理，确保合理使用耗材；配合医院总体发展战略目标，支持重点发展科室，鼓励科室开展高CMI病种和三四级高难度手术，确保耗材选择与医院发展方向一致。

装备部作为医用耗材管理部门，负责医用耗材的遴选、采购、验收、存储、发放等日常管理工作，所有事关医用耗材管理的重大决策均须经过医用耗材管理委员会论证表决，方可形成会议纪要及决议。

装备部对耗材采购、存储、日常使用、使用记录追溯、质量监测、使用过程等内容进行评价与监督、废弃等管理，形成全过程闭环管理。2019年再次完善医用耗材遴选制度：临床科室根据日常耗材、应急耗材的需求，将采购申请上报装备部、医务处、医保办等部门，由重点部门对其价格、质量、必要性进行初步审核，装备部依照制度对供应商进行接待、完成议价，并将结果上报医用耗材管理委员会，委员会审议通过后，建立院内《医用耗材供应目录》，由装备部统一收、发、存管理。

2. 监管临床耗材使用，加强耗占比考核

全院年度医用耗材支出金额与年度收入金额的比值，简称"耗占比"。2012—2021年十年间，医院耗占比始终在21%～22%这一合理区间，这与医院多种方式指导合理使用医用耗材及过程管理密不可分。

自 2013年以来，装备部对耗材使用过程进行干预和改进，指导临床合理使用医用耗材，以减少由于医用耗材使用不规范导致的医疗事故；同时根据前一年的耗材使用情况，制定本年度科室耗占比，对科室耗占比进行月度讲评，对月度耗占比进行同比环比，对使用量超常科室进行重点讲评、约谈等，同时纳入绩效考核中，将耗占比列入科室主任目标责任书中，从耗占比上规范科室合理使用耗材。

随着医用耗材管理的越发精细，2019年装备部再次修订管理制度，增加医务处为医用耗材的使用监管部门，负责医用耗材的临床使用、监测、评价等专业技术服务的日常管理工作，进一步完善了耗材的过程管理。2021年医院根据浦东新区卫健委制定的《浦东新区公立医院医用耗材处方点评管理规范（试行）》，增加医用耗材处方点评等制度，与医务处联合定期督查医院病史重点耗材相关内容。装备部根据各科室诊疗科目、科室设置、技术水平、诊疗量等实际情况，定期对医用耗材使用情况进行抽样，检查耗材使用过程中是否存在不合理处方，重点检查植入类高值耗材使用过程是否符合规范、病人是否签署知情同意书等，将检查结果纳入科室评价体系，进一步完善了耗材的过程管理。

3. 引入SPD供应链服务，实现耗材集约化管理

在医用耗材管理中，SPD模式通过联动医用耗材内外供应链上的核心成员，对医用耗材进行统筹管理，实现管理效能的提高。2018年初，院领导在医改背景和医院精细化管理要求下，通过院长办公会及党委会审议，面向社会公开招标医用耗材SPD服务商；同年6月启动医用耗材SPD招标，国药控股菱商医院管理服务（上海）有限公司中标，当年9月国控菱商开始为医院提供医用耗材SPD供应链管理服务。

医用耗材SPD成果及优势：

（1）从分散到集成集约。分散的供应商和供货渠道集成到高效的供应链管理和采购服务平台上，实现带量采购，集中存储和集约配送。

供应商遴选谈判流程：2018年之前医院耗材供应商有两三百家，设备科需要安排2～3人专门管理这些供应商，且需要投入较多时间和精力；引入耗材SPD服务商后，由面对多家供方转变为只面对一家SPD服务商，设备科可以将更多的精力放在监管管理工作上，大大提高工作效率，节省人力成本。

采购与谈判：原来设备科在耗材采购遴选中，大多是由临床推荐或参考其他医院；设备科在与供应商价格谈判中，按照其他医院价格和供应商开票记录来做参考；导入耗材SPD服务商后，通过耗材SPD供应链管理服务平台实施集中带量谈判，借助平台面向多渠道汇聚多方需求，利用主动寻源和带量议价优势，获得可靠的供应渠道和更低的采购价格，缓解设备科采购寻源和谈判的工作量；SPD服务商的耗材大数据平台，可以为医院提供有力的耗材遴选支撑和价格谈判优势。

物流管理：在医用耗材SPD项目实施前，医院承担库房的规范管理和软硬件的投入，也承担了一级库的库存资金压力；在项目实施后，导入耗材SPD服务商的资源，通过院外物流中心和院内一级库的融合，提升医用耗材和物资的供应蓄水池容量，提升供应保障能力。

人员派驻：由原来装备部安排专人管理耗材仓库转为监管SPD服务商人员对耗材仓库的日常运作，目前服务商为医院配置11人，其中现场负责人1名、采购员2名、订单员3名、仓库管理员5名。

（2）医用耗材管理的数字化转型。有效利用第三方数字化医用耗材管理系统，实现了临床科室需求与物流订单、临床消耗与成本核算、供应商对账与结算、质量资质证照等线上管理；线上完成采购、临床领用与合理用量、科室成本核算等领域的BI报表和数据分析报告，有效提高了管理效率。

临床科室申领和采购订单的线上运行：引入SPD供应链后，临床科室可以在医院物资系统上进行申领，替代纸质申请单。解决了原装备部与供应商采购订单无法联动，也无法跟踪响应速度和耗材到货时间的难题。导入耗材SPD服务后，医院物资系统与耗材SPD服务平台进行对接，供应商的采购订单、耗材到货时间和临床科室的申领信息可以做到匹配。供应商在平台上进行响应，订货时间、响应时间和供应商送货时间等明确记录，并与服务商的JITS系统、医院物资系统进行联动，实现耗材由采购到临床使用全过程追溯。

耗材资证管理：2017年之前，装备部负责耗材资证链的核审与存档管理，纸质版证照会存放于专用的存储柜里，随着耗材证照不断更新，大量资质证明堆积如山难以管理；导入耗材SPD服务商，将耗材资证链工作交于服务商，由其负责索要、核审、提醒、存放相关资证等基础工作，医学装备部转为监管耗材SPD服务商的资证，保证耗材所有证照链的完整性。

耗材数据分析：随着医改力度越来越大，耗材数据分析对每家医院越来越重要，耗材使用的合理性、科室成本核算和耗占比等均需详细的数据支撑。这些数据可以借助耗材SPD服务商平台获取：如科室申领信息、服务商配送信息、二级库耗材的使用信息和高值耗材追溯信息等。2020年起启用医用耗材可视化运营监管平台，医院可通过平台对监管科室成本、耗占比和高值耗材管控等完成图表分析。

（3）从粗放到精细化管理。体现在标准化管理和作业流程，全程可追溯。医院原模式是以领代销，无法对临床二级库进行精细化管理；现模式是由SPD服务商配送至临床，通过标签化管理，了解二级库用量和库存情况。SPD服务商提供临床定制化服务，为医院管理好临床二级库、解决可收费耗材错收和漏收费等问题提供支撑。通过定数模式，减少不可收费耗材货物积压和浪费，实现高值耗材全过程追溯；通过寄售类耗材标签化管理，减少临床人工进行盘库和核对的次数。

可收费耗材精细化管理：可收费耗材总金额占所有耗材总金额的70%左右，引入SPD供应链前，手工计费会存在错收和漏收现象；通过SPD服务商的可收费标签化管理（黄标签），将医院收费系统、物资系统和国控菱商的JITS系统三方联动，读取黄标签信息，从而实现扫码收费，有效避免了错收、漏收。

临床二级库管理：临床二级库一直是耗材损耗的关键环节之一。导入耗材SPD服务商来管理临床二级库，实现临床二级库耗材使用后结算、定时盘点耗材批号、有效期，定数服务（红标签）等。服务商对临床二级库历史申领数据进行分析，与临床护士长制定耗材规格和数量，设定一个时间段的耗材基础使用量，再配送至临床二级库；当耗材使用后，临床护士扫描红标签，根据标签数量进行补货，使耗材始终保持在一个定数；每月对临床二级库进行盘点，管理临床二级库耗材的批号和有效期，有效减少了耗材损耗和提高盘点正确率。

高值耗材全追溯：高值耗材，特别是植入性高值耗材，需要由采购到病人使用全过程追溯；医院引入高值耗材智能柜，实现对高值耗材的实时监管和全流程追踪，使高值耗材在供应商、医院及患者之间互通流转，创建高效、智能的现代化医院耗材管理模式，帮助医院真正实现专业化、系统化和精细化的耗材管理。2017年，先后在手术室及导管室添置多台智能柜，对高值耗材有效期、数量和清洁等方面提供高等级的安全性管理，且提供辅助盘点功能。

寄售类可收费耗材管理：寄售类可收费耗材放置在医院的导管室和手术室，使用后再结算。2021年医院与耗材SPD服务商合作试点，对寄售类耗材进行标签化管理服务（白标签），通过国药菱商JITS的预入库，联动HIS系统和物资系统，让医院收费系统读取白标签信息，从而实现寄售类可收费耗材的线上管理，减少临床盘点，提供分析报表，实现全过程追溯。

通过引入SPD供应链服务，持续加强了耗材管理两个维度的改善和提升。一是成本持续优化和改善，包括直接采购成本、院内库存成本、院内物流成本、产品过期损失等；二是医用耗材管理在流程化、标准化、信息化、精细化方面的持续改善和提升。

三、物资应急保障，从容应对疫情

新冠疫情3年以来，装备部在院领导的指挥和协调下，主要负责医用防护物品的保障任务。疫情开始前期，立即启动医用防护用品的大量采购预案，动用所有采购渠道，采购符合标准的防护物资；同时预判疫情不可能在短期内结束，有计划有目的地采购耳温枪、额温枪、移动式紫外线消毒车、空气净化灭菌器、呼吸机、监护仪、指尖氧饱和度检测仪、床单位臭氧消毒器等设备，第一时间保证发热门诊、隔离病房开展所需设备。在2020年春节疫情升级、防控物资严重紧缺的情况下，保证了发热门诊、隔离病房工作的顺利开展。作为上海市第一家订购门框式体温检测仪的医院，极大限度地减轻医务人员工作强度，同时加快病人检测速度，提高工作效率。

随后建立应急物资储备计划与储备目录，包括防护服、口罩、隔离衣、护目用品、工作帽、医用鞋套、医用手套等品目，严格控制防疫物资使用。装备部按照国家对医务人员个人防护标准要求，结合院感要求，积极宣传并建立医用防护用品申领台账制度，既要保证医务人员防护需求，保证医务人员安全，也不可出现过度防护造成浪费的现象。根据每月使用量，动态调整储备计划，确保库房应急物资储备达到防疫制度要求。

疫情最严峻时期，医疗物资供应极度紧张，很多医疗机构面临物资供应危机。医院基于强大的SPD供应链优势，与SPD供应商之间签订了应急物资和设备紧急供应协议，进行防疫物资保供，使医院顺利渡过了防疫物资供应难关。

装备部将继续秉承医院发展理念，管理更加规范化、制度化、科学化，利用好医疗装备这个阵地，为临床科室提供更好的服务，创造更大的经济效益和社会效益。

（姚晓阳　陈　逸）

第五节　节能降耗显成效　后勤管理保平安

一、强化后勤管理，提升服务质量

1. 传统后勤管理存在的问题

医院的后勤是医疗机构比较独特的一个部门，工作复杂、烦琐而又容易被忽略，做得好是应该的，一旦有问题就会造成临床连锁反应。加之我国医院后勤专业管理本身起步较晚，包括七院在内的很多医院后勤在十年前都存在着管理落后、成本不清、人员知识结构低、人浮于事等情况，随着现代医院治理能力的提高，后勤的管理与医院的发展存在着明显脱节现象。

2. 初步后勤社会化后的成效

从2020年起，医院后勤开始探索社会化变革。2015年在国务院办公厅《关于城市公立医院综合改革试点的指导意见》中提出"强化公立医院精细化管理，推进公立医院后勤服务社会化"以后，各级医院后勤社会化改革推进加快，七院的情况同样如此，医院后勤社会化工作从初探到深入，基本完成医院后勤社会化。后勤社会化的建设，从一定程度上解决了后勤管理落后、制度粗放、服务意识差、成本居高不下等问题，如2013年起，七院的食堂外包，引入社会化食堂机制，员工普遍反映菜品质量较前提升，且定价便宜，广受好评；在管办分离的模式下，规范物业、安保、餐饮、洗涤、陪护、设施设备维保等外包公司的服务行为，同时医院进一步加强对公司的监管和考核，设立"社会化公司监督管理部"，完善管理制度和流程，使社会化公司服务质量更加稳定。

3. 医院高质量发展带来的新问题

社会化工作虽然解决了部分后勤传统管理的问题，但随着现代医院发展，医院对后勤工作要求不断提高，尤其是在标准化、专业化上，尚未达到医院高质量发展要求，同时社会化也带来一些新问题，需要进行深入而全面的思考以及探索解决之道。

（1）标准化、专业化程度不够。作业流程及内容缺乏统一的标准，员工在日常工作中缺乏可参考的标准。尤其是设备的管理，公司的专业能力不够就容易导致医院对外服务质量差，如污水处理，由于污水维保公司专业能力不够，导致除臭设施损坏2个月，附近居民数次投诉。

（2）互相推诿，影响工作及时性。目前医院后勤社会化多家公司服务内容不同，导致各司其职、各自为政，而临床部门并不能分清物业和设备维保之间的差异，临床部门更多的感受是空调滴水，后勤怎么修两天都修不好？所以如何让社会化公司按照医院发展的统一方向努力，减少推诿、扯皮，这不仅是一个技术问题，更是一个管理问题。

（3）医院后勤保障部本身专业问题。由于历史原因，医院后勤行政人员往往是医院行政中管理能力最弱的群体，而目前医院后勤保障部涉及的管理内容较多，社会化服务数量也达历年之最。后勤分管领导日常忙于处理和协调各类事务性工作，挤压了管理者对后勤管理发展的思考和对现场服务品质的监督管理，这对医院后勤未来的发展是不利的。

4. 后勤集约化管理全面提升服务质量

社会化也会带来新问题，有的甚至越来越明显，且应对策略没有先例可以照搬照抄，因此在结合医院实际情况后，开始探索后勤集约化管理。集约化管理常见于现代企业集团用于提高效率与效益的方法，集约化的"集"指的是集中，集中人力、物力、财力、管理等生产要素，进行统一配置；集约化的"约"实质在集中、统一配置生产要素的过程中，以借鉴约束高效为价值取向，从而达到降低成本高效管理，进而是企业集中核心力量获得可持续竞争的优势。

（1）集约化方案总体原则。集约化不是单纯地把所有社会化公司集合起来统一管理，而是通过一家专业的后勤服务公司，对医院后勤相关的服务项目进行同质化管理，可以是后勤服务公司自己提供服务，也可以是其他分包服务，不管哪种形式，对医院直接负责的就是这家专业后勤服务公司。此设想的实施涉及方案审核、合作模式商谈、采购程序合规、公司资质等多项内容，为保障平稳过渡，医院采取总体规划、分步实施的策略，用1～2年时间，完成集约化的框架再建及整体运行协调。

（2）集约化方案实施。集约化管理进入实施阶段后，为做好临床服务，后勤和物业公司建立"四个一"管理体系，即一体化管理机制、一体化后勤服务指挥中心、一体化信息管理平台和一体化管理制度，通过制度建设推进后勤集约化管理项目。

一体化管理机制。依托物业公司的专业管理能力，对后勤各服务项目推行同质化管理。现场管理：作业现场全部实行"5S"管理，通过对物品的定位、整理、清洁、定时清理，从而增强员工的自律性和工作规范性，同时物品放置一目了然，更好地提升工作效率，减少工作中的混乱和差错的发生；计划推进：甘特图（Gantt chart）用于年度计划和周计划制订，通过年度计划甘特图，把控后勤服务项目年度安全，对比每月反馈情况，直接考核质量及时效。周计划用于对近期工作开展的安排，保证后勤工作按期、按质完成。

一体化后勤服务指挥中心。指基于医院后勤管理发展的需要，整合功能实现全覆盖医院后勤管理的指挥中心，内容包括：信息收集、处理流程、反馈机制、应急处置等，后勤管理机构集中联合办公，建立集中管控机制。服务指挥中心由客服中心、信息平台、维修班组、物业及各项目驻场负责人以及后勤行政办公组成。任何和后勤有关的服务行为，均由中心负责，物业作为后勤大管家承担数据接收、反馈、落实、整改、汇总、分析功能，而后勤行政则实行管理、督查、抽查、指导，真正实行管办分离。

一体化信息管理平台。指依托第三方平台系统作为基础架构，针对医院的个性化诉求进行定制化开发，建立医院一体化后勤信息化管理平台。信息平台拥有维修、巡查、检查、合规性控制、各系统对接等多模块功能，对临床服务来说，最大的好处是多渠道报修且全程追踪，让临床不再为维修烦恼，因此说信息平台的建设是帮助医院后勤管理的一把利器。

一体化管理制度。指制度建设、考核要求、员工培训、流程设定等，均按规范模式统一，形成后勤部门SOP文件。例如：在基础数据收集上，收集包括建筑类面积、医疗总收入、总床位数、设施设备清单、员工名册及特种设备上岗资质、能耗数据、巡检等客观数据，为后勤工作改进提供依据；在规范质量督查表单上，物业负责对各服务条线进行督查，督查内容按物资准备、操作流程、行为规范、区域清理、满意度反馈五个方面进行细化考核条目，每月督查考核一次，按百分制进行倒扣分，分数直接和服务费支付挂钩。对于月报和周报，根据要求，每周整合现场督查、巡查、监控数据，以不良事件、隐患事件、安全事件、报修事件为抓手，提供医院基于安全巡查的周报报告；每月汇总后勤人员基数、安全生产、资产管理、物资申领、公车使用、外包服务日常运行数据、月度计划总结等内容，提供医院基于后勤运营情况的月报报告。

5. 加强医院后勤管理队伍建设，提高集约化管理质控考核质量

队伍要想好，管理少不了。尤其是后勤集约化以后，由单一供应商为医院提供服务，如何在缺少竞争机制的前提下，保证后勤服务质量，是考验一个后勤管理部门的能力。因此在集约化以后，建立一支高质量的后勤职能部门管理队伍至关重要。队伍组成包含财务、审计、工程专业、护理专业、院感专业、安保专业等专兼职人员担任，后勤管理队伍的人员需要下沉到班组，在后勤管理中的作用就是协助后勤社会化公司优化服务流程、精准制定服务考核范围、降低控制成本、引领供应商与医院发展理念保持一致。尤其是在2020年新冠疫情之际，医院全体员工均为疫情防控奋斗，后勤管理人员以身作则，冲在防控第一线，与社会化公司一起参与第一线工作，加班加点、不计报酬，在后勤管理层正确引导下，在疫情最严重的时候，社会化公司没有一名员工辞职。由此可见，管理部门合理地管控和引导，能增强后勤社会化的黏合力，使采、供双方目标一致，为医院发展提供更多保障和支持。

二、注重安全生产，保障医疗秩序

1. 安全生产硬件改造，小步走不停步

七院作为一家有近80年历史的老院，从20世纪40年代迁址至浦东新区大同路358号后，一直在原址改扩建，因此院区内房屋设施新旧不一、建筑楼宇间飞线多，缺乏统一规划，对安全生产管理和规划带来极大不便。

房屋及公共设施问题。① 彩钢板房屋：由于临床业务增长，业务用房需求增多，压缩辅助用房，导致在楼宇屋顶建设大量彩钢板房，为消防安全埋下隐患；② 房屋加固：院内存在多处房龄超过20年的房屋，还有2处20世纪50年代建筑的

房屋，均在近15年内没有过大型房屋维修工程，目前房屋存在屋顶霉烂、漏水严重、墙体裂缝等情况，经相关机构鉴定认为房屋结构需要加固。此外，全院楼宇间飞线，无桥架保护，存在安全隐患；建筑间缺乏连廊，景观长廊顶木架霉烂，出现坍塌，全院室外栏杆油漆起壳、脱落，残疾人通道路面不平，残障设施不全等；路面开裂，雨污混排：全院人行道、马路积水，路面沉降、开裂，院区内雨污管道不清、部分不通，导致雨天污水泛滥。

消防、监控方面问题。① 消防方面：院区内有近2万平方米建筑面积的楼宇，因为建设初期没有重视消防问题，导致消防监控和自动灭火系统缺失。目前使用的消防主机，已经超过15年期限，维修成本过高，故障率高，不利于消防安全。② 监控方面：东西院区设计初期的问题，出现两个消控室，系统、人员、维修维保均没有整合，导致成本过高，监控存盘时间跟不上规定时间期限，需要对存盘扩容。

设施设备方面问题。① 供电系统：根据法律要求，医疗机构必须拥有不间断电源以及自发电系统，两项均缺失；② 暖通、电梯、防汛等公共设施系统：均由于和房屋同步建造，服务时限大于10年，维护成本高、故障率高，需要系统解决。

安全生产关系到医疗系统的正常运行和周边老百姓的生命财产安全，医院每年在安全生产上投入大量的改造经费。2017年医院根据现行消防要求，投入80万元对院区内2万平方米建筑面积的楼宇加装消防报警系统并完善部分区域自动灭火系统；2018年下决心拆除所有彩钢板房屋，解决消防安全最大的隐患；同年医院整合全院消防、监控系统，将两套系统整合在一起，实现安防要求的消控室管理；2019年购置柴油发电机，用于医院西区应急备用；2020年，自筹资金更换临床重点部门的暖通系统，包括门诊手术室在内，让临床业务能更好发展。

但是随着国家安全生产要求逐年提高，虽然医院在安全生产上投入不菲，但还是捉襟见肘，亟待系统整改。2021年，医院向浦东新区卫健委提请报告《基于安全生产的全院建筑、设施改造的请示》，报告用翔实的数据向上级领导阐述医院的困难以及改造的决心，受到区发改委和卫健委高度重视，经过层层推进，目前已经拿到发改委《关于上海市第七人民医院老旧建筑及设施修缮工程项目建议书的批复》，该项目的实施，将最大限度地改善医院安全生产的硬件缺陷。

2. 安全生产软件建设，常学习重实践

医院的安全生产工作，一直由后勤保障处负责，从2012年的安全生产领导小组到2015年成立的安全生产委员会，作为医院二级委员会，安全生产工作越发被重视。随着学习习总书记2018年对安全生产的重要论述文件精神以来，后勤保障处本着"统一领导、落实责任、分级管理、分类指导、全员参与"的原则，全面强化安全生产责任制，落实安全防范措施，防止较大以上级生产安全事故的发生，有效组织生产安全事故及突发事件的应急处理。从2012年至2021年，在保障医疗秩序正常运行前提下，实现安全生产零事故的控制目标。

为保障安全生产，防范于未然，后勤保障处作为安全生产管理负责部门，承担着全院的安全生产巡查任务，巡查分三级：院级、部门和班组。① 院级巡查：由院长、书记带队，每年 2～4 次，对全院的安全生产工作开展做现场督查和指导。② 部门巡查：是检查工作的核心，主要作用为发现问题和进行安全质控考核，考核内容和绩效挂钩。从 2018 年开始，在分管院长的带领下，固定巡查模式，即网格化安全巡查，将全院按区域分为 4 块，每周三作为固定巡查日进行检查，每次 1 块，每月完成全院全覆盖检查 1 次。为强化检查力量，自 2019 年开始，根据安全生产标准化及相关法律法规要求，聘请专业第三方安全生产检查机构，每年 2 次对医院的安全生产工作开展隐患自查。隐患内容涵盖：基础管理、电气安全、机械设备安全、消防安全等。开展隐患自查以来，共排查出隐患 462 项，已完成整改 462 项，隐患整改率为 100%。③ 班组巡查：此层面巡查主要为主动发现问题，及时解决问题，保障临床医疗正常运行，为临床解决大部分的报修、清理、沟通对接工作，获得临床医护人员的好评。

安全生产涉及种类范围非常广，专项工作常抓不懈。① 安全生产培训和教育：根据安全生产要求，开展多种形式的教育，通过院周会及职工代表大会形式，进行理论教育，通过主题月活动和技能比赛以及模拟演练，增加实践能力，提高教育质量。② 危化品管理：医院后勤保卫部门根据危化品使用范围、种类、数量、采购、使用等各个关键环节，进行全方位管理，将危化品导致的风险因素降至最低。③ 特种设备管理：医院根据特种设备管理相关法律法规及安全技术规范，对特种设备使用实行"三落实、两有证、一检验、一预案"基本工作要求。④ 消防安全：后勤保障处保卫科作为消防安全专管职能部门，有具备消防专业知识的工作人员 2 名，对全院消防安全风险进行持续评估，制订并实施消防安全计划，组织人员定期检查消防安全设备设施，确保设施完好率 100%，负责对全院消防知识培训和演练；使微型消防站建设符合相关要求，随时能启用。消防安全管理是安全生产中极为重要的专项管理，医院采取专人专管、专题培训、专业评估、专款专用的政策，用于保障消防安全。⑤ 应急预案建立：应急管理也是安全生产的重要组成部分，2018 年，根据实际情况，借助凯撒模型（Kaiser Permanente）评估计算公式，列出医院高风险灾害事件有 9 项，中风险灾害事件有 6 项，其余为低风险事件。根据应急风险事件级别不同，制定不同级别的应急预案。由于医院应对的突发事件层出不穷，且随着业务发展和设施改变会有所改变，因此医院将通过经验或收集教训等途径和依靠凯撒模型进行科学预判两者结合起来，每年重新评估，让管理人员不断熟练工具使用，根据实际情况增加或者减少事件类型，使医院能更有针对性地建立应急预案体系，更集中精力做好应急预案管理。

三、加强能源管控，实现节能降耗

1. 医院能耗浪费现状

医院在当前院址建院已经有六七十年历史，院区占地面积3万多平方米，有大小独立建筑24栋，包括从20世纪四五十年代到2018年落成的，近40%的建筑年限超过20年，附带的设施设备同样在超长年限使用中，维修和维护成本极高。除此之外，由于当年制造技术，很多产品例如：燃气锅炉、配电柜、溴化锂、各类白炽灯具等，已经属于高能耗产品。2017年底，后勤统计院区内的公共设施中，70%超过10年以上期限，且都是高能耗设施，这些都是需要更新的；由于院区全采用锅炉房供气，集中供气带来的管路铺设和管路浪费问题，也是能耗不降的原因，楼宇间运送管路总长度超过1公里，浪费非常严重。

2. 确定能耗改进方案

随着我国宣布碳达峰、碳中和的目标后，节能降耗工作也已经成为医院后勤工作的重点之一。公立医院绩效考核中有一条指标就是万元收入能耗比，2017年医院的万元收入能耗比为0.023，分析原因是高能耗设施和能耗系统设计不合理导致的浪费，但是如何改呢，且在改造过程中如何不影响临床医疗业务？这对后勤来说，是很大的挑战。

2018年邀请相关专家，专门针对医院现状以及未来节能改造方向进行策划，未来能源改造必须达到三个要求：能够有效降低能耗支出、省心省力安全第一、要能提高后勤运营管理水平。经过一年多考察和论证，最终合同能源管理模式以低投入、高效能、运行安全、成功经验多而被专家推荐为医院节能改造方案。

3. 合同能源管理在医院节能降耗中的应用

2019—2020年，合同能源管理项目完成立项、采购流程，正式进入施工阶段。为保障项目在未来十年的正常运行，从开始之初医院就将全生命周期管理理念落实到项目的每一步。在施工阶段，严格控制施工安全和品质控制，着重从制度上严格规范，从现场实际加以把控，保证从原材料到施工工艺到竣工的全程管理。在安全管理上，采用的是风险防范预判机制，通过对风险评估、排查，保证项目从施工到运行零差错。在项目的整体运行中，采用标准化运行体系建设为抓手，建立标准化的作业模式，将资料管理、Sop、"5S"、可视化等综合运用。

该项目改造包含七大内容：集中空调热源改造、生活热水系统改造、蒸汽系统改造、溴化锂机组改造、照明系统改造、群控系统以及能源分项计量平台建设。经过一年运行，取得良好效果。从财务运营数据来看，2021年在不考虑业务增长前提下，用电上升1.7%，而天然气使用量下降49.3%；对比2019和2021年年度财务报表，业务增长20%，能耗下降13%；万元能耗比从2017年的0.023下降至2021年的

0.016，下降幅度30.5%，远低于"国考"指标。2021年，合同能源管理项目参加第五届中国医院管理奖，最终获得后勤管理类优胜奖。

四、加快信息建设，提升管理能效

1.信息建设从无到有

医院后勤的信息建设，是一个从无到有的过程。在2015年以前，由于当时后勤管理水平的限制，几乎所有的后勤管理文件均以手写保存，导致文件管理漏洞明显，缺失严重。对临床提出的报修等，更是以口头传达为主，缺少记录痕迹，在时效性和完成率上均无法保证，临床体验感极差。2016年，后勤成立客服中心，利用Excel表单建立报修问题清单，实现从报修—下单—实施—反馈的全流程管理，随后在很多后勤管理上，不管文件修订还是流程表单，均利用Office办公软件进行资料整理、汇总，为后勤工作开启后勤信息化的第一步。2017年保卫科利用网络二维码制作器，对全院消防设施编制二维码，通过这种最初级的码管理形式，实现全院消防设施定点、定位，保障消防设施安全管理。2018年医院花大力气，整合全院消防、监控系统，将两套系统整合在一起，实现安防要求的消控室管理。2019年在临床各诊疗区域，安装一键报警系统，为保护医护人员安全提供信息支持。2020年能源分项计量平台上线，标志着七院的能源信息从手工粗放记录到精细统计的转变。至此，七院基本满足现代医院后勤管理的各信息系统的建设，但是各系统均是独立存在的，需要不同的人员进行维护，在维护运营成本上和数据汇总分析上，还是与医院发展要求不符。

2.信息化平台建设

要想把后勤很多分散的、孤立的数据整合汇总，完成从事件发生、运行处理过程、监督、反馈最终结果到改进措施与修正办法的全过程管理，靠人力是无法满足的，随着后勤信息化模块的不断增加，建立后勤信息化中心的需求迫在眉睫。为提高后勤组织之间的协调和协作能力，提高服务运营的效率，及时有效地对后勤工作的完成状况进行监管，2020年，随着后勤集约化项目的推进，医院通过以第三方平台系统作为基础架构，实现日常维修、数据收集、汇总分析等功能，对工作中存在的问题能够进行全流程的溯源管理，并形成闭环。信息管理平台的建设目标包括以下内容。

（1）分散数据的整合：将各分散的信息数据统一接入平台，通过平台数据整合，得到所需的各类报表、图表曲线和其他重要数据，使信息得到充分利用和共享。

（2）建立多渠道报修通路：所有的报修、投诉信息均纳入平台管理后，相关处理信息实时查询可追溯，通过数据分类及分析，实现前瞻性维修预估模式，减少临床因为设施故障导致的不便，实现服务全流程监管，提升临床满意度。

（3）建立巡检督办系统：将院方、物业和分包方的巡检安排和检查内容纳入系统管理，检查结果实时生成工单交相关部门进行处理，处理情况可追溯。并将设施设备的日常运维工作，包括维保计划设定、设备台账、维保记录实施信息化管理；将医院的各类强制检测、证照管理纳入系统管理，确保合规性经营，不发生漏检事件。

3. 后勤智慧化设想

后勤管理水平的高低，信息化程度是一个很好的衡量标准，平台建设不是终极目标，随着医院高质量发展，针对医院的个性化诉求进行定制化开发，建立一体化的后勤信息化管理平台，不仅包含有目前的报修、维保、合规管理、能耗、监控、消防等基本信息，还将包括物联网系统、资产管理系统、洗涤系统、食堂管理、工作安排、制度建设、机器人开发等，并且能满足未来发展的信息接入需求，因此后勤信息化必将向智慧化发展，这不仅是后勤系统的一次技术革命，更是一次管理创新、制度创新。

（刁　枢　益雯艳　张永涛　田　洁　张欢欢）

第八章
中西结合 提质增效

中西医结合，是将传统的中医中药理论和方法与西医西药的理论和方法结合起来，在提高临床疗效的基础上，阐明机理进而获得新的医学认识。

为打造具有行业特色、富有时代特征的中西医结合文化，七院将政治优势和组织优势转化为推动医院高质量发展的强大动力，在维护人民健康新征程中彰显新时代的医者担当。在守正创新、探索实践和攻坚克难中，广大医务工作者白衣为甲、日夜奋战，用忘我的工作践行了医者仁心，以实际行动践行了人民至上、生命至上的理念。通过诊疗模式、门诊服务、药学管理、病案管理、院感防控，以及中西医护理等医疗条线上的提升，取得了临床医疗创品牌、门诊服务有拓展、医院发展高质量的明显成效，最大限度保护人民的生命安全和身体健康，有效推动了优质医疗资源全面下沉，受到了国家、上海市和浦东新区有关部门的关注，相关经验做法也见诸报纸杂志等多家媒体。

"人民对美好生活的向往，就是我们的奋斗目标。""中西结合，提质增效"这八个字，饱含智慧勇毅、彰显使命担当，也是七院医务人员用忘我的工作践行的医者仁心。

旭日东升，烟笼霞照，黄浦江碧水在外高桥串联长江，朝着东海奔涌向前。

第一节　中西结合担使命　临床医疗创品牌

十年来，七院围绕中西结合、医康融合的主题，着力提升特色鲜明的诊疗水平和医疗卫生服务能力，成为上海市第二批区域医疗中心。在2021年的国考成绩中，取得全国中西医结合医院排名第三（A+）的好成绩。七院打造了一批具有临床医疗特色和优势的高水平临床专科，目前拥有137个专病（包含传承门诊）、37个学科/专科，其中肾病科是国家中医药管理局重点专科。建立卒中、胸痛、急创三大急救中心，形成"海陆空"一体化的急救模式。积极推动浦东北片区的医联体建设，持续开展三级医院对口帮扶边远地区县级医院（援滇、援疆），扩大医疗服务资源供给。

一、医疗准则：依法执业，严守底线

一是七院依法执业，完善专科设置。10年间，根据医院业务发展需求，及时增加两个冠名：分别是2016年1月19日，增加"上海中医药大学附属第七人民医院"冠名；2020年9月14日，同意增加服务方式互联网诊疗，增加第二名称"上海市第七人民医院互联网医院"。2019年11月15日，增开浦东新区海鹏路18号即曹路门诊部院外执业点。10年中，加注多个诊疗科目，成立肛肠科、健康管理部（下设体检中心、治未病）、介入科、中医全科、风湿病科、心理医学科、肝胆胰外科、医学检验科（临床细胞分子遗传学专业）、妇产科（生殖健康与不孕症专业）。2020年推进亚专科建设，由骨伤诊疗部分化成脊柱外科、创伤骨科、关节外科；由普外科分化成甲乳疝（含血管）外科、胃肠外科、肝胆胰外科。2015年，血液透析机数量由36台增至46台。2021年总牙椅数增至17台。

二是做有尊严的医生，行有操守的事业。一个医务人员就是一面镜子，一个科室就是一面旗子，医疗行风建设事关广大人民群众的切身利益，代表着医院形象。近年来，随着医疗行风工作的扎实推进，在医院行风建设领导小组的全面指导下，医院坚定不移地将"管行业必须管行风""谁主管谁负责"的治理要求落到实处，加强"九不准""十项不得"宣传力度，实现行风事件"零"发生。2020年，医院调整行风建设领导小组成员并成立行风办公室，行风办公室设在医务处，医务处处长任行风办主任，配备专职人员，承担行风建设日常事务性工作，落实行风建设各项指令性工作，监督行风建设领导小组决策部署的贯彻落实等。2021年，全面推进行风建设长效常态机制，加强党的建设，夯实行风建设工作基础，严格落实"一岗双责"；调整党支部结构，由原有的11个党支部调整至20个，2个支部的书记由党委班子成员兼任，18个支部的书记由科主任担任，科室主要负责人抓好业务工作的同时，

也要抓好党建与行风工作。

防微杜渐，消灭"红包"，强化医疗机构及其从业人员执业行为监管。规范行医，杜绝不合理诊疗行为：行风办与医务处、医保办、药学部、医学装备部等部门形成联动机制；开展不合理诊疗行为联合约谈，监管结果与医师记分挂钩。药学部常规处方点评项目由11项增加至18项，开展药品动态监测，不合理用药落实科室与医师个人绩效，处方合格率显著提升。

二、医疗效率：业务增长，配置智能

一是医疗服务效率跨越式提升。10年间，医疗业务呈阶梯跨越式增长，2012年至今，医院的门急诊量从117.7万人次上升至160多万人次，住院人数从1.84万人次上升至3万多人次，手术量从9 000余人次上升至20 431人次。手术率从48.7%上升到63.2%，其中三四级手术率从13.26%上升到77.83%，日间手术率上升到13.69%。

二是医疗资源配置智慧化管理。随着科室建设和技术水平的提高，患者住院需求日益增加，原有的住院医疗资源已不能满足业务发展。因此在新大楼建立和老大楼改造后，医院住院开放床位数从2012年700张，发展至目前880张以上（核定床位730张）。针对在住院医疗资源中，由科室固定管控床位模式存在床位紧缺与闲置并存的现象。2021年，由医务处牵头成立全院床位管理中心，改变原有床位科室管理模式，实施医院"一床统配"的管理模式，通过智慧化床位调配中心建设，包括床位预约、床位规划、床位日常管理、床位扩能、床位展示等功能，通过合理布局、提高床位使用效率，使得医院医疗资源的使用达到最大化和可持续化。在新冠疫情防控期间，中心还可以在全院范围内统筹缓冲病房的设置，减少因设置缓冲病房而造成床位空闲浪费。

三、医疗能力：技术发展，救治高效

一是专科技术发展，疑难危重提升。伴随医疗技术的飞速发展和临床运用的不断扩展，医院于2012年起逐渐实施医疗技术专项管理，制定并实施院内技术管理制度。对于医疗新技术采用科室申报，医院技术管理委员会审核后开展的原则，同时配套相应绩效倾斜政策鼓励大力开展。对标当时段国家、市级各类医疗技术管理要求，每年开展20余项新技术的申报，并于2013年完成首例腹主动脉瘤腔内隔绝术；同时医院不断提高质控水平，注重医疗安全管理，在2015年制定医疗技术安全管理制度和医疗技术临床运用分级管理办法，使得医疗技术的临床应用与医师资质相挂钩，为医疗技术的安全使用保驾护航。同年医院首台3D全高清电子腹腔镜摄像系统正式启用，时任普外二科主任赵滨在3D全高清电子腹腔镜摄像系统的辅助下仅用20多分钟完成无血胆囊切除手术。后续对标三级医院技术服务目录逐项完善，目前已能提供全部的基本技术，四分之三的推荐技术，使得医院整体技术能力在同级医院中处于中上水平。伴随国家对技术管理的改进，医院持续紧跟相关政策。对于有条件开展的各项限制类技术不断落实，目前已能开展2项国家级限制类技术、16项上海市限制类技术，涵盖各级临床科室，如：心血管介入、神经血管介入、肿瘤相关介入、各类内镜技术（妇科内镜、泌尿科内镜、关节内镜、呼吸内镜、消化内镜等）以及ECMO、髋关节置换、高压氧治疗等。同时不断拓展技术管理及发展思路，将技术提升与管理和学科建设主导化、人才培养持续化、病种管理精细化进行多维度结合，形成学科建设有基础、人才培养有梯队、病种管理有抓手，不断提升医疗服务的内涵质量。医院总体CMI值也得到提升，为医院可持续发展奠定扎实的技术基础。

二是"三大中心"建设，打造生命通道。我国心血管疾病居疾病死亡率第一位，预计20年内仍呈上升趋势。卒中发病率呈现快速上升趋势且致死致残率高，严重威胁着群众的健康，而创伤是45岁以下人群的首要死亡原因，我国每年因创伤造成的死亡人数为70万～75万人。10年间，七院作为三级中西医结合医院着力建设胸痛中心、卒中中心、创伤急救中心，为患者打通生命救治快速通道，大幅提升了医院的急危重症患者救治成功率。分秒必争，与时间赛跑，为生命护航。可以说，三大中心让医院急救工作发生质的变化。

（1）胸痛中心：2018年通过国家胸痛中心认证。胸痛中心的成立、高效运转确保三个"快"的实现，即快速识别、快速到符合条件的医院急救、快速开通闭塞的冠状动脉血管。医院心血管内科于2016年起开展系统性的胸痛中心建设项目。在院领导关心带领下，成功申报AHA心血管急救培训基地，为全院及相关单位的心肺复苏培训打下扎实基础。2017年开始申请国家胸痛中心认证，建立院内胸痛中心管理体系并签署胸痛中心建设相关医联体及"120"合作协议。通过全院上下努力于2018年10月通过国家胸痛中心认证，后续在院内质控管理持续优化，胸痛中心建设成效显现，周边群众的口碑载道，患者数量持续提升，D TO W时间不断缩短，最短D TO W时间从2019年的46分钟逐渐优化至28分钟。进一步完善STEMI患者急诊室、CCU双跨越直接送至导管室，以及曹路门诊部与院本部之间的无缝转运，使得医院的急救范围进一步扩展。同时不断优化心血管介入相关技术，不断引进及开展IVUS、FFR、OCT，以及旋磨、激光等技术。在2022年疫情期间，作为地区医疗中心急救单元的重要组成部分，无间断地提供心血管疾病的急救服务，挽救众多患者的生命。做到急救任务不停歇，相关人员零感染。

（2）卒中中心：争创国家示范中心。为争分夺秒抢救脑卒中患者，2018年医院将胸痛中心的创建成功经验延伸至卒中中心。卒中中心在院领导支持下，不断优化卒中绿色通道建设，静脉溶栓比例逐渐提升，DTN时间＜40分钟，达到世界领先水平，整体预后良好。2020年起逐步摸索开展脑血管病介入治疗，2021年8月正式取得神经血管介入技术备案。开设全年24小时独立神经急诊，病房床位74张（含神经重症病房），设有快速优质的卒中救治绿色通道，保证患者在最短时间内接受最有效的治疗，结合多模式影像评估技术，成熟开展溶栓、取栓等缺血性脑卒中急性期血管再通治疗，具备处理急诊破裂动脉瘤等出血性脑血管病和颅内、外动脉狭窄的高难度神经介入技术。临床救治水平在上海脑卒中预防与救治体系单位中位居前列。

（3）创伤急救中心：区域高峰高原学科。急创中心是将院前急救（"120"）、院内急诊外科、重症医学科进行系统化整合，争取在最短时间内给患者以及时、有效、全面的综合救治，极大地缩短了患者的救治时间，提高了急危重患者的救治成功率。2012年调整急诊布局，规定两个"3"，即在急诊抢救室内抢救患者不能滞留3小时，在急诊监护室内患者不能滞留3天。梳理ICU管理流程，危重患者抢救成功率全年达到85%，规划一体化急诊创伤救护中心。按照《浦东新区深化医药卫生体制综合改革试点实施意见》强化院前急救体系和优化创伤急救中心布局，建立2个区级创伤急救中心的要求，医院建立创伤急救学科团队，于2018年7月1日起顺利运行。当年收治严重创伤患者总计54例，抢救成功48例，严重创伤抢救成功率达到90%，尤其是多例具有较大社会影响力的患者抢救成功，如17岁少女被集卡车碾压致全身多处创伤、20余米高空坠落的中年男性、严重冲击伤的外籍学者。2020年创伤急救中心优化创伤救治流程，整合创伤救治单元，将原神经外科、胸外科纳入创伤急救中心管理，使得严重创伤患者救治更便于衔接与协调；收治各类创伤患者总计同比增加3.91%；其中严重创伤收入ICU总计122人；急诊停留时间降至59.8分钟，较前明显缩短，其中最短急诊停留时间18分钟。严重创伤患者救治成功率90%以上，救治成功率和救治效率显著提升。

（4）"海陆空"一体化，应急救援迅速。每一次创伤和救治，都意味着进步。随着国家应急管理法规体系逐步完善和建立，10年来，医院一直都在为提高应急救援能力而努力。2014年8月5日，早晨6点左右，一辆拖挂车与一辆由浦西驶向崇明方向的依维柯车在高行境内的五洲大道与张杨北路路口相撞，20名伤员相继送入医院紧急抢救，浦东新区副区长谢毓敏等领导亲临现场，这对医院的应急救治是一场严峻的考验。2016年5月，医院海上救援队由临床一线98名精兵强将组成，分别由林研和周一心副院长带领参加上海市国防动员委员会组织的浦东新区海上动员力量整组点验行动。2017年七院以JCI为抓手，建立"999"事件应急流程，形成良好的院内急救机制，至今"999"事件抢救成功率维持在90%以上。2020年医院与东海救助局上海基地构建远程医疗救治体系，于2021年4月签署医疗救助合作协议。通过专家远程指导，保障危重患者得到有效救治。举行2次远程医疗救助演练，持续改进院内急救复苏流程，开展院内各类急救演练总计7次，各类院内急救培训总计3次，通过院内急救复苏流程成功救治突发心跳呼吸骤停病例6例。2021年七院与浦东新区急救中心、东海救助局医疗救助处建立联络工作群，完成从海上、空中、陆上及院内救治信息协同，初步完成海陆空一体化的救助体系建设。此后每年通过海上救助、直升机转运完成救助人次约30人次。10年间，梳理修订应急医疗制度45项，建立了一支80人的应急队伍，且每年持续更新优化，形成一套平战结合的应急医疗保障体系。作为浦东新区北片的区域医疗中心，七院肩负起附近造船厂等重工企业的医疗保障任务。七院秉持社会责任，出色完成上海"半马"、人代会、烈士纪念日等30余次应急医疗保障任务。此外，医院还与江南造船（集团）有限责任公司、上海江南长兴重工有限责任公司、上海外高桥造船有限公司、上海江南长兴造船有限责任公司、中船钢构工程股份有限公司等多家企业签订医疗服务合作协议，形成反应迅速、保障及时、救治高效的医企联动绿色通道。

（5）大实验大平台，远程医技中心。第一，建立大实验平台：医学检验科抓住机遇，迅速崛起，分别在2020年和2022年顺利通过ISO 15189评审和复审。2020年，医学检验科与浦东新区疾病控制中心决定联合建立和运作"慢性病实验室"，与长三角智慧医疗发展联盟、张江细胞形态学技术中心进行深入探索与合作；同时发起成立"长三角细胞形态学诊断专科联盟"，取得浦东新区重点薄弱学科。2020年，新冠肺炎疫情下，医院检验科PCR实验室作为上海市第一批公立医疗机构开展新型冠状病毒核酸检测能力认定的实验室，在3年核酸检测中，医学检验人直面病毒、从未退缩，成为浦东新区的防疫主力军。2021年，医学检验科推进医院大实验平台建设，将医学检验科、病理科、中心实验室的资源进行整合，反哺临床科研成果转化。第二，建立医学检验、影像、心电医技医联体中心：2020年，为推进"检查在社区、判读在七院，操作在社区、质控在七院，服务在社区、统筹在七院"的工作流程，医院医学影像科、心电图功能室、医学检验科辐射医联体，建立医学检验、影像医技、心电功能医联体中心，基本实现医联体成员单位外送医院医技中心报告率100%。

（6）服务老年健康，设立干保医院。老年健康和老干部的服务，七院一直在行动。早在2012年10月，医院在传统医学科设立老干部病房，定名为传统医学科（老干部病房），核定30张床位，负责浦东新区医保离休干部及师职干部的医疗保健；2021年在传统医学示范中心下设置老年病科，为一级科室，核定20张床位，开设老年病门诊，同年通过上海市老年友善医院督查及评选；2022年获得上海市医疗保健医院资格，成为浦东新区除东方医院外，第二家获此资格的综合性医院。

四、医疗管理：持续提升，安全质量

一是建立现代化医疗质量管理体系。随着七院加快现代医院管理制度的落实和推进，医务处全面贯彻落实《医疗质量管理办法》，落实医疗管理核心制度，建立医疗质量管理委员会、医疗技术管理委员会、临床路径管理委员会等27个核心医疗相关委员会、工作小组，每年定期召开会议讨论医疗安全和质量，制定和修订相关制度359个，充分发挥专家治院作用。落实院科两级管理，根据医疗质量安全关键领域和薄弱环节，制定落实年度科主任目标责任书，明确医疗质量考核指标。科室专业质控指标到2021年有35个，覆盖所有临床医技科室。每季度定期召开医师大会，由医务处组织全院临床医师参会，出席率超过90%，分别从核心制度、最新政策、法律法规、行风要求、行为规范、科室建设等多维度进行传达和沟通，以便临床一线医生能全面了解医院的医疗情况。月度定期召开医政例会，由业务副院长牵头，召集多部门联席会议，互通有无，讨论重点、难点、堵点工作，制订下一月推进计划，以提高管理效率。月度定期召开医疗质量分析会，让科主任、主诊组长能第一时间了解科室的运行情况，以便科室尽早、尽快进行改进和提高。每周业务院长带领医务、医保等多部门深入临床，针对科室薄弱环节进行沟通协调，持续督促改进不足，使医疗质量、医疗安全得到保障。从2013年开始，落实每日7:40医院总值班的早交班制度，对于重点区域、重点人群、重点流程等进行巡查，及时发现医疗环节问题，进行整改。这些精细化医疗质量管理框架和制度，通过这些年的落实，已形成良好的常态化机制，也为保障医院安全奠定管理基石。

二是建立规范化医师积分联动制度。医疗的行为规范，是医疗质量与安全的基础。因此在2021年，医务处牵头制定《七院医师不良执业行为记分管理办法》，此办法涉及"三医"：医保、医事、医务，6月1日起开始施行。2022年，医务处再次升级"医师积分"版本，针对"办法"前期执行中存在的问题优化形成核心制度违规行为管理积分办法2.0。建立"四个一"，即一个"院级、科室核心制度质控督查专员库"，一个"医师核心制度违规行为鱼面清单"，一个"核心制度违规行为督查安排表"，一个"医师核心制度违规积分库"，采用科室质量管理员互查、质控专家集中督查、医务处复核、专项督查等多种渠道落实核心制度督查，每月点评、公示医师核心制度违规积分。从2022年起，医师积分情况与医师个人职称晋升、评优评奖挂钩。办法执行以来，各项核心制度执行规范情况显著提升。

三是建立信息化核心制度落实专项。提高医疗质量离不开核心制度落实。2016年国家出台《医疗质量管理办法》，推出18项核心制度是院内医疗质量和医疗安全的根本。核心制度涉及范围广且包含多部门，要做到可追溯、可改进，必须有信息化支持，才能借助精细化管理工具来落实，通过不断磨合和更新，现已实现结构化门诊电子病历、病案质量智慧化评分、电子交接班、手术分级管理、会诊管理、医嘱闭环管理、药品闭环管理、输血闭环管理、危急值闭环管理、不良事件管理等10余项重点环节闭环管理。2017年，建立临床数据中心，实现360患者视图，提高数据分析能力。上线急诊分诊系统，大大提高急诊预检的科学性、合理性。2019年围绕医疗质量管理，完善包括门急诊危急值的全程闭环管理；审批流程电子化，完善移动BI系统建设，实现核心运行指标在院人次、药占比、耗材比、手术例数等指标，实现院、科两级实时查询与监督。

四是建立智慧化电子病历质控系统。2016年推进结构化门诊电子病历，将门诊电子病历书写率提升至95%以上，全院化验检查、病区会诊、手术申请电子化。2021年顺应DRG/DIP支付改革要求进行病案首页效益工程，医务处联合病案室、信息科，设定基于结构化数据的逻辑质控规则，做到病案文书在事前、事中、事后都能得到有效的质控。通过信息化，将电子病历和信息进行集成，为整个临床诊疗环节提供支撑。

五是建立区域化远程医学会诊中心。2018年12月12日，医院启动"上海市第七人民医院大理宾川县人民医院远程会诊中心"，进行疑难病例讨论和远程会诊、搭建良好的线上交流平台，实现医院与云南对口帮扶医院远程医疗零距离的精准支援目标。2019年9月16日，医院与曹路社区卫生服务中心进行远程会诊，针对反复发热的疑难病例进行线上讨论。首次实现通过手机APP和计算机客户端两种方式与社区进行远程会诊。通过外高桥医联体及远程医疗平台的建设，将最大限度发挥支援医院后方力量和优质医疗资源的辐射和带动作用。

五、医疗发展：创新模式，激发动力

一是建立"1+N+X"中西结合、医康融合多学科协作诊疗模式。自2012年开设MDT整合门诊以来，医院一直在尝试摸索七院特色的多学科协作模式。同年9月，根据周边患者高发的疾病特点，开设瘙痒症整合门诊、中风康复整合门诊和小儿脑瘫整合门诊。2016年，开设周围血管疾病联合门诊（普外二科、治未病科）、糖尿病医护联合门诊等，新增妊娠合并内分泌疾病联合门诊。2018年，新增妊娠糖尿病联合门诊、中西医结合肿瘤门诊。但是这些联合门诊或者大会诊都是零敲碎打，没有一个完整的组织框架。2015年，医务处首次开始组织院内典型病例讨论活动，提升医院对疑难病、危重症的救治能力。2021年5月12日，在医院的"十四五"规划中明确提出多学科诊疗模式（MDT）作为医学发展的必然产物。为推动不同临床、医技科室之间开展多学科协作，实现医生、科室和医院共同提高，于同年6月，医务处牵头制定《上海市第七人民医院多学科诊疗模式（MDT）协作组建设方案》，正式推动医院MDT。通过委员会评审，最终确立19项MDT项目，借此整合各学科专业技术的团队优势，为患者提供量身定做的诊疗方案。为更好地推进这一实事项目，特将其列为2021年院级优先改进项目。医务处通过制定MDT协作组建设方案、定期召开院级病例讨论会、加强监管、中期阶段汇报评估、加大激励机制等一系列举措，切实推进医院MDT工作。2021年新增设3个MDT联合门诊，门诊病例持续提升至每月50余例；MDT住院开展率由2020年的1.1%迅速提高到22.4%。中医指标、康复指标切实提升，形成肾上腺疾病、腰腿痛、神经康复3个特色MDT。在近年来的扎实推进中，结合公立医院高质量发展以及研究型医院的要求，形成以医院六大学科为发展方向，以提升疑难危重服务能力为目标，以DIP病种为基础，聚焦提升医疗服务能级，完善分级诊疗制度，自立于强腰功能，延伸到医联体社区，打造成具有七院特色"1+N+X"多学科协作诊疗模式。该模式荣获"第七季改善医疗服务行动全国医院擂台赛"推广多学科诊疗模式百强案例，及第二届上海中医药大学附属医院"优质医疗服务创新品牌"项目入围奖。

二是医康融合促进康复医学发展新模式。2012年根据三级中西结合医院要求，在康复科基础上成立康复医学部设为一级临床科室，下设5个二级临床科室，床位共计77张，包括神经康复、骨伤康复、烧伤康复、儿童康复、康复治疗师管理办公室，首次将康复治疗师成立单独科室，拥有治疗师14人，进行康复治疗专科分类，分为物理治疗、作业治疗、言语治疗。同时康复医学部还聘请上海中医药大学康复医学院的专业教师来医院并设门诊、参与临床康复医疗，提升康复医学部服务能力。2012年康复医学科获得上海市重点专科建设A类项目、浦东新区重点学科群，为七院第二个上海市重点专科、浦东新区第一个重点学科群建设，同时成为上海中医药大学康复医学院的教学基地，开始进行康复临床带教并承担教学任务，提升了康复医学部的教学能力。2013年七院聘用原神经内科副主任、骨伤科副主任分别担任神经康复、骨伤康复负责人，患者可以在神经内科、骨伤科进行双向流转的同时，康复也在这两个临床科室开展，使临床与康复相结合，为医康融合模式雏形。2014年康复医学部与针推科共同成立针推教研室；同年成为浦东新区残疾人康复中心、浦东新区残疾人康复（辅助器具）中心、"阳光宝宝"定点康复；派遣康复治疗师进入美国杜肯大学学习深造。2015年院领导走访医联体单位，推动康复下社区、提升医联体单位康复服务能力，三级康复网络初具雏形；2016年康复医学部由香港威尔士亲王医院、屯门医院引进神经康复、骨伤康复、重症康复的高级治疗师，进行1个月的临床教学；同年与重症医学科开展康复治疗。先后成立重症康复小组，将骨伤康复并入骨伤科、神经康复并入神经内科，分别由骨伤科、神经内科管理；康复治疗师管理办公室更名为康复治疗科，拥有康复治疗师20人，在物理治疗、作业治疗、言语治疗的基础上，进一步进行三个治疗专业的分化。2017年中国康复医学会会长方国恩来医院调研康复亚专科分化，同年引入美国回国心脏康复治疗师1人、派遣1名康复治疗师到美国杜肯大学学习心脏康复；同时引进香港威尔士亲王医院、屯门医院高级康复治疗师指导心脏康复开展，与心内科联合开展心脏康复，成立"心理康复工作室"；与妇产科合作，开展妇科与产后康复；获得上海市卒中康复联盟建设、急性PCI术后心脏康复建设、浦东新区薄弱学科建设；11月与上海市颐和苑老年服务中心签约为党支部共建单位，医康养模式初具雏形。2018年康复医技楼启用，康复训练大厅由300平方米扩大至1 800平方米，在物理治疗室、作业治疗室、言语治疗室的基础上增加物理因子治疗室、产后康复治疗室、康复评估室、心肺康复治疗室、儿童治疗室、心理治疗室等。同年中国康复医学会会长方国恩、上海市康复医学会秘书长郑洁皎等一行人来医院调研康复医学，指导康复医技楼开展及启用；康复医学科参加"2018年改善医疗服务全国医院擂台赛"华东赛区总决赛中获评"十大价值案例"。专家评委对医院"综合性三级医院康复一体化模式及社区联动平台的构建"项目给予较高的评价和认可；同时"综合性三级医院康复一体化模式及社区联动平台的构建"获浦东新区科技进步三等奖。在康复医学科的推动下，"大康复"慢慢得到中国康复医学会、政府及社会的肯定。2019年，获评"2019届中国中医医院最佳临床型专科"，获批成为中国康复医学会心脏康复培训基地、中国残疾问题研究中心研究实践基地，这是对七院康复的认可。通过"综合性三级医院康复一体化模式及社区联动平台的构建"的宣传和推广，获得浦东新区国家中医药发展综合改革试验区建设项目"中西医结合康复区域联合体管理模式"和"四级网络建设"2个项目，为医康融合中的医康养融合打下基础。2020年中国康复医学会会长方国恩、书记牛恩喜等一行人再次来医院调研，康复医学科汇报"大康复"发展模式得到两人的肯定并建议在全国推广；11月在北京中国康复医学会年会上举办"大康复"论坛，医院牵头的中国康复医学会大康复工作委员会筹备组正式启动，经过专家科学论证"大康复"模式后，改名医康融合模式。2020年"中西医结合三级医院康复一体化模式及社区联动平台的构建"获上海康复医学科技奖二等奖，医康融合模式得到康复界同道的认可。2021年3月中国康复医学会医康融合工作委员会获批成立，七院荣膺主任单位；4月获批成为中国康复医学会全国继续教育培训基地；7月在上海举办第一届中国康复医学会医康融合工作委员会学术年会暨成立大会，总结2016—2021年七院康复医学发展，提炼出八大融合（队伍融合、技术与管理融合、现代康复与传统医学融合、门诊与出院融合、医康养融合、医工融合、医教研融合、小融合到大融合）理念，且成功举办并入选第一届全国医康融合十大价值案例。在七院医康养融合推动下医联体单位曹路社区卫生服务中心（肌骨康复）成为第一批上海市社区康复中心。康复医学科获评"2021届中国中医医院最佳临床型专科"，"医康融合诊疗模式构建及推广"获评2021届中医医院优秀管理案例。

　　2021年是七院医康融合模式走上中国康复医学舞台的一年。随着医康融合模式逐渐被同行认可，"教育部中医智能康复教育部工程研究中心"正式在医院挂牌、黑龙江省名中医唐强工作室成立、全国名老中医药专家学术经验继承工作指导老师褚立希工作室成立，及后来成立智能康复中心、与上海傅利叶、曦嘉科技公司形成战略合作，都标志着七院康复医学发展逐渐由临床专科向研究型专科转型发展。

六、医疗内涵：做浓中医，助推传承

一是快速提升五大中医效率指标。自2012年起，医院注重发挥中西医结合特色优势和提高临床疗效，通过严格执行"中西医结合常见（优势）病种病历质量考核标准""中西医结合病历质量考核管理与奖励""中医临床路径病种管理"等制度，落实24个科室的常见病种和优势病种中西医结合诊疗方案72个。同时实施"中医诊疗技术临床应用与推广奖励""中成药、中药饮片、院内制剂临床应用考核与奖励规定"，每周统计、每月考核、兑现奖励。持续提升中西医结合服务能力，2013年全院临床开展优势病种诊疗方案54个、围手术期诊疗方案30个，开展中医临床路径16个，所有学科均完成国家中医医院建设指南中规定的中医特色服务项目。中药饮片处方数占门诊总处方数比例较2012年度增长5个百分点，中西医结合治疗比例总体高于70%，优势病种中西医结合治疗比例高于80%。通过多年的中医内涵建设，门诊中药饮片率提升至30%左右，门诊中医非药物技术逐渐提升到20%左右，住院患者饮片率提升到70.36%。

二是创新中医非药物综合治疗模式。2012年，为符合三级甲等中西医结合医院创建要求，七院开设门诊中医综合治疗室，当年的服务人次仅819人次。2016年，依托上海市中医药发展办公室"三年行动计划"项目建设，医院对现有的中医综合治疗区运行模式进行改革创新，实现门诊患者中医非药物治疗项目一站式服务。2019年，启动院内中医技术服务能力提升项目建设，以针灸科、推拿科医生为技术指导主体，结合医院多临床学科、联合护理，拓宽中医治疗的范围，开展包括督脉灸、任脉灸、核桃灸、杵针、葫芦灸、药物罐、经络走罐、健脾灸等特色治疗等22项中医外治项目，进一步丰富中医治疗的技术内涵。2020年，曹路门诊部开设中医综合治疗区，中医技术辐射范围至曹路全域广受欢迎，至2021年曹路中医非药物技术开展率达到22%。通过这10年的建设，医院中医综合治疗区面积达250平方米、床位50张，带动全院的中医非药物技术的发展，门诊中医非药物技术开展率从2012年的7%上升到2021年的20.4%，全院中医特色服务项目从40项增加到96项，远高于"国考"平均水平。形成以疾病为切入点、以技术为纽带、以科室为平台，依托3个门诊中医综合治疗区和22个病房中医综合治疗室，建立院前+院中+院后，"健康管理部—门诊—病房"三位一体的联合序贯中医综合治疗模式，服务人次从最初819人次，提升到900万人次，对患者达到未病先防、已病防变、病后调养的全周期管理。

三是搭建四级名中医传承体系。2012年6月国家中医药管理局"叶景华全国名中医传承工作室"挂牌，10年内共培养盖云、孙建明、张晓丹、胡静等13名学术继承人，2018年医院举办"海派中医高峰论坛、全国名老中医传承工作室叶景华教授行医七十周年庆暨学术思想研讨会"，2020年叶景华教授获上海市首届"医德之光"荣誉称号。2015年医院举行"浦东新区名中医工作室启动会暨拜师仪式"，标志着浦东名中医工作室在医院正式启动。目前医院成立有叶玉妹、朱雪萍、孙建明、翟晓翔、周一心5个浦东新区名中医工作室。2021年，医院首个国医大师工作室"沈宝藩传承工作室"落户急创中心，雷鸣、王枫、张晓丹、孙芳园成为首批传承人；2021—2022年陆续有"国医大师李佃贵传承工作室""上海市名中医何立群传承工作室"等9位国家级、省市级名中医在医院挂牌名中医工作室并开展传承工作。至2022年搭建起包括2位国医大师、8位省市级名中医、5位浦东新区名中医、2位海派中医传人及4位七院名中医等20个名中医/流派传承工作室，形成国家—省市—浦东新区—院内四级传承体系，医院中青年优秀医师50余人成为名中医继承人或工作室骨干。

四是创新中医人才培养模式。全覆盖西学中人才培养：2012年7月，经上海市卫生局批复同意浦东新区卫生局委托上海中医药大学在医院举办第三期、第四期"上海市卫生局西医学习中医在职培训班"，第四期培训班的49名学员拜叶景华、叶玉妹等8位中医专家为导师，其他31名学员师从上海中医药大学何立群、魏江磊、蔡定芳等知名教授；从那时起中医及西学中医师比例占医师比例始终保持60%以上。截至2022年，医院累计180余人获得西学中培训合格证书，7位西学中医师获得中医类人才培养项目。2018年起，医院启动实施西学中科室对接计划，将以中医为特色的科室与其他科室西学中医师开展对接任务，通过跟师抄方、联合查房、联合门诊等形式提升西学中医师中医药服务能力，目前已开设尿失禁、便秘、肺结节、心悸病、多囊卵巢综合征、脂肪肝、腰腿痛7个中西医结合联合门诊，广受好评。提升优秀中医人才培养：2012年医院启动"七院三星"院级人才培养计划，包含院级名中医继承人培养计划，截至2022年，共培养名中医继承人38名，其中有3位获得市级人才培养项目、有11位成为医院优秀中层管理干部、有14位获得区级中医人才培养项目。

五是助推院内制剂转化运用。宁神丹香合剂（曾用名宁神合剂）、冬柏通淋合剂由名中医叶景华教授创制，1978年获得院内制剂批号（沪药制字Z05131092）开始在临床使用（同期另有17个院内自制制剂获得批号），2011—2013年在浦东新区卫健委"院内制剂区内多点规范化临床验证"项目支持下，9 576瓶宁神合剂在全区19个社区卫生服务中心推广使用。宁神丹香合剂、冬柏通淋合剂2019年恢复院内自制制剂批号，2022年参藤养血颗粒、归脊强腰颗粒、鹿芪益肾颗粒、解热颗粒恢复院内制剂批号，其他院内自制制剂也正在陆续恢复批号中。经过向全院临床医师的技术推广，院内制剂收入占全院药物收入比例从2018年的0.000 2%，提升到2021年的

1.66%。自2021年起，经过2年三批申报，遴选出共计97张院级中药协定方，由各科室12位青年中医医师组成协定方临床巡讲团，历时3个月下科室巡讲推广并编撰协定方使用手册，使院级协定方在全院30余个临床科室均推广使用起来。

七、医疗平台：对口支援，肝胆相照

一是不远千里，对口支援。根据国家、上海市和浦东新区关于对口支援工作的部署安排，2010年至今，医院参与援疆、援滇的医疗援建工作，分别与云南省腾冲县中医医院、云南省大理宾川县中医院、云南省大理宾川县人民医院、云南省大理剑川县中医院、云南省大理巍山县人民医院、新疆维吾尔自治区莎车县维吾尔医（中医）医院，签订对口支援协议书，形成与6家医院的对口支援关系，分20批共派出356人次，围绕完善医院现代化治理制度体系，坚持精准扶贫建立长效合作帮扶机制，加强沪滇、沪疆学术探讨、人才合作交流，探索建立医院学科体系、储备学科带头人以及建立智能信息化对口支援医疗共同体模式等方面开展工作。

二是肝胆相照，手足情深。2014年，医院与云南省腾冲县中医医院签订对口支援协议，其中腹腔镜下子宫全切除术在腾冲为首例，填补腾冲中医院妇科微创手术的空白；成立腾冲中医医院眼科门诊，实现零的突破；成功指导当地医生实施腾冲中医院首例腹腔镜下肾脏囊肿开顶减压术。到2017年第一轮对口支援周期结束时，腾冲市中医医院（原腾冲县中医医院）与对口支援工作开展前相比门诊人次上升10.4%、出院人次上升23.2%、手术台次上升43.2%，各项医疗质量指标均达标。2018年，根据国家巩固深化城市医院对口支援云南医院的长期合作帮扶机制的精神，浦东新区卫健委明确医院对口帮扶云南大理剑川县中医院、宾川县人民医院、宾川县中医院，医院在援建工作中逐步摸索出采取"组团式""巡回式""现场指导""定期巡访"相融合的帮扶方式，探索加入"远程医疗"，建立互联网＋对口支援医疗共同体模式。2018年12月12日，七院首次启动"上海市第七人民医院大理宾川县人民医院远程医疗中心"，进行疑难病例讨论和远程会诊，将援滇工作从2.0升级到3.0。2019年，与宾川县中医院开启远程会诊，结成"上海市第七人民医院宾川中医院骨伤科远程医疗协作单位"。此外，结合职工疗休养选址大理，形成"疗休养＋组团援滇"相结合的模式，每年组织医疗队集中前往大理，开展为期一周的对口帮扶医疗周活动。在宾川县中医院，七院医生克服种种困难，成功开展宾川县中医医院第一例无痛胃镜操作。2020年，确定与云南大理巍山县人民医院结成对口支援关系，通过驻点＋远程＋组团式的支援方式，在康复专科的建设上已颇有成效。

三是千里援疆，医路仁心。"组团式"医疗援疆新模式，推动新疆莎车地区医疗卫生事业跨越式发展。2012年，医院对口支援新疆喀什莎车县人民医院。2014年，援疆医疗队在当地开展重大创伤急救、胸外科手术等，开展食管癌根治术，填补莎车县医院在胸外科肿瘤救治技术领域的空白。2019年，确立上海市第七人民医院与新疆莎车县维吾尔医（中医）医院为对口帮扶关系，由七院院长王杰宁同志亲自带队专家团一行10人赶赴祖国西北边陲喀什莎车县，进行为期一周的"柔性援疆"医疗活动周，并派驻队员驻点承担派驻任务，其中两位同志挂职莎车县维吾尔医（中医）医院副院长。在为期3年的援建过程中医院逐步摸索出采取"组团与柔性"相结合、"管理与业务"双扶持、"师承式"传帮带、举办"高峰论坛"学术交流、专科联盟区域协作、院校双向人才合作、互联网+信息化相融合的多元化帮扶方式。

四是院际合作，异地牵手。2015年12月，医院与河北省沧州中西医结合医院结成"姊妹医院"，在学科建设、人才培养、医院管理等多方面开展合作与共建。2017年起至今，在骨伤、肿瘤、中医治疗等双方互派人员短期交流学习；2019年一起参与举办全国中西医结合医院论坛。2022年4月，新冠疫情"大上海保卫战"攻坚克难之际，医院检验科超负荷连轴转最艰难的时刻，迎来河北沧州中西医结合医院的核酸检测支援分队，彼此携手共进，肝胆相照，用实际行动践行"检验人"的使命。

五是十年耕耘，七院模式。2012年，医院作为浦东新区外高桥医联体的牵头单位，对口所辖区域的高桥、凌桥、高东、高行4个社区卫生服务中心，以学科发展、人才培养、中医适宜技术推广为纽带开展升级版，医联体从"行政命令"进化到"自由恋爱"。2014年由医院牵头，4个社区卫生服务中心加盟，成立外高桥医盟。2016年，扩充医联体成员，沪东医院、浦兴社区卫生服务中心加入外高桥医盟，同时探索"教学联合体"模式。医联体也从"自由恋爱"成为"利益共享体"。2017年，随着上海中医药大学附属医院建设的不断深入，医院制定"区校共建"的上海中医药大学七院医联体方案，成立医联体办公室。2018年，调整医联体成员，由高桥、高东、高行、凌桥、浦兴、曹路6家社区卫生服务中心组成，成立外高桥医联体理事会，试行理事会领导体制，医联体也进入"（次紧密型）利益共同体"，为探索更大合作奠定基础。2019年，医院建成区域临检、影像医技中心；构建全专科医师团队，开设首席家庭医生门诊；开设全专科联合门诊；与曹路试点开展"七院—社区远程会诊"，在医联体内推进中医专病专科联盟。2020年，联动浦东新区疾控中心，与检验科联合成立慢性病实验室，探索构建基于流行病学对区域内卒中发病人群筛查的区域医防联合管理模式与体系。2021年，外高桥医联体构建以社区卫生服务中心家庭医生为核心、七院专科医生为技术支撑的签约服务团队，促进医联体内双向转诊；逐步推进检验、影像、心电三大医技中心建设，为医联体内成员单位提供互联互通服务。

通过10年的医联体建设，围绕家庭医生签约与分级诊疗、区域协同救治与慢病管理、技术扶持与全科医师队伍培养四个方面进行模式探索，在浦东新区外高桥地区建立起以区域医联体为主，专科专病医联体协同发展的组织管理体系与运行模式，推动形成基层首诊、双向转诊、急慢分治、上下联动的分级诊疗模式。以七院三大急救中心为平台，构建区域协同救治体系，形成并推进对危急重症患者从家庭—社区—三级医院的分级救治流程与网络，为基层单位救治危急重症疾病提供医疗技术保障。探索患者信息资源共享信息平台，逐渐实现医联体内成员单位双向转诊信息化，建成远程会诊中心及互联网医院云诊室，形成"七院—社区—街镇居委"的三级健康服务网络，其中由七院牵头将浦东北片区域包括高桥、金桥、陆家嘴区域的16家社区卫生服务中心、2家综合性医院（浦东新区公利医院、上海东方医院）中医科，以中医医联体形式组织联系起来，在5家医联体成员单位中建立"叶景华传承工作室"传承叶景华名中医诊疗慢性肾病学术经验，在6家成员单位开设中医肾病门诊，开展中医全专科医师联合门诊，推广曙光医院、市七医院中医药防治慢性肾病的优势诊疗方案及特色技术，取得了较好的社会影响。

（全　珠　张晓丹　许开亮　居海宁　杨益挺

于小明　陆怡纹　陈鹏辉　裘俊杰）

第二节　诊疗模式聚功能　门诊服务争创新

一、便捷就医，服务百姓

一是搭建智慧门诊，便捷百姓就医。随着科学技术的不断进步，信息化的不断发展，互联网、人工智能、大数据分析、5G等技术纷纷兴起，为人民群众的生活带来更加便捷的服务。将这些新兴技术应用在智慧门诊的建设上对传统就医方式发起颠覆性的革命，有效地解决了患者就医时存在"挂号难、缴费慢、排队长"的矛盾。10年间，七院为贯彻落实国务院"互联网+医疗健康"战略，响应市委、市政府"一网通办"号召，大力推进业务流程革命性再造，通过对全门诊进行WiFi覆盖为智慧门诊打好底层逻辑架构，将患者就医期间涉及的所有流程由线下转移至线上。

就诊前，通过对疾病谱进行大数据分析，绘制人体疾病3D图谱，建立智能导诊，解决患者必须到达医院才能分诊的问题，帮助患者足不出户就对自己的病情有所了解，并在导诊后直接跳转预约界面，减少患者多余的查询路径；同时拓展提前预约途径，推出微信预约、电话预约、支付宝预约、官网预约、诊间预约、诊区预约、便民服务中心现场预约、自助预约、出院预约、社区预约十大预约途径，覆盖全门诊，真正做到全预约。患者提前预约后再来院就诊前一天，智能系统会推送就诊信息给患者，此举有效地减少患者等候时间，减少门诊区域大客流等情况。

就诊中，医院打通线上电子医保支付环境，患者可以通过信用付、无感付、线上支付、诊间支付等多种支付方式来完成挂号缴费的场景应用，此举进一步减少线下患者排队等候时间，同时在疫情时期也极大地降低了院感发生风险。医院根据各科重点专病发展方向，整合出一套完整的预问诊问答体系，在此基础上搭建智能预问诊推送，让患者在候诊时可以将自己的情况填写在推送中，避免医生遗漏重要病史问题，患者候诊时，可以通过公众号中候诊队列来自主判断前往诊区的时间。

就诊后，若患者需要进行相应的检验检查项目，可至患者服务中心，由检查预约中心根据患者实际的检查项目及检查禁忌为患者尽可能地将检查及下次复诊时间预约在同一天，减少患者多次往返医院。检查报告出来后，公众号也会第一时间将报告推送给患者。

十年间智慧门诊不断发展，医院几项核心指标均得到大幅度的提高，门诊患者候诊时间由原先的32分钟缩短至目前的15分钟，提前预约就诊率由十年前的1.8%提升至目前的52%，脱卡支付率最高到达52.78%。"提高门诊诊疗预约率"项目在2020年获全国医院品质管理圈大赛二等奖，"平战结合下提高老年患者脱卡支付率"项目在2021年获全国医院品质管理圈大赛医防融合组三等奖。

二是优化门诊设施，赋能便捷就医。在确保医疗质量与安全的前提下，运用先进的信息技术对就医流程、模式、运营管理等进行创新优化或流程再造，从而不断增加患者对医疗服务的满意度，增加患者对医院的认同度。对于日渐增长的门诊量，门诊环境无法做出大的变动时，只能通过优化门诊设施，来赋能便捷就医。

如何缩短患者就诊等候时间，优化等候流程是各家医院需要解决的重大问题。医院在2012年上线首套叫号系统，支持医生通过点击叫号系统来替代护士分诊，对于优化患者候诊流程有极大改善，但系统使用有其特殊性，在该系统无法满足日益增长的门诊量时，医院主动对其进行更换，根据不同诊区特殊地理环境设置对应的叫号模式，新叫号系统更好地满足了患者候诊要求。

2013年起，医院开始探索自助机服务模式，在门诊大厅投放少量的自助设备，开展门诊预约、挂号、医保信息、收费信息的查询。随着业务量增长，医院逐步增加自助设备投放，完善自助设备功能，目前的自助设备已包含预约、制卡、挂号、缴费、查询收费信息、查询医保信息、打印发票、补身份信息等功能。同时出于对老年人的友善服务，医院对自助机设备进行功能更新、改善，使自助机设备更易于患者操作。在2020年，增加自助机大病医保操作，开通电子医保卡功能。自助机设备的投入、功能的完善，对于医院降低人力资源成本，提高服务质量有极大改善。

随着门诊量的提升，门诊区域显得局促狭小，在这样的环境里，既要保持门诊整体环境的整洁，也要对门诊的专家、科室做好宣传，还要让患者做到一目了然，就需要运用更多的智能设备。于是医院在2013年开始试点在门诊各楼层根据不同区域不同地理环境增加电子屏进行专家、科室的宣传，并于2022年在全门诊布置39块屏幕进行宣传播放。

二、质量先行，持续优化

一是提高服务质量，展示巾帼风采。在夯实现有特色专科和重点专科技术上，借助创建三级中西医结合医院，全面推进新一轮医院学科建设，满足经济增长及社会发展需要。在"十二五"规划开局之年，迎来医院创建三级中西医结合医院的重要时刻，门急诊办公室根据上海市巾帼文明岗创建活动要求，落实每个步骤，使门急诊工作再上一个台阶，提高医院的医疗质量和医疗服务水平。

自创建"巾帼文明岗"活动以来，在各级领导的关心和指导下，门急诊办公室以倡导卫生职业道德文明为核心，以倡导岗位文明、提高岗位技能和岗位效益为重点，以提供优质医疗服务为主要内容，积极引导女性医务人员文明从业、奋发进取、爱岗敬业，不断提高女性医务人员的职业道德和业务技能水平，塑造良好服务形象，展示巾帼风采。首先，规范"巾帼文明岗"活动领导小组，明确完善职责；将"巾帼文明岗"示范活动作为一项重要工作，纳入全年的工作目标中，确保示范成果；对医务人员进行思想动员，多次强调，利用有效的宣传形式对内对外宣传，将"巾帼文明岗"活动融入整体业务工作中。其次，对医务人员提出更高要求，严格按照"巾帼文明岗"对社会的服务承诺，规范医生护士的执业行为，主动接受社会监督。再次，精湛的医技技术是为广大人民群众提供健康服务的重要保障。医院一贯重视专业技术人员的继续教育工作，采取多项举措提高门诊医务人员的专业技术水平，有力促进医务人员的业务能力，提升医院的整体技术水平。开展以基础理论、基本技能、基本操作为主的"三基"练习活动；组织各类医疗服务竞赛；组织各类学习讲座与业务培训、继续再教育及高学历的进修。最后，加强队伍建设，修订岗位责任书，并以开展群众路线教育活动为契机，完善落实门急诊相关制度、职责。"巾帼文明岗"活动使门诊医务人员的积极性得到大幅度提高，进一步增强了门诊医务人员的责任感和使命感，推动门诊各项工作的发展。

二是规范医疗行为，提高医疗质量。"十三五"期间，门急诊办公室将继续以开拓创新、求真务实、艰苦奋斗、坚持发展为第一要义，以"规范医疗行为，提高医疗质量，保障医疗安全，构建和谐医患关系"为核心，以"稳步提升　开拓创新"为指导思想，持之以恒地抓好内涵建设，以患者为中心，发挥中医药特色优势，充分利用现有医疗资源，提高医院效率，推进医院的进一步发展。首先，围绕"院有优势、科有特色、人有专长"的总体目标，结合《2015年医院工作计划》，加强医院中西医内涵质量建设，提升医疗核心竞争力，合理增长业务指标、调整和优化业务结构，控制医疗费用，力争在行业内排名前茅，最终把医院建设成为具有一定国际影响的三级甲等中西医结合医院。其次，踏实做好医疗质量持续改进的工作，根据JCI

标准，以患者为中心，重新修订相应的政策、制度和医疗流程，建立符合医院实际情况的质量目标和指标，以"提高患者的治疗效果，最大限度地利用医疗资源"为目标，以"降低风险，保证安全，医疗质量的持续改正"为核心，落实疑难患者多学科讨论等，提升医务人员医疗行为规范；加强门诊手术安全、患者身份识别核对等，落实患者安全各项举措；落实医疗安全管理委员会制度，做好医疗质量安全事件的分析、评判、改进等工作，提升医疗质量，落实门诊医务人员培训制度，加强门诊医务人员"三基教育"培训。再次，落实门急诊医疗文书书写规范，对门急诊病史、证明类文书等加大督查力度。加强各类门诊管理，规范各类门诊开诊及停诊，为提高专家门诊量，严格贯彻实施《专家门诊停诊管理规定》，并对违规停诊加大考核力度。最后，修订服务规范管理制度，提高服务质量，增进门诊工作人员服务意识及服务技能。加强投诉管理，满足客户合理需求，并对投诉进行分析及整改，提高客户满意度。

在此基础上，医院还注意科室全面建设，培育品牌特色。

（1）培育专科：以扶持院内培育专科为抓手，分层次、分阶段开展专科建设，从而带动医院中西医结合工作。规划明确的培育专科的建设目标和工作内容；梳理完善培育专科的管理制度；加强培育专科的目标管理与过程管理，继续挖掘具有潜力的培育专科。

（2）品牌专科：着重打造独具特色的医疗品牌专科，鼓励科室开展新技术、新疗法。以医疗技术应用或疾病诊治为纽带，努力实现科室内整合、科室间合作、院际间联合。

（3）康复特色：形成神经康复、骨伤康复、儿童康复、言听康复、心理康复、营养康复的亚专科建设格局。康复治疗形成物理治疗、作业治疗和言语治疗的专业分化。探索超早期介入康复治疗模式，带动神经内科、神经外科、骨伤科、儿科、五官科、医学影像科、营养科、功能科等学科发展，打造学科群、缩短治疗病程、提高疾病疗效、提高患者满意度，提升社会影响力。

（4）对外合作：紧跟学科发展前沿，借船出海，参与上海市名中医工作室的学习工作、培养中医骨干、培育专病特色，提升中西医结合特色。

三是建立三级网络，质量不断改进。首先，加强医疗文书书写及质量监控，制定突发事件预警机制及处理预案，落实各种预案与措施，开展多种形式的门诊诊疗服务，尽可能满足患者需要。其次，病案质量做到常抓不懈，增加培训，加大检查、处罚力度，按照更新后的《上海地区病历质量考核评价标准实施细则（试行版）》制定医院评审标准，修订《上海市第七人民医院门诊病历评审标准》，对医院病史书写内涵进行全面的标准化解读。根据科室情况进行结构化电子病史模板的修订，在病史修订中将充分考虑中西医内涵要求，并根据情况举行全院范围的病史书写培训及问题整改方案，将进行病案书写质量培训。最后，完善三级质控网络。各临床科室作为一级质控的责任人做好一级质控，严格保证核心制度的知晓度及落实，在科室进行各级医师的培训，严格科室制度，对出现的问题进行持续性整改。门急诊办公室做好二级质控，制定考核及培训方案，与绩效挂钩，实行定期、不定期抽查，对出现的问题进行科室反馈，对整改情况进行复查。

四是重视门诊质控，提高区域质量。2021年在林研副院长的带领下，医院加入浦东新区门诊质控组团队。林研副院长担任浦东新区门诊质控组组长、曹凤主任担任副组长。其间，对浦东新区各家医院基本情况进行调研，根据实际情况更新社区卫生服务中心及民营医院等门诊质控督查标准，对其质量内涵有更高层次的要求。通过对各家医院的督查，不仅指出不足之处，更带去宝贵经验，促使各家医院的门诊管理水平进一步提升。医院每年召开门诊质控小组活动2～4次，对浦东新区49家社区卫生服务中心开展质控培训，在提高医院门诊质量的同时，带动兄弟医院及区域内各级医院共同提高门诊医疗及服务质量。

三、精益门诊，创新前行

一是优化门诊资源，提高运营能力。门诊作为医院向患者提供医疗服务的主要场所，其各类资源配置是否充足、合理，能否高效满足就诊需求，直接关系到患者的就诊体验及诊疗效果，进而影响患者对医院的满意度评价。七院门诊楼设计日接待量为2 000人次，目前门诊共有125间诊室，涉及28个科室，144名副高以上的专家，137个专病门诊，面对每天平均4 300人次的门诊量，如何合理利用诊室，优化整合门诊资源显得格外重要。这十年来门诊在有限的空间内，面对不断增加的门诊量，不断优化流程和制度。每天巡查各个诊区情况是门办工作人员必要任务，根据实地巡查，分析不同时间段诊室使用情况，候诊区人数，针对问题提出落地方案。首先根据各科不同的就医流程，调整门诊布局，优化门诊环境。先后改造一楼便民服务中心、二楼东西诊区及口腔科和妇科、三楼生殖及泌尿医学部、四楼中医综合治疗区。不断完善医师出诊制度，逐步建立主诊医师带组的出门诊制度，对提高门诊诊疗质量和门诊资源的使用率都有积极的现实意义。合理安排专家出诊时间，根据患者对周六专家门诊大量的需求，逐步扩大周末专家门诊，通过把握门诊量，安排相应门诊服务，动态作息管理，满足患者对各个门诊的需求。开创推动门诊333工程，即专家门诊、专病门诊、普通门诊的合理构成，结合自助机的推广运用和门诊提前预约项目，最大限度地进行流程优化，改善就诊秩序，提高临床医生看诊效率。

二是创新医疗服务，搭建商保平台。2009年，国家层面多个文件明确提出"在有效保障基本医疗的前提下开展特需医疗服务"。医院2012年成立特需门诊，历经

10年的变革与发展，在业务模式、人员结构、就诊人次、诊室环境上都有翻天覆地的变化。现在特需门诊作为医院高端医疗平台，开展特需专家诊疗服务、特需绿通服务、商保直付服务、特需疫苗接种、特需体检服务，引入特需PA（Patient Access）服务概念，践行共同协作，不断创新理念，为患者带来一站式就诊体验，提供个性化的、持续不断的健康关怀。随着多层次医疗支付方式不断完善，加强与国内外健康保险公司、医疗救援公司的合作，逐步健全国际医疗服务体系。同时秉承"做强西医、做浓中医"的精神，以中西医结合诊疗、康复为特色，以多学科协作为诊疗模式，搭建特需诊疗、健康体检与慢病管理相结合的医疗服务体系。随着国务院发布《关于促进"互联网+医疗健康"发展的意见》，上海市政府颁布《关于推进健康服务业高质量发展，加快建设一流医学中心城市的若干意见》等政策，同时应对患者对健康的诉求升级，商业保险市场需求也逐渐升级。通过将商业医疗保险和社会医疗保险相结合，能够有效减轻经济压力，共同发挥保障作用，满足人们的实际需要。医院通过打造"大健康、大智慧、大康复"品牌特色，借助科技赋能，促进医疗与保险、患者融合发展，更好地为广大人民群众提供优质、便捷、适宜的医疗服务。医院就以下四大亟须解决的痛点问题：患者的商业保险产品理赔手续烦琐、时间及经济成本高的问题；患者购买商业健康险投保成本高、受益不明显的问题；多机构（多节点）对医院信息系统高频访问造成风险隐患的问题；医疗机构和保险机构的跨机构数据安全共享、患者隐私保护问题，打造出院险联动智慧商保医疗服务平台，发挥各自在医疗、保险、健康管理、支付等方面的专业优势，加快推动快速理赔、商保直赔、在线病历调阅、先诊疗后付费等惠民举措落地。同时，医院积极研究传统医学赋能健康保险和健康管理的模式、路径和方法，为发挥中医在保险保障和健康管理中的作用寻求新的解决方案。借助医险联动智慧商保理赔平台项目医院成为浦东首个商保医疗费用直结平台，并获得2021年中国医院管理奖。截至目前，与医院合作的中外保险公司近30家，旨在为人民群众带来更便捷的就医服务与健康管理。为贯彻医院创新发展理念，2021年9月28日，举办"上海市第七人民医院第一届创新医疗服务研讨会"，邀请多名业内专家，重点讨论互联网+时代，未来医疗机构与商业健康保险创新合作新模式。在"医疗+保险+科技"新模式下，医疗机构、商业健康保险公司和科技公司的协同将有更大的空间，这将促使我国多层次医疗保障体系进一步完善。此外，也将推动医疗机构创新能力建设和创新成果转化，促进医学与交叉学科融合发展。

四、智慧日间，高效平台

现代生活节奏越来越快，"没有时间看病、没有时间住院治疗"几乎已成为百姓日常话题。为更好地缓解浦东北片区80万百姓"看病难、手术难"的问题，经院领导全方位考虑，从顶层设计医院的智慧日间病房和设置日间手术中心入手，尽力缓解患者之"二难"。医院在2021年9月开始实施日间手术，大大缩短患者住院时间，提高患者的就医体验。

一是赋能智慧日间，优化就医体验。它既能为患者提供全面的检查、手术和康复一体化治疗，又能以患者为中心，提供一站式优质服务，是介于门急诊与住院之间的一种新诊疗模式。目前医院的日间医疗倡导"一站式"服务，从诊间预约检查，术前麻醉评估，到预约床位、预约手术，到后期随访治疗全程，减少患者往返。同时日间病房充分利用信息化手段管控日间病房的床位分配，完全开放，先到先得，根据患者意愿与主刀医生预约手术日期，真正实现病房床位公共平台管理。通过日间手术管理平台，将日间手术患者的门诊流程与住院流程无缝对接，对患者从入院登记到出院的各个环节进行全过程、全方位管理，从预约信息化到入院前的短信提醒，再到自主办理入院、手机出院，术后随访，全程增加治疗的高效性和准确性。引导患者有序治疗，从而提高患者满意度，也提高日间手术工作效率，减少排队预约、收费、出入院的烦琐流程，真正实现当天入院、当天手术、当天出院的优质医疗服务。

日间病房的开展，对患者而言，简化就医流程，节约就医时间，减轻精神负担，加快患者术后康复，提升就医体验；对医生而言，诊间直接跟患者沟通，预约手术就诊时间，提前确定手术方案，更便捷；对医院而言，日间手术能吸引更多的患者，有效提高床位周转率和利用率，提高医院的服务效率，增加社会效益和经济效益，促进医院高质量发展；同时日间病房最大限度上发挥医疗资源的保障能力，使更多患者得到及时治疗，减轻社会经济负担。

空间上，从日间一病区，到日间二病区的开设，既弥补日间一病区在空间上开展高难度手术的不足，又满足患者日间床位的需求；既节约医院有限的资源配置，又满足广大患者的需要。

日间病房开始便倡导日间贵宾式检查陪同服务，日间绿色通道优先服务，日间代取药服务，日间术后护理宣教、随访等优质服务，从便捷、体贴、关怀等各方面出发，更好地为周边患者服务。运营一年多以来，得到患者一致好评。

医院制定一整套日间操作规范，在日间病房的所有患者，从身份识别到手腕带的佩戴，麻醉评估到手术安全核查，术前评估到术后随访，每个医疗关键点都有制度相对应，每个医疗关键点都是重点。只有把医疗安全放在首位，辅之严苛的制度、规范的管理才能让日间中心走得更持久更长远。

二是调整病种结构，促进高效发展。在促进医疗服务升级的同时，积极调整病种结构。目前医院制定日间手术病种有120种，覆盖一二三四级手术，同时针对医院RW值低于0.3的病种，推出日归手术新医疗模式。日归手术主要选择相对比较安全的，同时RW值低于0.3的病种，让患者体验到来院"最多跑一次"、手术后就能回家的新医疗模式。让病人真正体验：当天手术、当天回家的就医体验，大大提高了患者的满意度，让就医流程更便捷，服务效率更高，也提高了医院CMI值。日归手术与以往的手术相比，对患者来说更节约手术等待时间，更方便患者当天手术，满足当天回家的需求。医生也可以更高效、灵活地安排手术。对医院而言，日归手术比日间手术频次更快，上下午分别预约手术患者，充分利用床位资源，调整病种结构的同时也提升医院CMI值，获得更好的社会效益和经济效益。目前日间病房在满足日间住院医疗服务的同时，延伸日间日归治疗功能，比如将门诊治疗、门诊手术、急诊输液、急诊观察等功能纳入其中，在功能分区上形成独立的日归治疗区。同时在日间病房内积极开展快康医疗，通过中西医结合的新康复医疗模式，早日促进患者康复，减少患者的疼痛。目前日间病房还设有心理科，为日间的患者随时提供心理咨询、心理评估、心理干预，真正实现从生理疾病向心身疾病治疗的转变。

智慧日间随着医院对医疗信息化的整体规划，医院由传统粗放化管理转型为信息化、智能化管理，同时大数据应用对医疗资源、疾病信息的反馈更加及时和准确，更兼具安全性和高效性。未来的智慧日间将利用现代化信息化、诊疗预约、手术安排及术后随访等变得更加便捷，充分发挥区域医疗中心技术优势，实现分级诊疗、双向转诊，基层医疗能力的不断完善将充分发挥三级医院的技术平台优势，使日间手术更具普遍性和安全性。大力开展日间诊疗，不仅是从医疗技术水平和管理效率上对基本医疗卫生保障的贡献，也将在一定程度上成为提高医院医疗水平与国际接轨的有效手段。

五、疫情哨兵，坚守岗位

自2020年新冠疫情发生以来，为守住疫情防护的大门，同时做好一线医护人员的防护工作，结合信息的发展，门急诊办公室从线下的精准预约、诊间支付到线上问诊、云诊室的开展，减少因就医需要导致疫情的可能，也大大提高患者的就医体验感。2022年3月上海疫情蔓延，面对医务人员短缺、部分科室出现大客流、可能发生门诊院感事件等情况，极大考验门诊的管理能力。门急诊办公室在确保门诊不停诊的情况下，努力提高医疗服务质量，保证门诊医疗及感控安全，保障患者的就医需求。

一是加强疫情防控，深化服务理念。第一，防疫不松懈，门诊不停摆。2022年3—5月疫情持续焦灼，全市各大医疗机构纷纷停诊数次，医院为满足患者的就医需求，在医务人员紧缺、防控压力巨大的情况下持续开诊，工作人员24小时待命，对危急重症患者开通绿色通道，践行社会责任，为患者健康和生命安全保驾护航。第二，上下协调、沟通内外，全力保障门诊正常运行。疫情以来，大量医务力量被抽调参加方舱工作或者接受采核酸等临时任务，此外，医务力量面临随时可能被隔离的不确定性。疫情期间，门急诊办公室在保障医疗安全的前提下，在缺少医务人员的情况下，动态调整门诊排班，制定各类应急预案，满足群众就医需求。因周边医院闭环等原因，导致部分科室发生大客流现象，为减少人员聚集，缩短患者排队等候时间，门急诊办公室随时协调临床力量，延长门诊时间，启动高峰时期应急预案，尽力满足群众各类就医需求。第三，线上线下齐发力，患者有问必解答。疫情期间，因大量患者封控在家，无法满足就医需求。为此，除日常的门诊线下咨询窗口，门急诊办公室开通多途径咨询热线，由门急诊办公室、门诊预检、门诊便民服务中心等多部门参与，接待咨询2 500余人次。鼓励临床科室组建微信患者群，在群内由专业医务人员对患者进行健康指导。对于患者咨询较为集中的如门诊疫情期间就诊流程等问题，门急诊办公室及时通过医院微信公众平台发布。第四，群策群力，不断优化志愿者代配药服务流程。面对小区被封闭、患者用药即将告罄的状况，志愿者们加入到代配药行列中，但是他们没有用药知识，导致一次次往返。得知此事后，医院当即对接政府部门，组建对应群组，加入药学部、门办等多部门的工作人员，主动解答志愿者用药问题，为志愿者提供提前预约服务，极大地减少志愿者无效往返次数，缩短志愿者在院滞留时间。

二是狠抓工作落实，筑牢安全防线。首先，守好大门把好关，防疫复工两手抓。门急诊工作人员一边保障核酸采集任务，一边保障门诊安全，每一名患者、每一名志愿者进入门诊区域均仔细做好流调工作，坚持"不漏查、不放过"原则，架起门诊范围的安全屏障。其次，全方位提高门诊感控质量，保障门诊感控安全。根据上海市门诊质控中心的指导意见，结合医院实际院感要求，按照门诊"气泡式"管理要求，在疫情期间完成诊室调整、划分气泡式区域、增设隔离诊室等举措。门急诊办公室加强巡视，督导门诊全体员工按照院感对各岗位的防护要求进行自我防护。严格执行患者管理，加强流调力量，保障门诊感控安全。最后，多举措应对就诊高峰，助力复工复产顺利进行。面对疫情平稳后的就诊高峰，门急诊办公室积极采取多项措施，要求各岗位要主动作为，提升门诊服务质量，一对一做好医疗服务工作，保持良好医疗秩序，保障患者就医感受。加强预检分诊服务力量，要求工作人员提前半小时到岗，核验行程码（健康码）、进行测温、流行病学调查。充分利用智慧医院开展预约挂号、分时段诊疗服务，鼓励错峰就诊，减少现场聚集，缩短患者等待时间。在落实疫情防控要求的同时，全力保障就诊患者在高峰期间顺利看病，助力复工复产。

三是关爱医务人员，做好生活保障。疫情发生以来，许多小区陷入封闭、静默状态，要求小区居民只出不进，医院众多医务工作者纷纷放弃与家人团聚的机会，拖着行李箱，逆向而行，毅然决然离开温暖的家，留宿在医院。疫情就是一场没有硝烟的战争！为切实保障留宿医务工作者的衣食问题，在有限空间中，门急诊办公室将各个楼层诊室进行梳理整合，在保障正常医疗秩序下，为留宿工作人员提供住宿的诊室、行军床，发放一日三餐，以消除工作人员的后顾之忧。接待留宿工作人员150余人次。

四是发挥党员作用，勇于担当作为。疫情就是命令，医院就是战场，岗位就是阵地。随着抗击疫情防控攻坚战打响，门急诊部作为这场与病毒战斗的重要一关，发挥着至关重要的作用。其间，门急诊党支部发起党员示范岗志愿服务活动。门急诊党员志愿者们每天轮流到门诊区域开展志愿服务，承担查验健康码、维持就诊秩序、协助患者挂号、疫情防控知识宣传等一系列志愿者服务，极大地缓解了门诊工作人员的工作压力，得到患者和医护人员的一致好评。疫情最严峻时刻，每天都能看到来自医院门急诊党支部党员示范岗的志愿者们在患者中穿梭忙碌的身影。党员志愿者们用热情的服务为患者节约等候时间，为群众带来更好的就医感受。战疫中，门急诊医务人员默默战斗在医院最前线，做好疫情哨兵，坚守平凡岗位，为抗击疫情，毅然舍小家顾大家，冲锋在前，齐心抗疫。

（曹　凤　卜建晨　张旗林　周　洁　胡双双　邱华丽　陈至玥　王韵舟）

第三节　专科护理重质量　特色服务显内涵

七院护理部是浦东新区首个护理学重点学科，浦东新区中医护理示范病区（PDZYXK-1-2013001）建设平台，上海高校I类高峰学科（护理学）脑卒中护理示范基地，上海中医药大学护理专业硕士学位研究生实习基地，承担上海中医药大学、上海健康医学院、蚌埠医学院、承德医学院、大理大学等高等院校的临床护理教学。现有护理人员579名，其中本科学历占比63.2%，研究生学历占比2.4%，学历结构占比高于全国中位数水平。护理部采用三级管理架构，设护理部主任1名、护理部督导1名、科护士长6名、护士长39名、副护士长19名。管理人员中高级职称占比17%，硕士学历占比10%。

护理部每年承担100余人的临床实习任务。近五年来，主持上海中医药大学课程建设项目21项，承担上海中医药大学康复护理学等7门课程的教学。其中"灾难护理学"获得上海中医药大学精品课程，荣获"上海中医药大学优秀教学案例"、上海中医药大学优秀教学团队、上海市护理学会灾害心理救援情景模拟比赛二等奖等多个奖项。培养国家级和市区级护理人才76名，其中全国中医护理骨干3名、上海市卫健委扬帆计划2名、上海市优秀青年护理人才1名。目前七院有国家级、市级专科护士163名，各类人才占全院护士的11%。承担市、校、区各级各类课题立项近

60项，获得国家实用新型专利授权200余项；发表论著、论文200余篇，其中SCI论文10余篇、核心期刊论文70余篇。学术任职39项，主办国家级继续教育项目20余次，上海市继续教育学习班20余次，累计培训20 000余人次。

围绕医院"大健康、大康复、大智慧"的发展方向，依托上海中医药大学及上海市护理学会中医专委会、浦东新区中医示范病区的建设平台，以中西医结合为特色，打造病区"一科一特色"中医护理内涵，开设10个护理门诊，成立10个专科护理小组，开展中医护理技术52项，年服务人次居浦东新区首位。

一、传承创新发展，提升中医内涵

为适应医院转型发展及等级复评审的要求，护理部全面贯彻实施《中共中央　国务院关于促进中医药传承创新发展的意见》《中医药发展战略规划纲要》《上海市中医药发展战略规划纲要》等文件精神，按照《中医医院中医护理工作指南》要求，认真执行《中医护理常规、技术操作规程》等服务规范，突显中医特色的人文关怀，提升中医护理水平，提高优质护理服务内涵。

一是初识中医护理。在中华民族几千年的灿烂文化中，中医学是一颗耀眼的明珠，它不仅为民族的繁衍昌盛和中华文明的发展做出卓越贡献，而且对世界医学的发展和进步也产生积极的影响。让我们倍感骄傲的是，中医护理同中医学一样有着悠久的历史。医院转型之初，护理人员对于中医护理基础知识，往往会用"拗口、难以理解"来形容。因此，对于中医护理的学习，存在"排斥"的态度。为方便医务人员学习，培训场地安排在院内。通过上海中医药大学老师绘声绘色的讲解，慢慢熟悉中医及中医护理的内涵，通过"中医基础理论""方剂学""中药学""中医护理技术"等课程的学习，大家对中医护理技术有了全新的认知。

二是创新中医技术。医院转型至今，护理人员运用中医护理知识，正确实施辨证施护，有效缓解患者的不适。目前，全院各个病区都开展6项以上的中医特色技术。2021年，全院开展的中医护理技术从转型之初的8项发展到56项，中医护理技术服务人次达214万。2016年，护理部在原有中医护理技术的基础上，结合医院的康复特色，编排10项具有中医特色的康复护理拳操，参加浦东新区"杏林斯泰隆杯"康复护理拳操竞赛。护理团队将工作上的技能用带有美感的康复操形式展现出来。此项康复护理拳操，荣获浦东新区中医药文化宣传活动的三等奖。2017年10月，医院创新开展中医护理服务模式，开设门诊中医综合治疗区。内设治疗区、贵宾接待室、茶水休息区，其中治疗区将各种特色中医外治治疗、传统中医药、健康保健相结合，提供一体化、个性化的服务。治疗区拥有专业的中医专家和团队，根据患者的自身特点制定个性化中医诊疗方案，针对亚健康和各种慢性疾病进行调养和干预治疗。至今已开展40余项中医护理技术，近30种疾病证候的协定治疗方，细化服务流程，以满足不同患者的治疗需求。截至2020年，门诊中医综合治疗区开展总治疗量达180万人次，有效提高医院门诊中医治疗率。

2017年始，护理部为进一步提升中医护理技术内涵，先后多次选派护士长、护理骨干赴浙江、广东等知名中医医院进修学习，利用直接交流、自身体验、参观学习等形式，将所学且适用于医院开展的技术进行汇报论证。护理部特设2名中医督导，分别就各自负责片区开展中医护理技术的情况进行督查和分享。两位督导在护理部的指导下，下病房、至门诊，从多角度进行督导。

2018年开始，每年护理部都会举办"中医护理新业务、新技术"的评选活动，旨在提升护士思考问题、解决中医护理问题的能力。截至2020年，全院共开展中医护理新业务、新技术10余项，其中"温和灸预防PICC置管后血栓的形成"作为浦东新区中医护理适宜技术进行区域性的推广。

2020年，新冠肺炎肆虐，医院通过中医特色护理方案，通过构建、实施具有中医特色心理干预方法，改善新冠肺炎被隔离人员的心理应激反应，由隔离点心理援助团队（心理护士、心理治疗师、中医医师组成），评估七院负责隔离点入住人员心理反应的分级，再按分级程度在基础心理援助上分别实施中医护理技术，在患者入住首日、一周、两周进行焦虑、抑郁量表测试，评估干预效果。通过干预，七院负责隔离点600名被隔离人员焦虑、抑郁发生率由28%降低至9.7%，由干预前168人下降为58人。服务满意度由87.6%提升至97.3%，收到锦旗、表扬留言近300次，同时形成一套规范中医特色心理干预方案。该项目操作性强，效果明显，该心理干预方案已在七院负责的各集中隔离点、方舱医院及隔离病房实施推广，以保障被隔离人员的心理健康。

三是拓展中医护理内涵。① 专科特点参照国标：护理部参照《国家中医药管理局办公室印发中风病（脑梗死）等92个病种中医临床路径和中医诊疗方案（2018年版）》、专科诊疗特色、国家中医药管理局下发的52个优势病种中医护理方案，新增专科中医护理方案36个，制定相应考核标准，指导各科室在本专科优势病种中医护理方案的基础上，结合本专科中医专家诊治特点，进行合理优化，形成具有本专科特色的优势病种中医护理方案88个，并在全院范围内推广开展。② 中医护理服务标准化：根据中医医院就诊患者的特点，优化中医医疗机构的服务流程及标准，实现同质化优质护理服务覆盖率100%。以中风、高血压、糖尿病等慢性病为抓手，建立并推进标准化护理服务流程及有关特色延伸服务项目，将院前教育、院内救治及出院后康复有效结合，实现全程、全面护理干预。③ 健康教育突显中医特色：积极开展中医护理方案及中医适宜技术，定期对中医护理方案及技术的开展情况进行分析总结，在此基础上进行优化。修订具有专病特色的《中医专科常见病证健康教育指南》《中医保健操指南》，通过食疗方、养生功法训练、中医健康指导资料、健康教育宣教栏、流动书架、中医健康处方等形式加大宣传，在疾病康复中的核心作用得到充分发挥。④ 延伸护理服务：各科室结合本专科特点积极开展延伸服务，将院内护理服务延伸至社区、家庭，采用多种形式（出院患者电话随访、微信群、与社区建立合作关系、志愿者团队等）为出院患者、社区人群等提供用药指导、健康教育、慢病管理等服务。根据专科专病特点，开展各具特色的中医康复护理保健操，所有保健操都有规范的操作流程，深受患者欢迎。通过建立中医慢病管理系统，为患者提供慢病管理相关的预防保健、健康咨询、康复护理等服务，实现全程、全面护理干预。开展中医护理服务及技术向基层辐射，为患者提供"医院—社区—居家"无缝隙的健康服务。同时，护理部积极参加上海市红十字志愿服务，组织开展中医养生功、冬病夏治敷贴体验、中药识别与香囊制作、健康咨询活动，取得良好的社会效应。⑤ 简化文书书写：梳理各类护理文书评估记录单，通过对表单的修订、增补，建立"护理文书样板册"，全院进行"护理书写"业务培训。引入信息化技术PDA，落实"护士床旁工作制"。通过计算机自动提取全院各科室、各时间段的中医技术操作数据汇总报表，实现中医护理质量管理科学化、数据化。基于信息平台开发中医护理结构化病历，进一步助力学科建设；形成具有循证思维、用数据说话，注重实证结果，体现专业、专科、专病、专症、专技和专人的现代中医护理模式，达到现代护理临床思维模式与中医特色护理有机融合，提升专科水平，提升中医护理内涵质量。⑥ 健康教育与康复锻炼：全院实施多元化的中医专科特色健康宣教，健康教育覆盖率100%；根据患者特点，进行疾病宣教，以简明的语言、由浅入深的方法来传授健康知识；制作形象生动的卡通画来解释疾病防治中的注意事项，通俗易懂，使病患及时掌握防范疾病的发生；将三大优势病种健康教育内容编印成册，图文并茂，通俗易懂，易于患者掌握；设立患者检查、饮食的温馨提示卡、为失语患者提供小白板和笔等；提供简易的康复锻炼器件，让患者正确使用，早日回归社会；开展各种形式病友联谊活动，每月定期召开公休座谈会，病房设立护患交流园地，开展多种形式健康宣教；进一步修订完善健康宣教评价标准，以改进质量监控的方法，融培训、检查、指导为一体，将质量控制贯穿于护理工作的始终；各专科实施专科特色的"中医功能保健操"，操作方便，更易于患者练习，且不受时间和环境的限制，深受患者好评；为让患者及时了解功能操的操作要领，护理部提供生动、形象、通俗易懂的"病区健康宣教折页"，住院患者取阅方便，随时可以练习，并提供专人指导。⑦ 新媒体技术：充分利用新媒体平台进行健康教育，"康复助手"或"护患微信群"等全院推广；临床护理专家、护理骨干及"南丁格尔志愿队"成员每年下社区进行疾病健康知识专题讲座活动，活动广受赞誉。

四是弘扬中医护理文化。护理部每年举办"中医药文化推广月系列活动"。① 中医技能大比拼：以"发现中医之美，引领健康生活"为主题，征集具有中医药特色的宣传资料进行评比。各病区自行设计宣传屏内容，结合专科特色，体现中医健康养生文化内涵，利用各病区的宣传显示屏，让中医药健康养生文化内涵深入民心。参赛护士就科室简介、中医特色护理、中医特色技术、中医健康科普等内容对本病区的电子显示屏进行讲解。② 中医护理技术座谈会：做浓中医一直是医院的宗旨。通过优秀科室经验分享、外出进修人员经验汇报、中医新技术分享环节，丰富中医护理内涵。优秀科室通过中医信息化建设的预约制、电子版信息记录着手，运用基础中医操作技术及专科中医技术的有效结合，分别进行经验分享和推广。③ 中医护理抖音漫画大赛：通过护理人员自创、自演、自画的形式，将中医护理技术绘声绘色地展示出来，生动形象地让患者感受到中医护理魅力。④ 中医护理科研：通过内培外送等多种形式，以人才培养带动中医专科建设，同时带动提升医院区域学术影响力。⑤ 积极开展"一科一特色"：通过开展以"症状"为主的特色护理，在患者入院、住院、出院等不同时间段，实施针对患者疾病并发症的中医护理技术，提升患者满意度。

截至2021年，立项中医类护理课题28项、发表中医类核心期刊论文136篇，举办市、区级继续教育学习班22项。人才培养：区中医中青年骨干1名、全国中医护理骨干人才3名、上海中医药大学青年杏林人才1名、上海中医药大学后备卓越中医人才1名。

同时，护理部先后举办多次学术交流活动：2017年4月25日上海市第七人民医院首届"护理大同论坛暨中西医结合护理学术新进展、新技术研讨班"顺利举办。2017年8月4日上海市护理学会中医、中西医结合专委会2016—2017年年会在七院成功召开。2020年8月13日由上海市护理学会及中医、中西医结合专委会主办的2019—2020年度中医、中西医结合护理学术交流会在七院召开。2022年10月13日浦东新区中医护理专委会成立，七院作为主委单位承办第一届"大同论坛·中西医结合学术交流会"。

二、深耕专科护理　助力学科发展

一是聚焦专科服务。护理门诊建设：随着医学技术的发展，护理专业已成为健康服务系统的一个独立分支，其任务是为患者提供专业化高质量护理。十年来，护理部不断发掘、培育专科护理发展，竞聘选拔专科学科带头人，相继建立不同专科护理团队。目前，医院有造口、PICC、母乳喂养、助产士、糖尿病、乳腺淋巴水肿防治、眩晕、失眠、血管通路维护、骨伤康复10个护理门诊，明确专科护理门诊资质、服务范围、年度计划、发展规划。专科护理门诊不仅负责就诊患者的疾病护理、健康教育咨询服务，同时承担院内护理会诊、专科护士培训等多项业务，满足就诊者多元化的需求，年服务人次逐年递增。2015年首先开设2个护理门诊：PICC门诊及伤口造口门诊。在为患者服务的过程中，将中医护理技术温和灸法应用于PICC置管患者静脉血栓预防，使血栓发生率从8%下降至1%。该技术2021年被列为浦东新区适宜中医技术推广至各级医疗机构。2015年开设首个糖尿病医护联合门诊，随着患者的需求与患病年龄结构的不断变化，2019年开设糖尿病护理门诊，为糖尿病患者提供个性化护理咨询服务，同时开展中药涂擦联合红外线治疗胰岛素皮下脂肪增生的中医特色技术。糖尿病护理门诊开展以来获批2项院级基金项目，累计发表论文4篇、国内会议交流3次、申请专利10项。2017年开设浦东新区首家淋巴水肿门诊：率先采用中西医结合特色护理技术，对国际公认金标准（综合消肿治疗）进行改良，防治乳腺癌术后淋巴水肿，有效率高达90%，大大减轻乳腺癌患者术后痛苦，得到患者一致认可。2021年成立护理专业委员会：依托上海市护理学会，成立护理专业委员会，包括20个专业小组，使专科队伍越来越强大，标志着七院护理专科与国际高级实践护理专科有进一步的接轨。专科护理帮助医疗服务从院内延伸至家庭社区，从线下覆盖线上，24小时为患者提供专业护理服务，进一步满足人民群众多样化、多层次的健康需求，惠泽更多患者。

二是创新护理模式。大健康背景下实施患者全程链接式健康照护模式，大质量背景下追求患者最佳结局整合护理模式。① 乳腺癌上肢淋巴水肿防治：乳腺癌术后上肢淋巴水肿是乳腺癌术后常见的并发症之一，对于上肢淋巴水肿的治疗方法目前主要选择保守治疗。保守治疗主要是综合消肿治疗方式，包括皮肤护理、手法引流、压力治疗、功能锻炼。该方法是目前最有效、开展最为广泛的治疗手段。护理团队于2016年学习并引进该项新技术，取得国际淋巴水肿治疗师资质，同年开展该项技术的临床应用是浦东新区第一家开展淋巴水肿治疗技术的医院，淋巴水肿的治疗有效率达到95%以上。由护理团队牵头，联合医务处建立具有中西医结合特色的乳腺癌围手术期多团队协作的管理模式——"七师协作一体化"乳腺癌全程化管理服务模式，使乳腺癌患者术后皮下积液发生率显著下降，焦虑抑郁等不良情绪有效改善（从35%下降至10%），满意度明显上升（从88%提升至95%），受到多家媒体的争相报道，同时获得市、区级科研项目10余项、发表论文20余篇、培养市区乳腺专科人才多名。荣获上海市服务品牌项目，全国优质护理服务卓越案例，全国医院护理管理前20强。② 卒中康复：中风病具有高发病率、高复发率、高致残率的特点，是临床常见的神经系统疾病。多项研究表明，卒中后患者的焦虑、抑郁、紧张情绪与失眠的共病率高达60%。如果未尽早干预，一方面这些心理问题往往会泛化成更严重的情感障碍；另一方面，加剧患者反复就医的次数，两种情况所消耗的医疗资源要比一般患者高出3倍以上，给患者和家庭造成巨大的经济和心理负担，反复就医造成医疗资源的浪费。医院于2017年建立由多学科专家组成的"心之桥"团队（卒中康复专科护士、心理治疗师、心理咨询师、医师、营养师、康复治疗师、健康管理师）。以中西医结合为基础，打造"心身同治"模式，突出治疗特色：从患者康复开始就将肢体康复和心理咨询及治疗相联合，将团体心理治疗形式与认知行为治疗技术（CBT、CBT-I）相联合、将中医药的内服与外治相联合、将五行音乐与证候辨证相联合、将放松技术与躯体康复治疗相联合、将患者与家庭相结合。推出全程照护社区联动模式：以一名心理治疗师和康复治疗师为患者全程照护核心管理者，通过住院（神经康复病房）—门诊（心理康复工作室）—社区（浦兴、高东、高行）—居委会（心身同治服务小组），借助专病管理软件平台及"QY心之桥""中风康复俱乐部"两个微信平台，为中风后"心身同治"患者提供全程、延续性护理服务及健康照护，同时也实现医院与社区之间的信息、管理及关系的连续。获市、区级科研项目20多项、发表论文30余篇、培养市区院级人才10多名。"心之桥"项目获得良好社会效益，荣获上海市服务品牌项目。③ 心肺康复：经皮冠状动脉介入（PCI）术是治疗急性心肌梗死的主要术式，具有起效快、有效率高的优势。但PCI无法持续有效地改善急性心肌梗死患者预后，术后患者仍面临运动功能减退、焦虑抑郁、失眠等多方面问题。有资料显示，心脏康复在解决上述问题中具有显著作用，能降低心肌梗死患者全因死亡率8%～37%和心血管病死率7%～38%。心脏康复以药物、运动、营养、心理、危险因素管理为主，关注患者生理、心理、社会功能的全面恢复，同时兼顾其他脏器功能。胸痛中心（心血管内科）作为高峰高原脏器康复学科，中西医结合心脏康复护理模式优势明显。针对急性心肌梗死心脏介入术后患者的症状、疾病特征与患者需求，完成评估，与患者建立合作关系，进行计划、执行、协调，满足患者对随访、健康教育、信息支持和心脏康复的需求，以胸痛中心监护室和心脏康复中心为主要基地、门诊为效果延续，实现以患者为主导的整体护理，提高服务质量。2020年8月，心脏康复医护联合门诊开诊，标志着心脏康复患者延伸服务、延续治疗效果评价的顺利实施。信息支持：根据基础信息对患者一般情况进行再次确认，制定个性化随访方案。效果评估：由个案管理护士动态评估患者情绪状态、运动能力、康复效果以及依从性。开展中医护理技术：由个案管理护士根据医嘱完成各项治疗，根据中医辨证开展中医护理适宜技术。最终，通过多学科合作（MDT）的模式，在患者治疗的每个阶段都进行多学科治疗团队的协作，满足患者治疗、护理、营养、心理支持多方面的需求。中西医结合心脏康复护理模式突破原有固定地点治疗的限制，多学科团队协作，利用可选择、利用的优质资源给患者提供高效服务，满足患者的健康需求，心脏康复团队根据患者的病情制订心脏康复计划，通过定期运动康复耐力训练改善心功能，从而达到提高未来生活质量、减少住院率、减少住院费用、预防远期病变等多重效果。心脏康复团队获市、区级科研项目10余项，发表论文10余篇，培养市区心脏康复专科人才多名。

三、培养多元人才，搭建优质梯队

自2012年起，根据医院转型发展的需要，建立健全综合性学科体系，壮大和利用各类人才，促进医院长足发展和综合院力的增强。为适应学科发展的需求，护理部紧跟医院发展步伐，根据医院人才培养实施方案，启动"护理百人"多元人才培养计划，通过建立"一体三翼"培养机制，有计划培养出一批优秀护理人才，构建一支梯队结构合理、业务技术精湛、服务态度优良的护理人才队伍，为医院持续、稳定地发展储备护理骨干力量，成效显著。

1. 培养原则

护理部根据人才的特点对应不同的发展方向，分层实施培养计划：以业务技术过硬、提高管理能力为导向，培养护理管理人才；以提升业务专科能力为导向，建立优秀专科骨干人才队伍，培养护理专科人才；以业务技术过硬、服务态度优良为导向，培养护理服务人才。

规范人才培养管理，从源头保障，从过程把控，从结果评价，集中有限资源，对人才提供重点支持，落实各类护理人才全方位、全过程管理，造就一批人才梯队，为优秀护理人才的脱颖而出提供良好的外部环境。同时加大培养与引导力度，将实践与创新能力的培养和提高贯穿于整个培养计划，使各类人才专业技能与科研学术水平同步提高，护教研全面发展，思想道德品质与职业素养、人文修养全面提升。

2. 培养方法

（1）从源头保障。一是方向对应，科学定义流程。前期开展项目调研，对人才培养的可行性进行分析，根据医院实际情况、护理人员数量及专业水平等进行评价，最终确定重点培养三类护理人才（管理人才、专科人才、服务人才），形成较为科学的定义流程，建立良好的管理团队，实时根据调研情况进行流程设计以及相应的诊断和优化。二是制度为纲，科学精细管理。依据KSAO模型制定评定人才综合素质的标准及《人才岗位说明书》，建立人才专属的人才库，基于不同人才的核心能力建设培养的制度。其中K（Knowledge）是指需要的专业知识、岗位知识；S（Skill）是指操作熟练程度，包括实际的工作技巧和经验；A（Ability）是指人的能力和素质，如逻辑思维能力、学习能力、观察能力、解决问题的能力、基本的表达能力等内容；O（Others）是指有效完成工作需要的其他个性特质，包括工作态度、人格个性等。

（2）过程把控。一是规范人才准入。按照本人申请和科系统推荐相结合，公开竞争、择优选拔的原则进行遴选。科室根据人才综合素质的标准及360度测评，对申报人员进行资质审核，通过医生、患者、同行的评价可以更加全面地评定护理人员的综合素质。由护理核心小组组织专家评审，以此来保证评审专业性，对申请者的基础理论、实践能力、发展潜力等方面进行考核和现场答辩，在全面分析和比较的基础上确定拟培养人选名单。二是制订培养计划。人才培养需要分出层次，不同层次的护理人才培养方案是不同的。采用Benner进阶模型（即novice-beginner-competent-proficient-expert，"从新手到专家"的临床护士5阶梯发展模式），对从青芽（初级）、青苗（中级）到青树（高级）不同范畴、不同层级的护士进行核心能力的评估和培养。为每一位护理人才制定短期、中期、长期的培养规划，根据个人特质分别从管理、服务、临床、科教等方向进行培养，体现护理人才的价值。三是导师制带教。护理部为每一位人才配备"一对一"导师带教，导师与人才实时沟通交流，对人才进行思想、学习、研究及发展等方面的教育和指导，促进人才独立思考，变消极被动学习为主动学习，引导其树立良好的职业观及职业操守，形成良好的分析、判断能力，从而更好地度过培养阶段。四是教学方式创新。根据TCAP模型，基于政策需求、患者需求、人才需求的教学创新实践，使培训内容"内化"。传统教学法（lecture-based learning, LBL）在职前理论学习较常见，在临床教学可充分运用，便于护理人才掌握护理技能，理论与实践相结合，需要使用创新教学方法。以团队为基础的教学法（team-based learning, TBL）符合年轻护理人才年龄特点，培养护理团队合作能力（如良好的沟通技巧等）；以问题为基础的教学法（problem-based learning, PBL）培养护理人才独立思考能力，加深对临床护理问题的理性认知（如改进护理流程、优化护理用具等）；以案例为基础的教学法（case-based learning, CBL）培养护理人才系统分析临床实践案例的能力，以便能尽快适应专科护理岗位（如疑难病例讨论、护理会诊、死亡讨论等）。五是分类培养。针对不同人才实施不同的培养方法。

（3）管理人才。通过内培、外送的形式进行护理管理人才的培养。内培方面：开展《护士长管理培训班》，邀请国内外护理管理专家来院授课，学习先进管理方法及理念；建立护理管理人才微信群，由群管理人员定期分享各类护理管理文章，组织护理管理人才进行学习；院内重点科室轮转，掌握更多专科及管理知识；每月参加"护士长会议"，每季度参加"护理质量讲评会"，了解当月护理工作质控情况，明确下阶段护理工作目标；定期参加"新护士长沙龙"活动，拓宽思路，及时分析、改进存在的问题，促进科室优质护理服务水平不断提高。外送方面：通过选送护理管理人才至国内外知名医疗机构进修学习的方式进行培养，自2012年起，分批次选送70人至新加坡中央医院进修学习；每年选送4名护士长参加上海市护理学会组织的护士长管理培训班，目前已有36人获得护士长管理适任证书。储备方面：每年选拔后备人才，进入护理管理人才库，以管理轮转、护士长带教的形式培养后备管理人才，目前有15人为后备管理人才，为管理队伍储备人才注入新鲜血液。

（4）专科人才。有计划、分步骤地在急诊急救、手术室、危重症（ICU、CCU、

EICU、NICU）、血透、消毒供应、新生儿、助产等专科领域，及专科小组（伤口、静疗、糖尿病等）开展专科护士培训，培养一批具有较高业务水平和专长，能较好地解决专科护理问题、专科技术难题，指导其他护士开展相关工作的临床护理骨干。结合专科护士的特点，护理部制定符合专科护士要求的课程体系，每年举办专科护士培训班，对专科护士进行专科理论及技能的培训；选派人员外出参加市级专科适任班及上级医疗机构相关专科知识的学习班接受系统化培训。分批选送优秀专科护士到省级以上专科培训基地学习。取得专科护士资格后从事专科护理工作。根据专科人才的资质及专业方向重新调整专科组成员，目前有营养、信息、静疗等7个专科护理组。专科护理组充分发挥引领作用，积极申报上海市实训基地。制定专科质量指标修订及质量督查，参与院内专科会诊及疑难病例讨论，加强对其他护理人员的专业指导，对专科护理有关工作提出完善和改进建议。对同专业的护理人员提供专科领域的信息，指导和帮助其他护理人员提高专业技能。根据专科队伍建设情况，搭建专科人才发展的平台，根据工作岗位，设立专科护士岗位津贴，鼓励专科人才向专家型人才发展。

（5）服务人才。每年组织召开"金牌护士"的初评及复评工作，对于服务好综合表现优异的护理服务人才给予物质及名誉双重奖励。鉴于护理服务在医院发展中所起的巨大作用，在业务培训的基础上，护理部加强对护理服务人才服务意识、能力及水平的培训。组织进行一系列以服务为主题的培训活动，邀请航空公司专业礼仪培训师对护理服务人才进行培训，选送人员至长海医院康宾楼VIP病房进修学习。每位护理服务人才负责一项护理部服务品牌项目，指导解决院部护理类纠纷问题或投诉，在每季度护理质量讲评会上进行分析，拍摄优质护理服务流程视频或优化优质护理服务流程；创建优质服务示范岗，传帮带护士。

3.结果评价

（1）培养过程评价。人才培养过程中需要做好对整个机制的监督。监督小组包括护理部、人事处，对人才管理体制、人才管理方式和管理人员等提出指导意见和建议，监督管理人员培养的管理流程，建立专业人才管理信息系统，对整个过程进行严格监督。通过建立合理的评估体系，对管理流程继续不断改进，同时也对人才培养效果进行合理性评估，逐步修正平台评估方案。

（2）360度全方位评价。护理人才每年进行2次工作汇报，由护理核心小组组织专家对培养情况进行审核。评选中根据工作表现及目标完成情况，淘汰未完成目标人员，对符合条件且表现优异的人员予以晋级。

（3）总体收获。近十年来，获市、校、区各级课题近50项，申报国际级实用新型专利300余项；发表论著、论文400余篇，其中SCI 10篇、核心期刊200余篇。举办国家级继续教育学习班25次，上海市继续教育学习班10次。培养全国中医护理骨干3名、上海市卫健委扬帆计划2名、上海市优秀青年护理人才1名、上海市护理学会优秀青年培育计划1名、上海市护理学会优秀青年人才育苗计划1名、上海中医药大学后备卓越中医人才1名、浦东新区中医中青年骨干1名、浦东新区优秀青年医学人才2名、浦东新区护理骨干若干。护理管理人才135名，25人成功成为副护士长及护士长，15人被评为上海中医药大学优秀护士长，10人被评为上海中医药大学表扬护士长。优秀管理案例参加全国品管圈大赛，获得二等奖一次、三等奖一次、优秀奖多次。护理专科人才171名，国家级专科护理人才11名；市级专科护理人才160名，护理服务人才10名。获得学术任职39项，其中国家级12项，上海市护理学会16项，区级11项；护理部金咏梅主任任世界中联亚健康专业委员会第三届理事会常务理事、中国中医药研究促进会治未病与亚健康分会常务理事、上海市护理学会常务理事、上海市护理学会中西医结合专委会副主任委员、上海市老年照护专委会副主任委员、浦东新区中医护理专委会主任委员。

四、打造智慧护理，赋能高效管理

近年来，信息技术已经逐步成为推动医院"智慧化"转型和创新的动力，护理信息化建设是智慧医院建设及医患服务的重要环节，受到医院高度重视。

护理信息化实现闭环管理，全程监管，有效降低护理不良事件的发生，减轻护理工作量，为提升护理质量水平、确保患者安全提供有力保障；也实现以信息化为手段对护理工作的精细化、规范化管理，从而提高工作效率，提升患者满意度；更为护理管理的科学化、规范化提供便捷的数据支撑。

一是移动护理终端，保障护理安全。2017年11月医院通过HIMSS EMRAM 6评级，实现全院用药、输血等信息闭环。随后完成各系统之间的数据互联互通，2018年、2019年配合信息科通过互联互通标准化成熟度测评四级甲等及电子病历分级评价4级标准测评。2019年，通过智慧化输液监控系统、便利快捷"时时清"，不断探索智慧病区带给群众的便利。2020年7月，护理部参加"世界人工智能大会"并接受采访，介绍病区推进智慧护理数据交互信息平台的建设情况及实现医护人员的人机交互体验。在疫情防控中，护理部构建的信息化管理模式获浦东新区2021年"应对新冠疫情防控护理能力提升奖"优秀项目，该项目具有一定的复制性与可推广性，为病区精准防控提供有力的保障。

患者对医院服务的满意度很大一部分是由护理质量决定的。十年前，这些与患者接触时间最长、最亲近的护士却只做着诸如打针、给药、量体温、手工转抄等简单重复的工作。患者信息整理都依赖护士在护士站的白板上、治疗单上手写记录。转抄时反复地核对，耗时耗力，而人工校对工作效率低且容易遗漏及出错等存在诸多弊端。

2014年9月，医院投入使用第一台移动护理PDA。PDA外形小巧精致，操作简单，易于携带，是护士工作站信息化的一个重要产物，它将信息系统的触角延伸到病房的每个角落。入院时由护士为病人发放基于二维码、条码标签技术的腕带，建立病人身份管理模块，为病人的床边管理及历次就诊信息提供识别与可追溯性管理。护士通过识别腕带和PDA手持终端技术进行实时核查与校验，通过扫描患者的腕带和药品二维码或条码进行核查，实现病人信息的动态采集，落实治疗内容。电子信息记录护理治疗执行时间，使得各项护理治疗执行时间客观化，使得护理治疗工作具有可追溯性。2015年8月，移动查房车正式投入病区使用。其功能犹如一个移动护士工作站，责任护士使用移动查房车在病房工作，可完成巡视、病情观察、输液及记录等护理工作，实现护士站前移，提高护士的工作效率，保障患者治疗的及时性。

二是病房高效智慧，提升就医体验。医院在每个病区均安装智慧护理数据交互信息平台，以医院HIS（医院信息系统）等多系统为基础数据采集平台，通过物联设备实现全方位护理信息化，实现医院护理系统的数字化、智能化。通过与护理NIS系统（护理信息系统）的自动对接，每5分钟自动更新一次，将医嘱数据信息精准传输显示于信息平台。在智慧护理数据交互信息平台上，有病患、护理、护士、教育、排班、白板等不同的模块。在患者一览表上，根据患者的护理等级和病情、性别可进行分类查看，所有患者信息采用分层展示，实现病区管理的精细化。护士也可以清晰查看每一位住院患者的个人信息、医嘱、护理信息等，还可以集中查看各项护理信息汇总，所有需要提醒的信息一览无余。

智能呼叫系统实现移动护士工作站和医院信息管理系统的无缝对接，患者每个床头端的护理呼叫床头屏代替传统纸式床头卡；医生下达的医嘱及评估高风险均可自动同步到床头电子屏。床头呼叫器与病房门口显示屏、走廊显示屏、护士站交互机自动对接，患者打铃后可循环显示病房号和床位号，待机时滚动显示日期、时间、温馨提示等信息，让患者在住院期间得到安全快捷的服务。

输液是治疗护理的常用方法，一边关注着患者病情，一边留心着输液治疗，这样的场景每日都在病房上演，让家属和患者劳心又劳力。尤其在疫情期间，针对鼓励减少家属陪护、探视的现状，老年人、残障人士更是十分担忧输液期间因视力不好看不清等原因呼叫不及时造成回血、堵管等一系列状况。为减少此类患者的烦恼和精神负担，智慧病房应用全新的输液管理模式，结合AI大数据及物联网等技术，采用无线监控终端对临床静脉输液的滴速和进度进行实时监测采集，自动识别输液剩余剂量，预估剩余时间，判别堵针、漏针、空瓶、滴停等情况。护士站智慧屏负责输液信息显示，当输液异常或输液结束时进行语音提示和消息推送及声、光的同时报警。实现输液的集中监控、量化管理和规范服务，减轻医护人员的工作强度、解决患者输液过程中的焦虑和烦恼，是输液管理及临床护理模式上的一次变革。

在物联建设方面，已实现血压、血糖的自动测量数据、自动对接系统、自动导入系统的功能。护士在患者身边进行血压、血糖测量，可以自动存储每个床位的测量结果，数据结果直接回传至护理记录单及HIS系统。

三是创新教育模式，提升服务能效。依托床旁平板终端实现"出入院全程健康教育"信息化。结合床旁平板终端及后台系统，通过自动、人工推送相结合的方式，实现对患者在院期间的不同阶段不同需求给予个性化的指导内容。护士安排患者入住病区后医疗床旁多媒体屏自动推送入院宣教、责任医生护士、跌倒宣教，根据医嘱自动推送相关注意事项，患者还能根据自身病情通过专科宣教板块查看疾病相关注意事项，术前、术后宣教等，有视频、图文等多种形式展现。可将患者需求的资料手工或自动推送至患者床旁平板终端上，让患者反复学习观看，同时后台提供患者学习效果评估数据，使临床患教工作、护理管理工作更高效、更具科学性。同时还可以进行满意度调查内容的信息收集，数据在后台自动进行统计分析，将大大提高满意度调查工作效率。患者通过"护士点赞"功能，及时反馈对护士工作的满意度，建立良好的护患关系。住院患者可进行费用查询，欠费自动提醒功能。对于陪护家属，还能通过院内点餐服务一键点餐，送达病区。

除大力推进医疗床旁多媒体屏实现"出入院全程健康教育"信息化，护理部积极开展新型、多样化健康宣教模式。通过视频、音频、图文结合等形式对患者进行宣教，以此推出"互联网+健康教育"服务新模式，即通过手机微信扫描二维码获取图文、视频等健康科普知识。病区的文化墙上有宣教二维码，住院患者只需拿出手机"扫一扫"即可跳转至宣教视频页面。"二维码宣教"充分利用手机端操作便捷性、传播力强、传播速度快、影响力大、可重复观看等优势，扫不同的二维码，就能获得不同疾病知识，不需要关注公众号，也不需要下载APP，只需一扫，"码"上即出。让患者轻松"扫一扫"获取图文、视频等科普知识，解决患者"护士说完，我们就忘"的难题，通过更直观更便捷的方式，让患者更加深刻、形象地了解自身疾病相关知识。

为促进护理管理科学化、精细化，护理部已逐步推进质控电子化工作，目前已将护理质控表单录入护理质量管理系统，逐项使用；同时联合信息科制作护理质控电子操作手册，开始实施电子化三级质控。人力资源管理方面，对于护士排班系统做同质化管理，目前全院护理人员的排班已经可以在NIS系统中进行：排班及查看每日上班、休息人数一览表；全年护士班次统计；调科记录查询；每日全院动态的床护比；全院一、二级护理，危重，手术等护理详情。另外，"护理助手"APP的日常应用使培训考核完全实现无纸化。护士可以随时随地利用碎片化时间进行学习。

在线考核系统减少传统考试的出卷、改卷等环节，还可通过在线监考，实时查阅参考人数、考试动态。考核情况按科室、层级、分数，系统自动分析，节约成绩统计分析时间，提高管理效率。

为让患者轻松办理出院手续，护理部在病区实行出院"一站式"服务——病区结账，患者出院时在护士站操作即可完成出院结算，真正实现"让数据多跑路、患者少跑腿"的服务模式，节约服务成本，提高工作效率。

四是借助信息技术，构建防控管理。2020年初，新冠肺炎疫情发生后，围绕"医务人员零感染、避免院内交叉感染、避免因漏诊造成社会影响"三大目标，聚焦住院管理中的闭环流程、信息收集、登记、健康教育、人文关怀等核心环节，依托移动智能办公平台（微信、腾讯会议、护理助手软件、医疗床旁多媒体屏等），构建"基于移动智能办公平台构建住院患者闭环流程中的护理信息管理模式"。在入院、在院、出院3个阶段，针对患者、陪护、护士3种群体，形成一套突发公卫事件中以信息化为基础的住院患者闭环管理流程SOP。坚持"平战结合"原则，做好"平时状态"的常态化防疫，创造更安全、便捷的就医环境。同时既能避免人员聚集，又能高效有序地推进病房闭环管理的各项护理工作，获得患者、家属、护士三方满意。目前，各病区均配备门禁管理可视化系统及双向门禁刷卡系统，该系统方便护士在护士站对门禁的运行状况进行可视化监控，并通过门禁系统与外界进行实时语音、视频沟通，及时识别人员类型，为护士做好病区门禁闭环管理提供有效保障。随着智慧病房各项应用的不断深入，以病人为中心，紧密连接病患、医生、护士，通过系统之间智能联动、凭借智慧病房开放平台的功能，相信能给患者及家属带来更优质、更智能化的就医体验。

（金咏梅　陆雪琴　倪涵晨　徐伶俐　顾频颉
胡　祎　邵红梅　陆伟华　黄黎静　顾雪莲）

第四节　药学管理赋智能　药学服务重创新

药学部是集职能、业务、教学、科研于一体，以促进临床合理用药为基石的药学技术部门，负责全院药事管理、药品保障、临床药学服务、院内制剂研发等工作。随着医院的转型发展，药学部紧跟医院发展方向，2013年，建成上海市浦东新区示范中药房，促进中医的协调发展，保证中药用药质量安全，更好地满足人民群众对中医药服务的需求。2020年，立项浦东新区新兴交叉学科——中药制剂转化医学，探索一种"经验方药→院内制剂→新药研发→医工双赢→中药发展"的转化模式，实现"源于临床—证于临床"的转化路径，围绕明确临床疗效的中药经验方，搭建基础研究与临床医疗的双向转化平台，提升中西医结合创新药学服务内涵。2022年，立项浦东新区重点学科建设项目——中西医结合临床药学，立足浦东新区，充分发挥中医药优势与特色，逐步建设成基于临床需求为导向的区域中西医结合临床药事服务共同体，实现学科共建与同质化发展。

人才方面：以"药学服务和合理用药"为目标，建成一支中西药学结合、具有临床思维的药师队伍。目前拥有药学专业技术人员42名，其中高级职称5名、中级职称26名；中药专业技术人员占52.4%；学历方面，博士2名，硕士7名，本科28名。临床药学团队拥有专职临床药师8名，其中7名已通过国家级或上海市级临床药师规培，覆盖老年慢病、抗感染、肿瘤、抗凝、中药学等多个专业。

科研方面：近十年立项包括上海市科委、市自然科学基金等在内的多项课题，课题总经费超500万元；发表论文60余篇，其中SCI 20篇、核心期刊论文40余篇；获批专利30余项；国家级、市级和区级学术任职40余项。

教学方面：临床药学教研室长期从事临床和教学工作，教研室包括教研室主任1名、骨干教师10名，其中硕士生导师3名。近三年，立项上海中医药大学课程建设项目11项，发表教学论文10余篇，举办国家级、市级和区级继续教育班10次。

一、模式转型，贴近患者贴近临床

1. 工作中心转变

药品保障向以患者为中心转变。十年来，国家医药体制改革赋予医院药学新挑战与新机遇，药学部稳中求变，积极实行"两个转变"和"三个贴近"，从"以药品为中心"转变为"以患者为中心"，从"以保障药品供应为中心"转变为"在保障药品供应的基础上，以重点加强药学专业技术服务、参与临床用药为中心"。通过转变模式，进一步履行药师职责，提升服务能力，促进药学服务贴近患者、贴近临床、贴近社会。

2. 管理方式转变

粗放式管理向精细化管理转变。一是动态优化药品目录，保障临床用药需求。为全力保障患者基本用药需求，药学部积极落实国家基本药物制度和药品价格谈判制度，优先配备国家基本药物和国家谈判药物，助力缓解人民群众"看病难、看病贵"问题。国家基本药物配备比例逐年提升，2021年供应基本药品种达1 078种，其中西药与中成药599种、中药饮片479种，供应基药品种占比63.71%，基药使用金额占比达49.62%。从2017年开始，国家执行谈判新药纳入医保，药学部紧跟政策，优先引进或备案国家谈判品种，至2022年已累计配备105种国家谈判药品。此外，药学部不断完善基本药品目录外药品临时采购管理制度，疏通短缺药物快速获取流程，满足特殊患者的临床治疗需求。二是精准分配医保指标，落实带量采购任务。坚决落实国家药品集中采购和使用工作，根据上海市医保局下发的药品集中采购中选品种与医保指标，及时梳理目录内药品品种，提交药事管理与药物治疗学委员会，集中采购品种100%纳入采购目录。同时为保障患者的个性化用药需求，保留原研产品，杜绝"一刀切"的粗放管理模式。

二、内涵丰富，逐步提高处方质量

1. 深入临床一线，开展药学查房

药学部8名临床药师，深入ICU、肿瘤科、传统医学科、神经内科、心血管内科等科室开展药学查房，与临床医师一起为患者制定个性化用药方案。2020年实施住院患者药学监护近2 000人次，监护率达8.20%；2021年实施药学监护住院患者4 466人次，监护率13.9%；2021年临床药师提出用药建议361次，采纳率达91.80%。

2. 践行MDT模式，参与病例讨论

临床药师借助自身药学专业优势，通过药物重整、用药教育、特殊使用级抗菌药物会诊、临时采购药品会诊、协助开展多学科联合门诊等方式参与院内外患者的药物治疗，以提高患者的用药依从性，提供个体化用药服务，2019—2022年临床药师参与临床MDT多学科讨论共20余次。在重症监护科室，派驻驻点抗感染临床药师作为重症监护多学科综合治疗团队（ICU MDT）的核心成员，提供连续的个体化治疗方案，参与抗感染方案的制定、药物选择与剂量调整、药学监护、不良反应处置等的工作。2019年以来共监护重症患者258人次，科室患者的住院天数和抗菌药物使用强度明显下降。

3. 以患者为中心，开设个性化药学门诊

国外多年的实践证明，开设药学门诊有助于提高药物治疗水平，保障药物治疗安全，降低药物治疗费用。因此，医院相继开设普通药学门诊和5个专科药学门诊。药学门诊由资深临床药师排班坐诊，坐诊时间为每个工作日上午。药学门诊服务流程为：患者就诊药学门诊后，针对新患者，药师进行信息采集并建立药历；针对老患者，药师先询问患者此次就诊的目的。通过问诊，药师明确患者的药学问题，并整合用药信息，然后查阅指南、说明书、文献等资料。随后，药师对患者执行干预，比如药物重整、用药教育和指导等，并对药学服务进行记录归档。同时，药师和患者共同制订详细的随访计划，包括随访内容和时间。

（1）通科药学门诊。2017年5月，开设普通药学门诊，为患者提供用药评估、用药咨询、用药教育、用药方案调整建议等一系列专业化药学服务。普通药学门诊旨在解决患者用药疑问，涵盖用药前、中、后各环节。其主要服务内容有：常用药物的适应证、用法用量、药理作用、不良反应、相互作用、禁忌证、注意事项和储存方式等。目前，普通药学门诊服务累积达5 638人次。

（2）慢病药学门诊。为解决多种慢病共存、多重用药患者的用药问题，同时转变和延伸药学服务模式，2017年8月开设慢病药学门诊，直接面向慢病患者提供药学咨询和药物治疗管理，累积服务患者2 103人次。慢病药学门诊由具有MTM药师资质的药师出诊，对慢病患者进行用药重整。同时，药师对慢病患者进行用药和生活方式指导，提供给患者"慢病管理执行计划表""用药指导单""疾病监测记录单"，并为患者发放药盒、文字教育材料等。通过电话、门诊、家访等多种形式进行定期随访，再次评估并记录干预结果，不断提高患者用药依从性和自我管理疾病的能力。

（3）妊娠与哺乳期药学门诊。妊娠、哺乳期不恰当用药风险大，引起全世界对妊娠、哺乳期用药安全性的重视。2017年9月，开设妊娠与哺乳期药学门诊，累积服务达到866人次。鉴于妊娠期用药的专科特色，药师制作妊娠期药物咨询门诊记录表，进行风险评估后给出专业性、倾向性意见和建议。针对药学门诊积累的数据和存在问题，药师编写妊娠期宣教单并在药学门诊发放，以期最大限度地规避不必要的风险，促进安全用药。妊娠与哺乳期药学门诊已接受5家医院的坐诊药师前来进修，并且学习后返回原单位开设新的药学门诊。

（4）失眠联合药学门诊。为解决庞大的失眠人群的用药问题，促进安眠药的安全合理应用，2020年8月，药学部增设失眠联合药学门诊，由神经内科医师和临床药师共同坐诊，累积服务1 254人次。临床药师对患者开展长期药物治疗管理和随访管理，加强患者对安眠药的了解，提高用药依从性、药物治疗安全性和有效性。医生根据药物治疗方案预约复诊时间，临床药师同步进行用药随访，了解用药情况，进行用药指导和重整。

（5）CWPC咳喘药学门诊。2021年12月咳喘药学门诊被评为标准化门诊，累积服务536人次。咳喘药学门诊服务团队包括呼吸科医师、临床药师和呼吸科护士等，形成一个闭环药学服务流程，即医师根据患者症状和体征进行初诊→肺功能检测→治疗方案确定→药学门诊进行药学评估和患者教育→护士对患者进行肺康复指导等，建立患者管理库，定期对患者进行随访，并做相关评估和指导。临床药师对患者进行正确使用吸入药物的用药指导，设计、拍摄并有效运用"吸入药物合理用药科普视频"，将视频转换成二维码，方便药学门诊患者使用。患者使用吸入装置的错误率下降80%，患者满意度不断提升。临床药师参与咳喘患者管理后，增加患者临床疗效、减少相关不良反应发生率和治疗费用。通过咳喘药学门诊的工作积累，药学部发表教学文章《TBL结合视频教学法用于临床药学实习教学的探索》。

（6）抗凝药学门诊。目前，抗凝患者存在INR达标率低、合并多种慢性疾病、依从性差等问题。2021年11月，增设抗凝药学门诊，帮助患者及时调整抗凝方案，更好地维持INR水平，保证治疗效果，降低并发症的发生，实现抗凝治疗规范化、个体化、最优化管理。药师利用医院现有的软件系统建立抗凝门诊患者数据库，方便对患者诊疗信息存储、统计、分析、调取，统一进行跟踪管理；手工填写的记录表格、患者随访、病历本等纸质记录。抗凝药学门诊的成果包括横向课题1项，核心文章2篇，会议优秀征文1项。

4.实现前置审方与处方点评信息化，闭环追踪用药安全

根据国家政策，医疗机构应积极推进处方审核和点评信息化，药师可通过信息系统辅助进行处方审核和点评，且药师是处方审核的第一责任人。药学部以信息技术为支撑，采用360循环管理模式，即事前培训→事中审核→事后点评，再将点评结果进行反馈、培训，不断循环，逐步提高处方质量。

（1）事前培训。事前培训应用"线上+线下"方式开展，线上通过互联网会议对临床医生进行合理用药培训；线下采用大周会培训、全院医师大会培训以及临床专科培训的形式，多维度进行培训。

（2）事中审核。2019年上线"处方前置审核"系统，事中审核采取处方前置审核软件和人工审核相结合的模式，合理用药审方系统实现"事前提醒、事中干预、事后分析"的全程化合理用药监测，可在各个医疗环节中进行全程的干预和监控。审方中心处方前置审核率不断提升，门诊处方审核率≥60%，住院医嘱审核率≥40%。2019年处方与医嘱人工干预率16.79%，2020年干预率24.87%，2021年干预率提升至26.54%，最大限度地保证患者用药安全。

（3）事后点评。2019年上线处方点评软件，每月对门急诊处方、住院医嘱、围术期用药、特殊使用级抗菌药、中药饮片和中成药处方、中药颗粒处方、麻精处方以及专项点评等20项进行常规点评，同时人工再复核点评，点评结果再循环纳入事前培训素材，通过PDCA不断循环改进，控制处方的不合理率，促进合理用药。2019年处方点评不合理率为1.42%，2020年处方点评不合理率为1.64%，2021年处方点评不合理率为1.86%，2022年处方点评不合理率控制在1.72%。

三、传承创新，带来更好用药体验

1.医工联合，研发中药院内制剂

国家鼓励医疗机构根据临床用药需要配制和使用中药制剂，支持应用传统工艺配制中药制剂，支持以中药制剂为基础研制中药新药。医院整合院内外研发资源，探索"经验方药→院内制剂→新药研发→医工双赢→中药发展"的转化模式，实现"源于临床—证于临床"的转化路径，围绕明确临床疗效的中药经验方，搭建基础研究与临床医疗的双向转化平台，推进区域内中医药科技成果研发及有效转化，引领浦东新区乃至上海市中药院内制剂创新成果转化。

（1）原有批号制剂重新申报备案。院内，依托药学部、中心实验室、重点专科、特色专病等平台；院外，依托国家中药现代化（上海）创新中心、上海中医药大学、上海宝龙药业、上海万仕诚药业等平台，整合多方资源，积极开展院内制剂备案工作。目前医院共有15种原有批号的院内制剂，已完成6种院内制剂的备案，另有5种正在申报中。

为进一步满足疫情期间临床用药需求，2022年12月19日上海市药品监督管理局发布《关于加强疫情期间医疗机构制剂调剂使用有关工作的通知》（沪药监药注〔2022〕344号）。通知中指出，允许上海市七家医疗机构的17种可用于治疗新冠病毒感染者的医疗机构制剂，在全市医疗机构内调剂使用。其中，七院院内制剂"解热颗粒"成功纳入清单。药学部第一时间追加解热颗粒订单量，优先在七院医联体内调剂使用，并逐步满足市内其他医疗机构使用，在一定程度上缓解疫情期间部分医疗机构感冒类药品短缺问题，进一步满足临床用药需求。上海东方卫视于2022年12月21日《东方新闻》栏目就相关内容做了专题报道。

（2）开展经验方临床前基础研究。挖掘中医药古籍文献、名老中医学术思想和诊疗经验以及民间中医药技术方法，聚焦有大量临床基础，且临床疗效明确的经验方，并评估其研究价值和市场前景。目前，已挖掘51首院级协定方拟向院内制剂进行转化研究，其中有科研基础支撑的院内协定方12首。委托上海中药创新研究中心，开展工艺研究与质量标准研究。委托上海宝龙药业、上海万仕诚药业进行中试产品试验，通过对小试产品的放大研究，获得产品有关工艺、设备的相关技术参数及中间产品质量可控的检验标准，进一步优化制备工艺，完善质量标准，保证制备工艺达到生产稳定性、可操作性，为今后制剂的备案、商业化大生产以及药政部门的现场核查做好基础技术工作；最后整理制剂的基本信息、备案机构信息、委托配制单位信息、制剂临床前研究及临床使用资料、制剂制备工艺和质量标准研究、制剂稳定性试验以及前3批样品自检报告书等相关材料，通过上海市药监局一网通办申请备案，目前正在申请的协定方有3首，均已经进入受理阶段。

（3）探索创新中药研发与转化。对于已有批号的院内制剂，择优进行深度研发与转化。院内制剂宁神丹香合剂（更新组方）目前已与企业达成初步合作协议，进入试药阶段；下一步将通过真实世界研究，考察院内制剂的临床有效性和安全性，进行临床前安全性研究，有效成分及作用机制研究，申请临床批文转化，为申报国家创新中药奠定基础。后期将进行化学研究以明确其有效部位或有效成分，寻找先导化合物并对其进行结构改造，筛选制剂进行作用机制探索研究；寻找新机制、新靶点、新成分申报国家和上海市自然科学基金等高级别科研项目。目前宁神丹香颗粒已经启动临床前研究，医院将以它为起点，开启院内制剂研发的新序幕。

2.量体裁衣，提供中药临方定制

为贯彻落实上海市委、市人民政府《关于印发中医药传承创新发展的实施意见》文件，体现中医药特色优势，满足患者个性化用药需求，医院开展中药临方定制加工服务，包括中药临方丸剂和中药临方颗粒剂。

中医师对患者辨证论治后开具中药处方，按照规范工艺流程加工成浓缩丸剂和颗粒剂，为患者"量体裁衣"。中药临方定制保留传统煎药方式，先共同煎煮再浓缩制成颗粒剂或浓缩丸剂，体现中医传承与创新的思想。而与传统汤剂相比，浓缩丸剂与颗粒剂解决汤剂口感不佳、患者依从性差的问题，满足更多患者的个性化需求，既可以减少药物的服用量，又方便患者服用和携带，还可以减少污染的机会，为患者带来更好的用药体验。

2022年10月开始，中药临床定制项目在门诊全面上线，中药饮片可医保支付，患者只需缴纳25元/贴的加工费，即可享受临方产品全国免费配送到家服务。

四、智慧赋能，探索创新药学服务

1.建设智慧药房，助力药学转型发展

（1）智慧西药房建设。2019年，医院与全球机器人四大家族之一的ABB公司达成深度合作意向，共同研发智能医疗服务机器人。研发落地机器人与人工智能技术在药品追溯、智能仓储、药品分拣、静脉配置、导航配送等多个方面的实际应用，并在住院药房和静脉药物配置中心实现国内首个以智能机器人为核心的、应用于医疗机构中的智慧药房解决方案，从而使药学人员从重复性、机械性的日常劳动中解放出来，提高运行效率，降低人力投耗与运营成本，降低差错率以及增加可追溯性，将有限的精力投入到更优质的药学专业技术服务中去。目前，智慧药房第一期，机器人抓药配药国内首个"智慧药房"已于2020年7月在七院试运行。

（2）智慧中药房建设。通过智能抓药、智能煎药、中药饮片供应链管理平台等软硬件设施设备的投入使用，建立涵盖从中药饮片生产炮制、集中采购、供应保障、智能调配、智能煎煮、智能配送、安全使用等全流程监管体系，并与省市级集中采购监管平台无缝衔接，全面整合物流、信息流和资金流。通过智能化、自动化技术的运用，对中药饮片购销全过程进行计划、组织、协调、控制和优化，实现全程可控、可追溯，达到提高管理效益和降低采购供应成本的目的，进一步提升科学化、规范化管理水平，积极推动国家中医药政策落地实施，为创新和优化中医药服务体系和服务模式打好基础。

2.信息助力，实现中药饮片流通追溯

为推进中药饮片追溯体系建设，实现中药饮片质量和使用过程的可追溯，保证医院中药饮片质量，保障患者用药安全，药学部从2019年开始逐步探索建立中药饮片院内追溯体系。利用生产厂家中药饮片袋上提供的溯源二维码，医院通过扫描解析药厂代码、加工日期、批号等信息，获取两方面信息：一方面，可以通过二维码获取源头、种植、采集、加工、质检等信息；另一方面，可以通过药厂提供的二维码解析到药品唯一码，与医院做对接后，数据进入医院内网追溯系统服务器，再通过和医院HIS系统交互，记录入库、养护信息，再到调配、发药，最后把中药饮片在院内流通过程中的脱敏信息，比如患者姓名、地址等，通过外网关联到生产厂家的追溯平台，形成一个完整的数据链。一旦出现ADR或其他问题时，可根据患者信息，追查中药饮片从出厂到使用过程中各个环节的相关信息，通过分析找出问题所在并加以整改，不断提高中药饮片使用的安全性。现阶段，该体系已初步建成，真正实现中药饮片的来源可溯、去向可追。而且，该模式具有可复制性、推广性，可为我国中药饮片使用流通的追溯提供应用示范。

3. 基于"互联网＋"，建立全覆盖式创新药学服务模式

本着"让患者少跑腿，让信息多跑路"的理念，药学部积极探索与实践"互联网＋药学服务"。药学服务模式由传统线下服务转向"线下＋线上"相结合的智慧化模式，实现远程审方、送药到家、用药指导，最终形成患者用药前、用药中和用药后的全覆盖式闭环药学服务。

（1）互联网＋远程审方。为提高处方与医嘱质量，保障临床用药安全，2019年上线"处方前置审方"系统，对全部处方与医嘱进行自动化的全方位评判。不合格处方，药师线上与临床医生沟通修正确认，患者才可获取有效电子处方。2019年处方与医嘱人工干预率16.79%，2020年干预率24.87%，2021年干预率提升至26.54%，最大限度地保证患者用药安全。

（2）互联网＋送药到家。根据不同患者需求，定制多元化的药品供应模式。互联网药品供应目录基本与线下同步，其中，中药饮片与配方颗粒100%与线下同步；西药与中成药中，除麻精药品、抗菌药物、含麻药品、针剂外，其余品种与线下同步供应，每月保障互联网配送约600单，不断提高互联网患者对药品的可及性。

（3）互联网＋用药指导。打造线上诊前、诊中、诊后一体化服务，借助微信公众号平台上线用药管家系统，为患者推送药品指导信息，实现患者用药教育的个体化、信息化。此外，患者登录七院互联网医院，点击"免费咨询"，临床药师每日排班，为患者解答用药疑问，每日线上用药咨询量约10人次。通过构建线上＋线下用药指导模式，为患者提供优质的"掌上"药学服务。

（4）互联网＋用药随访。实时跟踪慢病患者居家用药，远程提供精准药学服务。与上海得录信息科技中心合作开发"智慧用药随访平台"，选择重点科室优势病种，以慢病患者为主体，设计随访程序。获取患者授权同意后，可在准确的时间点提醒患者用药，提高药物治疗的依从性和精准性，同时实时采集患者用药记录及饮食规

律，通过基于人工智能的大数据分析复诊时的各类检查记录，对于异常结果给予预警提示，并给出用药调整建议，及时为患者提供用药指导。逐步探索新型居家随访管理和远程指导模式，可有效提高用药随访的质量，并根据患者个体病情的细节，达到远程精准宣教的目的。

智慧赋能，不断探索"互联网+"创新药学服务，为患者提供优质与便捷的药品供给服务的同时，确保用药的合理性与安全性，提高患者满意度。

（范　伟　顾伟鹰　时扣荣　刘　娟　侯晓丽　翟巧利　李　婷　辛蓓玮）

第五节　院感防控保发展　内外同防护安全

七院医院感染管理科，简称"院感科"，下含防保科，现有岗位人数9人，其中博士1人、硕士2人、本科6人，医疗专业4名、护理专业4名、公共卫生专业1名，均为经验丰富的成熟专业型人才，平均年龄44.25岁；主要工作是对医院感染进行有效的预防与控制，包括院内感染控制和医院所管辖隔离点、方舱等定点机构的院感防控，配合医院安全规范发展医疗、承担疫苗注射和疫情防控等公共卫生服务。

从2003年SARS病毒引起严重非典型肺炎暴发，到2020年由新型冠状病毒引发的肺炎在半年内蔓延到全世界每个角落，院感科的重要性不言而喻，在任何时候，对于院内感染暴发都是零容忍，严防院内感染始终是院感科最重要的职责。

伴随着医院2012年开始转型发展为中西医结合医院，2013年获评三级甲等中西医结合医院，院感科在院领导和医院感染管理委员会的领导下行使管理和监督职能，又具有对医疗机构中医院感染管理相关事件的处理进行专业技术指导的业务职能，是肩负管理和专业技术指导双重职责的特殊科室。院感科对外防御和监控各类大小传染病，同时防止医院内部感染，主要职责是护航医院高速发展，守住医院安全底线。以三甲等级医院评审为契机，院感科对原有制度进行不断优化和完善，修订完成《上海市第七人民医院感染管理制度》，全面开展信息化建设，院感进入快速发展阶段。

在医院发展的这十年，医疗飞速发展过程中，院感的内涵也随之提升。人员队伍从最初的管理、护理组合逐步优化，至2017年形成医疗、护理、公共卫生、管理学等多专业背景的院感队伍，无论从人员结构还是内涵上，七院院感都达到前所未有的高度。不管结核乙肝等传统传染病，还是新冠、猴痘等新发传染病；不管院内多重耐药患者，还是院外传染病就诊患者，院感科都给予规范有效的防控措施指导。2019年，预防保健科（下辖传染病、放射、慢病、健康管理等条线）正式并入院感科，高瞻远瞩的设置，更加有利于医院抵御重大传染病的来袭、承担国家市区各级公共卫生服务项目，展现作为一家三级甲等医院的担当，在随后发生的全球新冠疫情中，院感科勇挑重担，有效保证了医院医疗的有序进行。

一、院感无小事，坚决守底线

2012年之前负责医院院感的小组为医务处的一小部分，由两名护士长和一名兼职管理人员组成，凭借经验监管院感高风险区域、尽力防止院内感染发生。这个时期的院感，没有信息系统、没有各类精细化指标监测，仅仅是凭借对"防止医源性的感染"概念理解做出的临床管理行为。为响应国家对感控队伍建设号召，2016年引入公共卫生专业人才，2017年设置专职感控医师，全部经过规范化岗前培训，承担医院感染监测、多重耐药菌防控指导、抗生素合理使用干预、院感制度持续改进等，至此，院感队伍规模逐步完善，医疗、护理、公共卫生专业人员齐全，包含感染、管理、中医等学科分类，更进一步承担科研、教学任务，不断进行继续教育和实践，充实感控力量。医院感染控制需要临床医生护士等一线人员共同配合，为此，医院各个科室特设感控医生、感控护士，这些骨干感控人员，是控制临床感染的有力抓手，同时承担管理工勤、"三生"等职责。感控无小事，感控无处不在，兼职队伍建设拓宽院感防控之网。

2012年，以三级甲等中西医结合医院评审为契机，院感科全面修订完成《上海市第七人民医院感染管理制度》，包含消毒隔离制度、职业暴露防护制度、重点部门和重点科室管理制度、医疗废弃物管理制度、抗菌药物临床使用规范和突发事件的应急预案等院感制度。院感科定期检查制度落实情况，充分发挥制度的制约管理作用，使各项工作落到实处。院感科持续强化医院感染监测和管理，完善管控体系各SOP建设，强化院科两级监督管理。院感安全关乎科室自身安全、医护自身发展，不断强化概念，加强院科两级管理为院感管理助力，为医院安全助力。

院感科是一个技术和管理交叉的学科，日常工作包括对全院医疗护理后勤等人员进行防止医源性感染的培训、管理、指导、质控。在医疗护理之外，更注重后勤、"三生"等第三方的培训指导和管控，在近年来多次全国院感暴发事件中，后勤都是医院感染的薄弱点。在院感管理中，医疗废弃物和消毒隔离是重点，管理医疗废弃物的后勤为重中之重。不同于医护的专业性，简单有效的培训和监管更适合后勤人员。医院发展十年间，院感科与后勤保障处一同配合，做好全院工勤人员的培训和监管，在此次疫情期间，七院的工勤人员都表现出色，对守住医院安全底线起到重要作用。

二、提升院感内涵，助力医院发展

十年来七院飞速发展，先后成立ICU、EICU、CCU、NICU、新生儿室、血透室、手术室（含导管室）、产房（含特殊产妇、一体化产妇等）等，随之而来的院感高风险环节愈来愈多，院感重点环节的加强管理刻不容缓。为此，院感科梳理流程、开展感控管理难点攻坚，加强对重点部门、重点项目的感染管理，制定重点部门和项目感染管理要求及细则，进行项目持续改进。至2022年医院有2个抢救区（急诊抢救室、第二抢救室）、4间重症监护病房（NICU、EICU、ICU、CCU）、1间综合产房（4张产床）、3间一体化产房、1间特殊（隔离）产房、1间新生儿室、6间手术区、胃肠镜室、支气管镜室、血透室、口腔科、感染科（含发热门诊、肠道门诊、肝炎门诊），这些科室均为院感重点管理部门，每个区域均严格按照院感标准进行设置管理。作为三级甲等中西医结合医院，同时为医院的高质量发展，七院的院感监管与上海市质控同步，2018年建立地巾、抹布洗消中心，加强全院消毒隔离技术的监控，2019年被上海市质控评为SIFIC 2019感控实践优秀基层医院。

2017年医院加入上海市质控中心领衔的三网联动（抗菌药物应用监测网、院感监测网和细菌真菌耐药监测网），这是一项公益的、自发的行为，也是直接对标国际最新院感综合管理前沿，在国内率先将抗生素使用相关的各个监测网数据共享、联动的尝试，主要目的是多部门合作防控细菌耐药，通过对院内感染病例信息化监控、联合药学部抗生素使用合理性筛查、检验科病原微生物的筛查，实现院感内涵化建设，减少抗生素滥用诱发的细菌耐药，切实有效控制感染。七院作为上海东北部唯一的一家三级甲等医院，有责任、有义务针对全球细菌耐药贡献一份力量，也充分体现了应有的责任和担当。

自新冠疫情以来，发热门诊作为前哨岗位，不断有新的要求和建制。然而，医院的发热门诊建设早于新冠疫情，在2015年重点部门发热门诊由简易房搬迁至现址改为固定建筑。2020年初，应国家《发热门诊规范化建设标准》要求，在有限的条件下完成发热门诊的改建工作，入口由院内改为院外，改建后的发热门诊规范设置"三区两通道"，人流、物流、空气流与医院其他区域严格物理隔断，严格落实"六不出门"。发热门诊成为新冠疫情的哨点岗位，院感科成为全院防控的核心部门。鉴于此，医院高瞻远瞩地将院感科、感染科、急诊科合并为急诊与感控部，进行一体化管理。在此后的时间里，不断进行发热门诊和急诊科人员的定期轮岗，院感科和发热门诊共同迎接市区各级检查，圆满地承担下疫情下三级甲等医院的防控任务，既满足医疗救治需求，也保持发热门诊监测网络的灵敏性。

三、院感监控信息化，筑牢防控铜墙铁壁

器械的消毒管理是院感防控的核心环节。2012年全院各科消毒器械进行统一清洗、打包、消毒和追溯跟踪，由消毒供应中心集中管理，通过统一的清洗消毒、统一的微生物检测，手术器械安全性得到更有效的保证，大幅度降低医院感染发生可能性。信息化的建设降低院感防控的难度，提升院感防控的质量和效率。

2017年信息化建设加速，医院引入电子医废管理、医疗废水追溯系统。医疗废物电子管理系统实现医疗废物全生命周期监管，使传统的手工监控纳入信息化大数据系统，可查可视，准确无误，提升医疗废弃物管理的准确性，提高医院院感安全性。

以前院感病例筛查主要以人工手动筛查为主，2017年院感病例信息系统启用，依赖于HIS病例系统，院感系统直接在病例系统上进行血培养、抗菌药物使用前微生物送检数据抓取，大幅度提高效率、计算的精准性、高危预警提示的及时性，配合感控医师的专业筛查，管理程序上的优化，使院感发生率降至更低，同时也更好地保证了医院的飞速发展。

随着我国经济发展，国民健康战线前移，由治疗疾病改为预防疾病，防保科任务与日俱增。从传统的乙肝、结核、艾滋病等传报管理，到意外伤害、高血压等慢病传报，临床传报任务繁重，但践行责任也责无旁贷。基于此，在上级部门的指示下，医院建立传染病自主强制传报系统，可以自动抓取识别临床数据，提高传报率，同时减轻临床医生传报负担，又能满足传染病传报职责和时限；新增的伤害条线传报任务，也做相应的信息系统匹配，预防保健体系在强大的信息系统支持下不断优化。2021年七院防保条线在浦东新区排名第一，取得历年来较好成绩。

四、院感管理再前移，先行先试显成效

为持续做好公共卫生管理，同时为防控重大传染病，2019年预防保健整体并入院感科，传染病监测、肿瘤等慢病监测、健康教育建设、CT和磁共振等放射防护、高温和一氧化碳中毒职业病监控、妇幼保健建卡管理、卡介苗和犬伤疫苗整体纳入院感范畴，进一步践行疾病防治一体化。通过知识讲座、公益宣传、义诊、宣传栏以及电子屏、公众号、资讯平台、电视台、视频号等多种新媒体平台，传播讲授健康科普知识，在门诊开展健康教育场所，如内分泌科的糖友俱乐部、妇产科的孕妇学校和母乳喂养门诊等，提升患者及全民健康素养。

2021年，我国新冠疫苗问世，医院承担起浦东新区人群接种重要任务，无论万人体育场、还是流动疫苗车，抑或是中小学接种，七院人都圆满完成疫苗接种任务。在此基础上，将疫苗信息系统无纸化、规范化建设，将犬伤处置门诊改为犬伤专病门诊，完成电子接种系统建设。员工疫苗接种率位列全区前茅，所有新员工全部接种后上岗，重点岗位全部完成三针接种，有效保障了七院员工健康安全。由于突出的表现，2020年七院荣获浦东新区疾病预防控制中心健康教育与健康促进工作优秀单位。

随着七院介入学科、影像科等发展，辐射安全日益受到重视，大型设备上岗证规范化建设逐步完成。2021年医院新购置CT、DR、DSA、PET-CT等设备；核医学科发展迅速，整体搬迁至8号楼新址，顺利通过环评和最终审核验收；^{125}I粒子置入完成许可证变更。放射条线每年都有放射应急模拟演练、定期召开放射委员会会议、定期进行全院介入医生护士的体检，每日进行放射剂量监测，确保无放射泄漏、无职工放射伤害，促进放射医疗安全规范发展。

五、防控模式常优化，结合实际促发展

至2019年底新冠疫情暴发，国家对院感重视程度提高，院感科第一时间解读国家、市级、区级下发的最新防控、诊疗等各类技术指南，制定《新型冠状病毒感染预防与控制制度》，制定、修订制度（含流程）38项，应急预案9项，平均每月会议、实操培训5～10次，考核2～5次，并以桌面推演、现场应急演练、沙盘演练等多种形式落实执行。在此基础上修订完善医院感染预防管理制度与绩效考核方案。2022年上海新冠疫情蔓延，在本轮疫情战役中，院感科根据上级部门下发的各项制度文件，共优化制度10个、制定新流程6个、制定应急预案3个，组织大大小小培训100余场次，发布各级各类通告80余次，将"洗手、单独就餐、两点一线"等概念深入全院2 000余员工心中，力求每个人都是感控实施者、监督者，人防、物防、技防三防融合，预防为主，防控结合，科学落实精准防控。

2022年4月上海新冠疫情全面暴发，院领导全程督导、指挥，将医院原有场地进行三区划分、独立设置。阳性病例涌现时，院感科实施精细化分层管理，设置流调组、传报组、消杀采样组、核酸采样组等，根据综合研判疫情风险，第一时间落实开展流调，判定管控对象，精准划定封控范围，采取防控措施。在此次疫情防控战中，院感科不断在实战中积累经验，院感防保一体化管理、工作分组化管理，逐步形成医院院内异常病例"快处、快封、快消、快解"模式（2468模式）：2小时内传报流调、4小时内隔离转运、6小时内消毒采样、8小时内恢复常态。七院在疫情期间承担大量的救治任务，同时不因感染防控引发社会矛盾、医护矛盾、延迟救治等问题，保证医院有序运行，在5月末即开始大规模复工复产，院感切实做到为医院发展保驾护航。

六、对外援助冲第一，感控人员勇担当

疫情期间，七院作为浦东新区为数不多的非定点医院，除承担医疗救治任务外，还承担对外援助任务，设置"三区两通道"，落实醒目标识，配齐消毒设施设备；完善制度架构；成立院级疫情防控领导小组，下设8个工作组，明确分工与职责；落实防控责任，实行一把手负责制；增强防控意识，不同人群开展分类培训，独立缓冲病区建成启用。与此同时，七院还承担方舱保障。因筹建仓促、人员众多，院感管理难度极大。对此，医院派出的院感专业人员创造性地对方舱的医护、后勤进行针对性培训和监管。除上面所述的方法外，更增加多项举措：包括24小时持续监控穿脱防护服，一旦发现有人脱得不规范，即刻按照密接给予隔离；针对工勤人员采取图文、现场、朗朗上口的口号等方式给予培训，力求简单有效好记；严格员工行为，加强洗手、戴口罩、进餐管理，针对每个人都反复宣教这三个观念；三区两通道划分中，后勤和医护是分开的，对不同工种的工勤人员也进行精细化管理；针对不同的物品，采取不同的方法消毒，"哪里碰消哪里，哪里风险高消哪里"，自己动手，采用湿巾、喷洒消毒等方式。多种措施并进，有效防护医护和工勤人员感染。

七院院感科目前已经形成稳定的人员架构，具备较好的专业素质。在当今多重因素导致的不稳定环境中，院感防控挑战和机遇并存，未来在守住院感防控安全底线的基础上，追求院感质量高内涵地发展：具备高级专家、培养专业人才，检验药学感控"三网联动"的院感内涵建设，理论和实际相结合的成果转化。应战未来发展，院感一定大有作为，一定能助力医院高质量发展！

（韩文均　孙芳园）

第六节　医保管理促规范　支付改革见成效

2012年起，医保便民惠民惠医的新政策不断出台，医保开启高质量发展新篇章。医院医保管理紧跟医保改革的纵深推进，不断推陈创新。

2014年9月，医院作为试点单位，接受浦东新区医保事务中心上海市基本医疗保险定点医疗机构分级管理考评，在四家试点单位中成绩位列第一。2017年开始，分级管理考评转型为定点医疗机构医保工作考核。医院每年与上海市医疗保险事业管理中心签订《上海市基本医疗保险定点医疗机构服务协议》，严格按照协议开展诊疗活动。

一、医保管理提升患者服务

一是转换理念，服务转型。为提升患者满意度，优化服务质量，2013年医疗保险管理办公室转换理念，开展下沉式服务，走出办公室，在门诊便民服务中心设立医保咨询窗口，为广大患者解疑答惑。同时为方便患者，医疗保险管理办公室与浦东新区医保事务中心合作，在咨询窗口开展更换就医记录册的服务，解决患者因记录册问题需另外赶赴医保中心的难题。2020年咨询窗口又增加门诊大病登记信息直接上传的服务项目。两项服务极大地推进医保业务流程优化，让数据多跑腿，使患者少跑路，一经推出即获得患者的肯定，好评如潮。

二是异地结算，方便就医。2017年8月根据人社部发〔2014〕93号、人社部发

〔2016〕120号、人社厅函〔2017〕124号的要求，同时也为迎接党的十九大召开，医院提前完成开通异地就医结算的程序升级，在8月3日完成国家异地就医结算医保验收工作，8月4日正式上线开通备案人员跨省异地就医住院医疗费用直接结算。2019年4月医院完成长三角地区跨省异地就医门诊费用直接结算的软件升级并顺利通过验收，同年5月正式开通异地就医门诊费用直接结算。截至2022年9月医院共收治异地就医住院10 386人次，异地就医门诊12 536人次，方便患者的同时也极大提高了医院在全国的影响力。

三是网络诊疗，先试先行。2020年，上海市医疗保障局、上海市卫生健康委员会下发《关于支持定点医疗机构开展"互联网+"医疗服务试点的通知》（沪医保医管〔2020〕15号）。根据文件精神，医疗保险管理办公室于9月起协调医院各部门，制定完善互联网医院管理制度、医保管理制度，提交信息安全等级保护备案证明等材料。经过验收，上海市医疗保险事业管理中心于2021年1月25日正式与医院签订《"互联网+"医疗服务纳入本市基本医疗保险支付的补充服务协议》。至此，医院正式开通"互联网+"医疗服务，同年为落实疫情防控，减少参保患者就诊交叉感染风险发挥巨大效能，也为扩大医院服务面跨出关键一步。

二、医保管理规范医疗行为

一是修订制度，夯实培训。本着精细化管理原则，结合政策要求，医保调整内部管理架构，逐步修订医保管理的15项制度及质控考核标准。坚持每月周会讲评培训、每季度医师培训、每年新职工岗前培训、医保新政策微信OA发布、每年全院医师一次医保知识考核的模式，规范诊疗行为。同时医院逐年加强医保信息系统建设。由信息科主导，对照63条上海市医疗保险联网机构信息安全检查标准，制定15项医保信息安全制度，每年开展应急预案演练。沪医保中心〔2020〕3号文，表彰医院取得2019年上海市医疗保险信息安全管理先进单位。

二是申报项目，标准收费。从2019年开始，医院医疗水平不断提高，各项新技术蓬勃发展。医疗保险管理办公室为规范收费，联合医务处和临床科室，积极申报备案新项目。到2022年共申报备案新项目44项，按医保标准规范收费，极大地提高了医院效益。特别是2021年3月，医保办联合医学检验科，成功申报上海市首次开展新项目——高尔基体蛋白73（GP 73）测定的医保编码及收费编码。该项目适用于体检和临床诊疗两方面，在筛查脂肪性肝炎、预警肝硬化病人早期肝癌病变等方面具有很高的临床意义，成功申报也为肝脏疾病的诊治提供新方法。

三是支付改革，促进发展。2020年7月，上海市医疗保障局、上海市财政局、上海市卫生健康委员会、上海市中医药管理局下发《关于扩大本市职工医保住院费用按大数据病组分值付费试点范围的通知》（沪医保医管〔2020〕71号）。按大数据病组分值付费在规范医疗服务行为、保障医保支付的精准高效、防范医保基金支出风险等方面有积极推动作用。医院成立工作专班，由院领导担任组长，质量管理办公室牵头，医务处、医疗保险管理办公室、病案统计科、财务处、运营办、信息科、药学部、医学装备部等职能部门共同参与，从成本核算、政策培训、规范临床路径、病案质控、药学耗材评估、大数据信息管理等方面对临床科室进行指导评估。经过两年的运行，医院在调整费用结构、优化病种管理，规范临床路径等方面不断进步，CMI值有较大幅度的提升，促进学科发展。

三、医保管理助力决策增效

一是政策分析，助力决策。医院高质量发展的决策离不开医保政策支持。近几年国家组织药品集中采购、医疗器械阳光采购、高值医用耗材集中带量采购、医保支付方式改革等重大政策颁布，影响医院发展方向。医保管理层面认真做好政策分析，协同各职能部门，拟定工作方案汇报领导层。领导决策制定医院的制度与规范，助力医院发展。

二是预算管理，提升效益。医保总控指标的执行情况直接关系到医院的业务发展。医保做好预算管理，每季度指标分析、年中指标调整、年终指标清算，准确预计业务量的发展。管理出效益，医保总控预算指标逐年增长，较2012年增长314%。

（李　宇）

第七节　病案管理重专业　数据统计助决策

七院病案统计科是医院一级职能科室，主要围绕病案的建立与利用开展工作，具体包括病案整理、病案编码、病案供应、病案质控、库房管理和医疗信息统计等工作内容。医院转型发展这十年，病案统计科在加强科室建设的同时，狠抓病案管理质量，不断提高全员业务能力，成效显著。

一、加强科室建设，创新发展齐进

1. 开展岗位管理，加强人才培养

根据工作流程，科室设置病案基础岗、病案编码岗、病案供应岗、病案统计岗和病案质控岗。在岗位细分基础上，明确各个岗位的任职要求，为人才培养奠定坚实的基础。根据岗位要求，病案管理者需要不断提高自身的能力素养，科室每年拟订人才培养计划，大力建设病案管理人才梯队，在人员学历提升和职称晋升上均取得了一定的成效。

2.大力强推信息化,智慧病案从无到有

传统病案管理,缺乏信息化支撑,从病案的形成到病案的利用,多数要靠人工管理。在转型发展的十年,病案统计科从传统病案管理转型为智慧病案管理,实现信息化病案的闭环管理。从无到有,自主开发病案管理系统软件,应用包括病案示踪系统、病案录入系统、病案质控系统、病案编目系统、病案统计系统等多种高效的信息化系统,与医院HIS系统整合,实现与医生工作站无缝对接。

3.克服人员不足,实现病案管理最优化

科室在职人员由4人增加至6人,按照病床与病案管理人员合理配比100∶1的要求,科室工作一直处于超负荷状态。2012年出院病案为1.8万份,2021年出院病案为3.2万份,在科室人员数几近持平的情况下,科室以高标准严要求的准则,每年以优异成绩完成上海市及浦东新区的考核,连续三年获得上海病历质控病案首页同级同类医院第一的好成绩。

二、夯实专业基础,喜展累累硕果

1.人员专业素养的整体提升

科室以能胜任岗位要求为前提,重点加强专科人才的引入与在职人员专业能力的培养。在职称晋升方面,科室人员既可以走病案技术职称,也可以走统计职称。目前科室全部员工均取得病案信息技术职称,其中初级3名、中级2名、高级1名,5人取得国家统计师资格证书。在专业继续教育方面,科室每年安排人员参加国际疾病分类培训班,现科室除新进员工外均已取得市级疾病编码合格证书,3人取得国家级疾病编码合格证书。

2.病案信息专业在上海的影响力不断提高

科主任,连续两届担任上海市医院协会病案管理专业委员会副主委,是中国卫生信息与健康医疗大数据学会医院统计专业委员会委员、中国医院协会病案管理专业委员会委员、上海市病历质控中心病案管理质控专家、上海市中医病案质控专家委员会委员、上海市医保支付方式改革咨询专家,作为病案质控专家每年参加市级学术交流,完成全市培训任务,完成市级、区级、市级中医病历质控任务等。

3.近年来病案统计科的成绩

2019年全国启动二级公立医院绩效考核工作,2020年基本建立较为完善的三级公立医院绩效考核体系。考核指标体系包含医疗质量、运营效率、持续发展、满意度评价4个维度。国家监测指标26个,从病案首页数据直接提取的监测指标7项,占比26.92%,每年国家反馈的病案首页数据质量评价中,在上海8家中医、中西医医院中,七院病案统计科一直保持病案首页数据质量优秀的好成绩。在2020年,在上海市病历质量与管理质量控制中心组织的上海市优秀病历评比中,七院获病案首页填写质量唯一奖项"优胜奖"。连续3年取得上海市病历质控病案首页同级同类医院第一的优秀成绩。

三、数据统计供应用，病案助力促发展

病案数据的产出，要保质保量，离不开病案统计科一直以来高标准严要求的工作原则。实行专人专科负责制，保证编码质量的同质化；组织疑难编码讨论，加强编码事前质控；首页录入系统植入逻辑审核校验功能，加强编码事中质控；编码组内编码互查，加强编码事后质控；通过给实习生、编码员、临床医生培训，提高编码员业务能力；积极参加编码相关继续教育，提升编码业务水平。

1. 助力医院信息化发展

医院信息化的发展，离不开各种数据的支撑，运用数据及时调整管理策略，这当中病案数据起到至关重要的作用。病案统计科一直以来，保持每季度、半年度以及年度，为医院做医疗运行情况汇报，通过数据展现，直观的数据分析供医院参考。

2. 助力保障医院绩效考核

高质量的病案数据是确保病案信息有效利用的关键，同时也反映病案的管理水平，直接影响着医院的医疗质量和效益。国家三级公立医院绩效考核指标中，国家监测指标26项，从病案首页数据直接提取国家监测指标7项，占26.92%，涉及病案首页相关的每一个数据背后，都离不开病案统计科的助力。好的数据展现在绩效考核中，才能实现公立医院高质量发展。

3. 助力临床发展

疾病编码的正确与否直接影响着数据的输出，影响医疗质量的评估与医疗资源的分配，编码的准确性离不开临床诊断的填写，而数据又离不开病案管理人员的日常监测管理，对缺陷首页及时与临床医师沟通，才能促进病案首页规范化填写，保证首页数据的正确性。准确的编码，精准的数据，才能满足临床科室的数据需求，为此科室实行专人专科负责制，保障编码质量助力临床数据服务。

（刘胜珍　潘纯纯）

第九章

弯道超车 笃行不怠

　　"笃行"是为学的最后阶段,就是既然学有所得,就要努力践履所学,使所学最终有所落实,做到"知行合一"。"笃"有忠贞不渝,踏踏实实,一心一意,坚持不懈之意。只有有明确目标、坚定意志的人,才能真正做到"笃行"。

　　中流击水,奋楫者先;行至半山,勇攀者进。七院人切实强化目标导向、过程导向、结果导向和"交账"意识,明责到人、履责到位,始终以奋斗者的姿态,以实干家的精神,踔厉奋发、笃行不怠,直道冲刺、弯道超车、换道领跑,保持争先进位的强劲态势,撸起袖子加油干,跳起来摘桃子,扑下身子抓落实,乘着上海浦东新区更高质量对外开放的东风,用坚定不移、脚踏实地的工作作风和求学态度,通过共谋健康发展、创新发展模式、完善组织建设、对标国家标准和加快信息发展的蝶变之路,将学科工作与医院发展深度融合,实现从综合性医院、中西医结合医院到创建三级甲等中西医结合医院的跨越式飞跃。

　　栉风沐雨十载,七院人不作秀、不搭花架子,实实在在、丝丝缕缕解难破题,在创建的前进道路上始终充满底气,满怀信心,加快转型步伐、促进医院升级,创造新经验、提供新样板。他们用坚实的行动,为我们诠释责任与担当,证明一种持之以恒的精神,以及坚韧不拔的性格与意志。

第一节   共谋健康发展   引领学科建设

2012年至今的十年，是七院转型发展的关键十年，也是见证健康管理部学科建设从起步到发展的重要阶段。

基于中西医结合的大健康、大康复、大智慧的发展理念，健康管理部作为七院重点建设学科之一。自2013年组建以来，积极推动健康管理学科建设与发展，借助地处保税区的地理优势，依托健康管理理念，发挥中医治未病学科优势，持续提升中西医结合服务能力，以建成全国级健康管理示范基地、区域性中西医结合健康管理中心、重点病种研究示范中心为目标，确立卒中后抑郁、肥胖、慢性疲劳综合征为优势病种和主攻方向，在治未病的基础上，发挥健康管理中西医特色，创建国家健康管理示范医院，打造健康管理重点学科，以中西医结合健康管理为特色，开展健康管理专业市级重点学科建设的工作。

一、发挥治未病学科优势，提升中西医结合服务能力

七院以建成中医特色鲜明、技术适宜、形式多样、服务规范、满足区域群众健康保健需求的中医预防保健服务体系为目标，完善治未病科室建设，积极优化科室布局，不断完善服务流程，优化各区域功能定位。

同时以亚健康、身心疾病的防治为主攻方向开展中医预防保健服务，在院内外积极开展健康宣教工作。以区域内防治康一体化中医治未病为核心，以健康状态辨识和评估、健康调养咨询、中医特色干预、治未病特色产品、慢病管理为主体，形成区域中医治未病管理服务网络，为群众提供全程的中医健康管理服务。

二、强固健康管理的基础，探索多品种对外医疗护理

七院通过与上海瑞慈健康体检管理股份有限公司合作，提升健康体检服务水平，拓展健康管理领域，延续与外高桥股份公司合作，打造森兰国际健康管理示范社区。

同时关注辖区内其他公立或民营二级医院的发展，通过多种形式参与扶持区域内二级医院的建设与发展；做大做强医疗联合体，使医院、社区卫生服务中心、养老与护理机构、家庭形成健康促进、健康管理、疾病治疗和疾病康复的连续服务网络，发挥医疗联合体在老年医疗和护理、健康促进与健康管理中的作用，探索三级康复和健康管理的新模式。

三、探索医养结合新模式，推动区域内慢病健康管理

七院通过中医治未病健康管理模式，以体质档案为基础，定期开展健康指导、

介入治疗、观察整体情况，完成患者健康档案的建立，尝试开展心理体检和评估，结合中西医干预，开展针对社会养老机构的指导合作，提供优质的中医药健康服务与健康产品，包括体质辨识、冬病夏治、膏方门诊等，构建医养结合新模式，为百姓提供更加优质的中医健康服务。

同时着力打造中医健康服务特色，以中医药健康管理项目为契机，健康管理部在实践中摸索出一套通过开展健康体检和中医治未病相结合、依靠健康管理数据平台，实现个体化、动态化、全程化的新型健康管理模式。利用互联网+技术，应用健康管理信息化系统，打造院前健康管理、院中疾病干预、院后疾病随访、健康康复为一体的具有七院特色的中西医结合的大健康服务模式，开展慢病筛查和管理，制定具有中医药特色的诊疗路径，健康宣教、合理用药、质量控制等；在周边社区、企事业单位中建立起针对慢病人群、亚健康人群、健康体检人群三大人群的区域内个性化健康管理服务，形成评估、干预、管理、追踪的闭环式健康服务流程；鼓励创新开发并推广应用更多的中医药健康产品；将森兰国际企业内的"健康角"健康管理服务作为常态化工作持续开展。

四、持续推进互联网建设，深入探索健康管理新模式

七院于2020年正式上线互联网医院，依托于互联网医院医联体内的数据互通互认及区域医疗中心数据共享，通过开展远程联合门诊、远程会诊、多学科会诊、双向转诊、远程查房、病例讨论、远程教学实现院前、院中、院后服务一体化闭环。先后实现足不出户的在线免费咨询、在线复诊、复诊续方、检查预约、在线支付（医保）、药品配送、报告查询、自助核酸、体检预约、电子票据等系列功能，有效保障居民日常健康需求。同时，互联网医院组建线上"导诊+医师+药师"团队，形成集医疗、医药、医保相结合的健康服务闭环，充分借助、发挥三级医院专家、专科、专病特色，涵盖预防、保健、医疗、康复、健康教育等服务内容。互联网医院基于大数据、5G、人工智能、物联网等新一代信息技术，以满足周边居民健康需求为根本出发点，携手区域内医联体及周边大型企业、学校、街镇、居委、为老服务机构等提供远程诊疗——"云诊室"服务，辐射周边区域，打造线上线下一体化的健康管理服务体系，以满足群众日益增长的健康管理需求。利用互联网医院、医联体等途径，做好线上、线下平台患者的导流，上线区域健康管理系统，做好出院后的随访、体检筛查阳性人员的后续跟踪，提供全过程全生命周期的健康管理。

在医院的大力支持下，健康管理部学科建设也取得重要的成绩，成功入选国家首批40家"全民健康管理示范医院"；完成健康管理信息平台的建设（尤其是健康小屋），建立中西医结合特色的"个人健康体检档案"；先后6年获得上海市健康体检质控督查优秀单位称号，先后被评为浦东新区健康管理示范点、上海市中医健康

管理创新试点、中国健康促进基金会健康管理学科建设和科技创新中心；七院首个校级研究所——健康管理与产业发展研究所成立。在国家"大健康"的理念和宏观政策及战略目标下，医院大力支持健康管理学科建设，健康管理学科逐步打下坚实的基础，未来将继续以区域慢性病为切入点，持续开展深化中西医结合健康管理，主动顺应大健康产业与信息技术的发展态势，为区域患者提供一流的健康管理服务能力。

（陈娇花　韩振翔　徐园园）

第二节　搭建健康网络　完善健康管理

在医院转型发展的大背景下，为建成中医特色鲜明、技术适宜、形式多样、服务规范、满足区域群众健康保健需求的中医预防保健服务体系，2012年初，七院成立中医预防保健科（治未病科）。至2013年，七院积极推进健康管理建设，完善组织建设，将治未病科、体检中心、营养科、中医综合治疗区整合，成立健康管理部，以进一步提升院内健康管理水平。

一、从无到有，成立健康管理部夯实防治基础

治未病科发挥学科优势，以代谢综合征及并发症的防治、糖尿病及并发症的防治、慢性肾炎与慢性肾功能不全的防治规范、高血压及并发症的防治、亚健康与身心疾病的防治为主攻方向开展中医预防保健服务，开展健康信息的采集、中医体质辨识及评估工作，以体质辨识、健康指导、建立健康档案为主体，建立患者体质档案，定期进行健康指导。在治未病科与中医综合治疗区融合的基础上，积极推广应用中医预防保健技术，如膏方、针刺、灸法、穴位贴敷、火罐、推拿、中药足浴、中药茶饮等，深化中医内涵，进一步提升中西医结合服务能力。

在医疗事业拓展部的配合下，健康管理部加大对外辐射，开展健康促进活动，举行大型的健康教育宣传活动，发放各种宣传资料，创作各种宣传版面，开展健康教育培训，下社区为社区健康促进志愿者进行健康知识的业务培训，做好产业员工的职业体检和健康体检。在院外服务对象中探索开展健康咨询服务（"健康小屋"），利用咨询、体检、体质辨识、体质评估等多种形式，直接将健康送达公司、厂房，输出并扩散健康管理理念。开设膏方节、增开亚健康门诊来拓展治未病功能。2013年，七院入选国家首批40家"全民健康管理示范医院"。

二、从有到优，构建健康联合体引入先进理念

为进一步探索健康管理新模式，2014年，健康管理部与瑞慈体检合作，积极引

入瑞慈体检的质量控制、服务优化、市场营销等先进理念和团队，完善医院原有的健康管理模式。利用瑞慈服务品牌，提升体检服务质量，制定科学合理的体检流程指南及注意事项；体检操作严格遵照"质量控制体系"及岗位SOP执行，检后建立电子健康档案一对一讲解体检报告，同时对受检单位及个人进行全面的健康管理；对受检人群的健康状况与疾病同时进行科学评估与有效控制，应用治未病理念，以中医技术为重要干预手段，改善受检者的健康状况。在完成中小学生体检、健康证和职业体检等政策指令性体检任务外，做大做精健康体检。利用瑞慈服务品牌，提升体检服务质量；利用瑞慈市场拓展优势，做大体检服务，服务人次和收入增加；利用瑞慈资源，拓展其他相关合作业务、探索混合制体制参与医改途径。普及健康理念，提升体检质量，注重开展健康信息的采集、中医体质辨识及评估工作，收集相关资料，完成患者健康档案的建立。

在治未病的基础上，发挥健康管理中西医特色，创建国家健康管理示范医院，打造健康管理重点学科。以中西医结合健康管理为特色，服务中国（上海）自由贸易试验区，开展健康管理专业市级重点学科建设的前期工作，借助健康管理直接服务自贸区。2014年，七院与上海外高桥股份有限公司签署战略合作协议，开展自贸区的医疗服务及健康管理，在高化公司、社区卫生服务中心试点"健康小屋"，丰富职工运动俱乐部内涵（户外骑行、步行等），带动周边企业职工加入健康管理队伍，建立中西结合特色的"个人健康体检档案"，拓展中西结合为特色的中高端体检，开展专病及肿瘤早筛工作。

为强强联手共建，打造示范社区，七院进一步落实与外高桥股份公司的合作，打造森兰国际健康管理示范社区，参与规划设计国际诊所。与自贸区周边107家企事业单位签订医疗服务合作协议，提供绿色通道、员工健康咨询、宣讲及管理等，搭建周边医疗服务网络平台。利用国家中医药发展综合改革试验区政策优势，在森兰社区探索开展社区居民健康管理，以"健康小屋"为载体，搭建"健康云"平台，通过互联网技术开展居民健康调研，将社区（企业）居民的健康行为、健康情况形成数据库，扩大健康管理内容，提升健康管理效益。

三、从优到精，探索健康新模式打造服务特色

积极探索医养结合新模式，着力打造中医健康服务特色。2016—2017年，以中医药健康管理项目为契机，健康管理部在实践中摸索出一套通过开展健康体检和中医治未病相结合、依靠健康管理数据平台，实现个体化、动态化、全程化的新型健康管理模式。

推动区域内慢病健康管理，利用互联网+技术，应用健康管理信息化系统，打造院前健康管理、院中疾病干预、院后疾病随访、健康康复为一体的具有七院特色

的中西医结合的大健康服务模式，开展慢病筛查和管理，制定具有中医药特色的诊疗路径，健康宣教、合理用药、质量控制等；在周边社区、企事业单位中建立起针对慢病人群、亚健康人群、健康体检人群三大人群的区域内个性化健康管理服务，形成评估、干预、管理、追踪的闭环式健康服务流程；鼓励创新开发并推广应用更多的中医药健康产品；将森兰国际企业内的"健康角"健康管理服务作为常态化工作持续开展下去。

针对区域内慢病人群及亚健康人群，中医综合治疗区积极开展、推广中医预防保健技术，如穴位敷贴、针刺、灸法、火罐、推拿等。提供中医干预服务，包括健康咨询与指导、茶疗、食疗方案、中药内服如膏方，积极研发中医健康辨识产品、中医健康干预产品、中医健康服务信息产品及健康宣教产品研制等。发挥治未病的中西医结合健康管理优势，在院内外积极开展健康宣教工作，满足区域内群众日常健康保健需求。每月定期进行治未病俱乐部相关活动，及社区各项健康宣传讲座，提高广大百姓对"治未病"概念的认知，指导各项疾病的防治，并根据四时气候的变化情况，调节宣传内容，以科室主要病种为主体，延伸到常见病、季节病。持续开展各种传统节气的养生宣传中医药传统治疗手段。

四、从精到特，深入健康互联网持续刷新场景

随着"互联网+医疗健康"的快速发展，在线医疗场景的持续刷新，给市民百姓带来越来越多的就医便利。适逢新冠疫情期间亟须启动互联网问诊的大背景下，七院按照《上海市互联网医院功能规范与建设指南》率先完成互联网医院信息平台的搭建，于2020年9月，健康管理部正式搭建成立互联网医院。

依托于互联网医院医联体内的数据互通互认及区域医疗中心数据共享，通过开展远程联合门诊、远程会诊/多学科会诊、双向转诊、远程查房、病例讨论、远程教学实现院前、院中、院后服务一体化闭环。扩展医联体业务服务，与七院实现业务联动，上下结合，更好地做好社区居民的健康管理；精准预约，增加社区患者就医便捷性，提高患者满意度及获得感。医院重视互联网医院的系统安全性建设，通过三级等级测评，保障应用系统的安全性，对于慢病、常见病的复诊探索。

探索互联网医院新功能，整合用户需求，优化互联网医院就诊流程，互联网医院不断推进"互联网+医疗健康"服务向纵深发展，秉承一网通办的发展理念，竭力打造线上线下相融合的智慧医疗服务生态体系。先后实现足不出户的在线免费咨询、在线复诊、复诊续方、检查预约、在线支付（医保）、药品配送、报告查询、自助核酸、体检预约、电子票据等系列功能，有效保障居民日常健康需求。同时，互联网医院组建线上"导诊+医师+药师"团队，形成集医疗、医药、医保相结合的健康服务闭环，充分借助、发挥三级医院专家、专科、专病特色，涵盖预防、保健、

医疗、康复、健康教育等服务内容。

2022年，七院深入探索"互联网+中医药"线上延伸服务，开拓线上+线下一体化检查预约平台，打造门诊+住院线上全流程通路，有效减少就医往返次数及等候时间，全面保障居民享受到更加专业化、普惠化、便捷化的线上医疗健康服务。加强区域健康管理，利用互联网医院、医联体等途径，做好线上、线下平台病人的导流，上线区域健康管理系统，做好出院后的随访、体检筛查阳性人员的后续跟踪，提供全过程全生命周期的健康管理。

在此基础上，七院互联网医院基于大数据、5G、人工智能、物联网等新一代信息技术，以满足周边居民健康需求为根本出发点，携手区域内医联体及周边大型企业、学校、街镇、居委、为老年服务机构等提供远程诊疗——"云诊室"服务，完善医疗服务能力，探索医疗服务新模式，促进区域内健康产业全面升级，将体检、康复、慢病管理等特色服务内容也通过互联网医院扩大服务半径，辐射周边区域，打造线上线下一体化的健康管理服务体系，以满足群众日益增长的健康管理需求。

2022年2月16日，上海中医药大学、上海市中医药研究院健康管理与产业发展研究所在七院顺利召开启动会，研究所是七院首个校级研究所，其启动标志着七院健康管理学科建设在中西医结合学科建设、中医药传承发展、建设研究型医院的目标中踏入新的里程。

（陈娇花　韩振翔　徐园园）

第三节　整合康复资源　提高康复能力

一、康复学科发展历程

上海市第七人民医院作为一家新晋升的三甲医院和上海中医药大学附属医院，在浦东新区的大力支持下，与上海中医药大学康复医学院建立"院校共建"临床、教学、科研同步发展模式，结合自身特色与中西医结合优势，将"康复"定位为医院特色临床及优势学科，自此，康复学科搭上发展的快车道。

1997年成立理疗科，2007年改为康复科，2012年在"院校共建"的基础上成立康复医学部，下设神经康复科、骨伤康复科及康复治疗室。特聘褚立希任康复医学部主任兼骨伤康复科主任，胡军任康复医学部副主任兼神经康复科主任及康复治疗师管理办公室主任，吴绪波任康复医学部副主任，陆静珏任神经康复科副主任负责临床工作，许国祥任骨伤康复科副主任负责临床工作。2014年底，为促进康复学科发展，王杰宁院长兼任康复医学部主任，周一心副院长兼任康复医学部副主任，在王院长的组织下，针对康复学科开展多轮论证，并制定《"十四五"学科发展规划》，奠定学科发展基础。自2013年开始，陆静珏任神经康复科主任，洪潮任骨伤康复科主任，促进康复临床业务迅速发展。基于临床工作的逐步发展，2016年康复治疗室改设为康复治疗科，吴绪波任康复治疗科副主任（主持工作）。2020年3月，设立康复医学科，吴绪波兼任康复医学科主任。随着对学科要求和业务质量的不断提升，七院于2021年3月成立康复医学中心，下设康复医学科与康复治疗科，王杰宁院长兼任中心主任，吴绪波任执行副主任兼康复医学科主任，于小明任中心副主任兼任医务处副处长，负责推行全院康复业务开展，蒋黎明任康复治疗科主任。康复医学科按主诊组模式分为神经康复组（陆静珏组）和肌骨康复组（吴绪波组），共计40张床位。康复治疗科由康复治疗师组成，包含物理治疗师（Physical Therapist, PT）、作业治疗师（Occupational Therapist, OT）、言语治疗师（Speech Therapist, ST）和心理治疗师，主导面向全院开展康复业务。

在体量与规模上，通过政府投资、医院筹资，建设综合医技新大楼，康复治疗面积由原来的150平方米扩大到1 700余平方米，划分物理治疗区、作业治疗区、言语治疗区、儿童治疗区、心肺治疗区、心理治疗区、理疗区、产后治疗区、康复评估室等，分区合理、功能明确；病区床位数由原来的8张扩大到40张，并在全院30个临床科室880床位开展康复治疗；康复诊疗设备总价值由300万元增长至5 000余万元。

在学科发展上，2012年获得上海市卫健委医学重点学科"康复科"、上海市中医药管理局重点专科"骨伤康复"、浦东新区重点学科群"康复科"、浦东新区中医护理示范病区的建设项目立项，通过几年的努力建设，达到一定的成果和基础。之后再接再厉，获得2017年浦东新区重点薄弱学科"康复医学"、2018年浦东新区国家中医药发展综合改革试验区"中西医结合四级康复体系构建及推广"、2019年"中西医结合康复区域医联体管理模式探索"等建设项目，并提交令社会满意的答卷。

二、全院康复体系构建

2012年5月，随着七院与上海中医药大学院校共建模式的正式成立，康复治疗师管理办公室顺势而生，其作为康复治疗推行的核心力量以及重要纽带，着重在神经、肌骨、儿童、烧伤及老年这五个重点方向开展临床康复工作。在之后的几年内，七院连续出台多项利好康复政策，招贤纳士，随着临床诊疗水平的不断提升，康复治疗师管理办公室的治疗业务逐渐拓展至全院各临床科室。2017年，七院新大楼正式投入使用，根据全院及医联体单位的临床康复需求，康复治疗科成立，由治疗师组成独立科室，七院康复治疗也继续向多极化方向发展并向临床各学科深度延伸。此学科发展模式在全国范围内来说尚属创新，这将进一步提升康复服务能力，促进学科的发展。

1. 创新管理制度，规范工作流程

康复治疗科作为一个针对全院提供康复服务的科室，以交班、参与"六师"（即西医临床医师、康复医师、中医医师、康复治疗师、营养师、护师）康复查房、会诊、Team会、康复评估、康复治疗记录书写、业务学习、教学查房、病例讨论九大核心制度为规范，功能障碍治疗为导向，在现代康复理念的基础上，充分融入中医传统康复理念、发挥中医传统康复技术特色，将康复治疗辐射到各临床各科，并将此模式归纳为"大康复"工作理念，2017年形成较系统的管理理念和工作方式。

在王院长的组织和带领下，康复治疗科与全院各临床科室开展深度合作，根据各临床科室的实际情况和患者特点开展康复治疗工作。2021年5月，康复治疗项目正式被写入七院病案首页，为全国先行。此举为DRGs中建立康复相关分组，为今后细化医疗管理，推动康复管理建设做准备。2021年9月，康复治疗正式加入全院15个优势病种和26条临床路径中，使得康复诊断、康复评估和康复医嘱更加规范化，康复干预更加系统化。

为更好地检验和评价各临床科室的康复开展情况，七院参考中医国考指标，制定符合医院实际情况的康复考核指标，包括门诊康复治疗率、门诊康复治疗均次费用、病房康复治疗率及每日康复日均费用。在此基础上制定"质量与绩效考核"的院内政策，鼓励各临床科室及医生积极学习康复知识，与康复治疗科合作开展临床康复业务，建立更加全面的临床队伍，提升医疗服务质量与效率，减少不必要的医疗费用支出，帮助患者早日回归家庭、回归社会。

2. 夯实临床内涵，提升业务能力

除神经康复和骨伤康复两个业务板块外，又陆续增加开展儿童康复、重症康复、心肺康复、烧伤整形康复、产后康复、脏器康复、传统康复等亚专科康复，形成以临床科室、康复医学科、康复治疗科为核心，其他部门如传统医学科、医学影像科、营养科等院内相关临床、职能科室多学科联动的中西医结合综合康复团队运行机制。

神经康复患者有长期的康复需求，经神经内科、神经外科、NICU、内科、神经影像、康复医学科、康复治疗科的专科医师、康复医师、康复治疗师（PT、OT、ST）、专科护士、心理医师、营养师等制定工作职责与流程规范，为脑卒中、脑外伤以及神经退行性疾病患者在院前—院中—院后的宣教、评定、干预、疾病管理提供一站式神经康复方案。

肌骨康复以骨与关节病损为切入点，包括颈椎病、腰椎病、关节炎、骨折等常见病种，在既往康复基础上，深入挖掘传统康复技术（针灸、推拿、导引）的应用，并针对优势病种开展多种常用康复技术，包括骨伤康复评估、关节松动术、运动疗法。

儿科康复在与上海市儿童医学中心协作下发展而来，形成转诊机制，经儿科医生诊断，再由专业的儿童物理治疗师、儿童作业治疗师以及儿童言语治疗师，针对发育迟缓、自闭症、脑瘫等开展儿童康复治疗。

心肺重症康复团队由ICU和心内科医生护士、康复治疗科心肺治疗师、作业治疗师、言语治疗师组成，针对脏器康复开展工作内容。通过长期肺康复训练，维持或改善慢性呼吸系统疾病患者的呼吸困难症状；通过降低危险因素、改善生活方式和运动训练等综合治疗方案，维持或提高冠心病患者的心脏功能，以此明显提高患者的生活质量。

烧伤康复则由烧伤科医生、护士，与康复物理治疗师、作业治疗师组成烧伤康复团队。为植皮术后及烧伤恢复中的患者提供优势的康复服务，包括压力治疗、瘢痕管理、水肿干预、压力衣和辅具的测量适配、良肢位摆放等，让患者获得最好的愈后结果。

产后康复由妇产科医生、产后康复治疗师、心理治疗师和护士组成，主要通过特色中西医结合康复治疗针对产妇产后乳腺堵塞、盆底肌松弛而导致的漏尿、产后抑郁开展治疗。

经过十年的发展，七院大力夯实临床内涵、拓展业务范围、提升业务能力。2022年，全院住院康复率已达40%以上，门诊康复率已达3%以上。

3.响应国家政策，建立区域网络

基于外高桥医联体、立足浦东新区北片区域，以上海中医药大学康复医学院为技术支撑，以上海市第七人民医院为牵头单位，联动沪东医院、金高中西医结合医院2家二级综合性医院，高桥、高东、高行、凌桥、浦兴、曹路、沪东7家社区卫生服务中心，以及医联体所辖街镇居委，建立外高桥医联体下的康复服务网络，形成纵横向联动共建、与区域医联体补位发展的模式，为居民提供更为优质、便捷的中西医结合康复服务，辐射面积达80平方千米，服务人口逾90万。

三、医康融合内涵建设

1.院内医康融合学科建设

经过几年的不懈努力，医院康复医学工作展现出如火如荼的发展局面，在与临床科室合作过程中探索出一条独具特色的道路，极大地促进了康复临床业务在全院范围内的开展，并逐渐提出"医康融合"的理论和实践模式。

医康融合是将狭义康复治疗中的PT、OT、ST、康复心理、理疗等治疗思路和方法整合于患者一体，针对其目前功能障碍和疾病过程整合医疗资源，以实现医疗效果的最大化。广义的医康融合在于将有关健康的各类主要或辅助治疗方法整合，并对狭义的康复治疗进行思路指导和临床实践的补充。在康复与临床医学融合的实施过程中狭广并施，不但可以单独抽取某类康复医学理论整合应用于一位患者的治疗，更可以将具有多学科诊疗思想的康复医学理论再次升华，系统地服务患者，真正实践"生物—心理—社会"的理想医学模式。

针对未来医康融合内涵建设的方向以及将七院打造为全国医康融合的示范单位的目标，制定"医康融合学科发展树"（图1）和"八大融合"的工作方向。

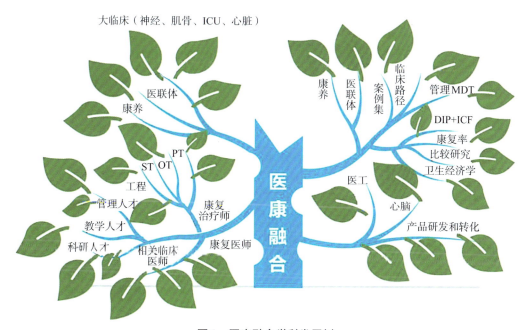

图1 医康融合学科发展树

（1）队伍融合。队伍是保障医康融合工作开展的基础，七院从院领导班子至临床科室主任都十分重视康复人才的培养。借助上海市康复医学会"提升康复服务能力建设岗位培训"的东风，医院在政策制定上、机制设定上、管理考核上激励临床医生康复化，鼓励临床医生积极参与培训，最终140名、占全院50%的医生完成培训、通过考核，获得康复资质。这一举措，在长三角，甚至全国范围内都是极有价值的重要示范。

除"临床医生康复化"之外，七院也提出"康复医师专科化"的倡议，将康复医师进行神经康复、肌骨康复、心脏康复、重症康复的定向专业培养，提升专业能力；并在治疗师培养上进行物理治疗、作业治疗、言语治疗下的亚专科分化；鼓励专科护士进行康复培训，培养康复护士人才；构建临床、康复、治疗师、护士的专业队伍。

（2）技术和管理的融合。技术和管理是医康融合发展的软实力。七院率先将康复技术应用于康复项目开展形成考核指标，列入日常医务考核中，包括住院康复治疗率、住院日均康复费用、门诊康复治疗率、门诊康复治疗均次费用、临床路径、病案首页，以监督临床各科室的康复质量考核。

创新应用智能康复管理系统，基于功能全覆盖的智能康复整体产品矩阵，通过深化信息化应用，利用物联网技术和云计算技术，构建新的智能康复医疗信息化服务平台，实现患者的实时智慧化管理，探索未来康复管理模式。

（3）现代与传统医学的融合。传统康复是我国医疗的重要瑰宝，中西医结合康复治疗是康复发展的重要分支之一，在临床治疗中将手法治疗与推拿相结合、运动治疗与针灸相结合、理疗与中药相结合等；另将经典传统治疗与现代医学影像技术相结合，如肌骨超声引导下的针刀治疗、超声引导下的穴位注射等。通过不断的实践积累，在此基础上将不断创新，继续发展更多更有价值的现代与传统融合的特色治疗。

（4）门诊、住院与出院融合。以患者为中心，打造围绕患者的门诊、住院、出院随访的全链式流程化康复管理工作机制。即患者门急诊入院后进行医疗诊断和康复评估，住院期间进行多学科诊疗与康复干预，出院后门诊随访，同时通过远程医疗及社区随访，保证患者的全病程监督与照护，使患者恢复达到最优化。

（5）医养康融合。医康养融合是实现《健康中国2030规划纲要》的重要手段，使重点人口（老年患者）能够获得更加优质的康复医疗服务。借助早前四级网络建设的基础，继续加强区域医疗中心的影响力，辐射下级医疗单位及社区卫生服务中心，下沉社区，促进分级诊疗制度建设，实施双向转诊。针对社区常见的不同慢性疾病实施健康管理，保障医疗、康复、养老机制的顺畅。

（6）医工融合。科技创新满足不断提升社会康复需求，跨学科的合作发展应势而生，智能技术被越来越多地投入到临床康复中，康复工程、康复设备是其重要落点。医工融合是未来我国康复智能产业升级，康复治疗质量提升的重要抓手。

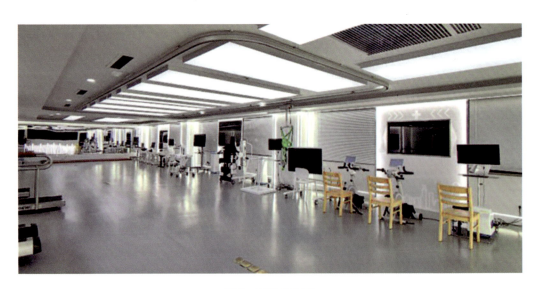

图2　智能康复港

智能康复港（图2）作为国内自主知识产权的整理式、一站式、全方位式的智能康复设备组群，正是医工融合成果的重要体现。通过先进技术应用，让设备更好地辅助治疗师，提供精准化的评估和服务，实现患者全周期、全部位的康复训练，能够满足多种患者的康复需求，助力我国智慧康复发展。

（7）医教研融合。医疗、教学和教研是学科发展的重要保障。作为中国康复医学会医康融合工作委员会的主委单位，应当遵循全面发展的原则，承担全面引领的责任，通过各项机制保障、平台建设、政策支持、方法探索等手段，从各个方面各个层次，全方位、全周期紧密围绕康复学科发展医教研工作。

（8）小融合与大融合。探索并实现中国特色的医康融合管理模式是医康融合工作委员会成立的初衷。七院将努力成为全国医康融合模式的示范医院，并通过工作委员会，将先进经验及探索成果推广到全国，促进我国医院康复医疗的高质量发展，满足全国的康复需求。

四、学科发展成果

医院康复医学中心是集临床、科研、教学、人才培养等发展为一体的临床一级科室，学科发展成果显著。

1.康复医疗

在临床医疗工作中，医院康复医学中心以中西医结合、医康融合诊疗模式为基础，与神经内科、骨伤科、ICU、妇产科、心内科、烧伤科、儿科等临床科室开展紧密型合作，建立康复协作，为脑卒中、骨折术后、颈肩腰腿痛、心脏病、脑瘫、产妇等患者提供优质的康复治疗。探索创建早期康复与临床医学相结合的模式。建立神经康复、骨伤康复的专科优势病种，规范诊疗常规及康复路径，创建康复病案首页并在院内形成康复会诊与转诊制度。

2.康复教学

医院康复医学中心为上海中医药大学、上海健康医学院、上海杉达学院和大理大学等多所大学康复临床教学和实习基地，同时也承担上海中医药大学、上海健康医学院、上海杉达学院和上海体育学院等大学的课程教学工作。

同时，在上海中医药大学的引领下，科内医生及治疗师积极投身教学工作，立项课程建设、打造精品课程、参编教材、参加国内教学比赛、辅助学生临床技能大赛、辅导毕业论文等。通过近几年的努力，取得了一定收获，本科生、研究生科创项目立项8项；参编教材及著作23部，其中主编、副主编14部；主持课程建设8项，其中上海市教委项目1项；发表教学类论文2篇；获奖市/校级教学成果10余项。

上海市第七人民医院是中国康复医学会医康融合工作委员会主委单位，为中国康复医学会继续教育培训基地、中国康复医学会心脏康复培训基地、上海市住院医师规范化培训康复医学教学基地、复旦大学残疾人问题研究中心、浦东新区残疾人康复中心和辅助器械中心、浦东新区社区康复培训中心、浦东新区康复护理员考评基地,其中国家级培训基地2个、市级培训基地2个、区级培训与考评基地3个。举办国家级、上海市级、浦东新区培训共计32场,培训相关康复人员4 000余人次。接受云南、辽宁、福建及周围社区服务中心医务人员进修300余人次。

3. 康复科研

医院康复医学中心积极开展康复临床科研工作,科室立项承担各级科研及学科建设项目共计40余项,包括上海市医学重点专科、上海市中医专科联盟建设项目中西医结合卒中康复联盟建设、上海市中西医结合康复诊疗能力提升项目急性心肌梗死PCI术后的中西医结合康复诊疗、浦东新区重点学科群、浦东新区重点薄弱学科等。康复相关的科研与建设经费达6 000余万元。科室人员入选各级人才培养计划17人,其中市级人才项目3人、区级人才项目3人、院级人才项目11人;共发表论文百余篇,其中近十年发表SCI论文20余篇,影响因子达40.15分;获得实用新型专利20余项。研究方向包括心脏康复、神经康复、骨伤康复等。

4. 康复人才队伍

医院康复医学中心经过多年的队伍建设,打造了一支结构稳定、知识完备的专业康复团队,团队角色有康复医师、康复治疗师(物理治疗师PT、作业治疗师OT、言语语言治疗师SLP)、中医传统治疗(针灸医师、推拿医师)、康复护士、心理咨询师、志愿者、助残士,共50余人。能够针对不同临床疾病开展康复评定、物理治疗、作业治疗、言语治疗、辅具适配、传统康复治疗、社区转诊等。

同时,医院积极推进专科医师康复化,在院部的支持下,临床医师通过上海市康复服务能力建设岗位培训班并获得康复资质证书的有150人,占全院医师的44.6%,极大地提高了全院康复的诊疗水平,为下一步康复医疗服务能力的提升以及医康融合的发展打下坚实的基础。

（吴绪波　周欢霞　赵忠志　段宏霞　张莉丽　黄梦翠　杨　坤）

第四节　创新康复模式　加快医康融合

一、成立医康融合工作委员会

2021年7月23日,来自全国20多个省(市、自治区)的康复医疗领域的领导、专家、学者近百人齐聚上海,共同见证中国康复医学会医康融合工作委员会的成立(图3)。上海中医药大学附属第七人民医院院长王杰宁教授当选为第一届委员会主任委员,吴绪波任秘书长。

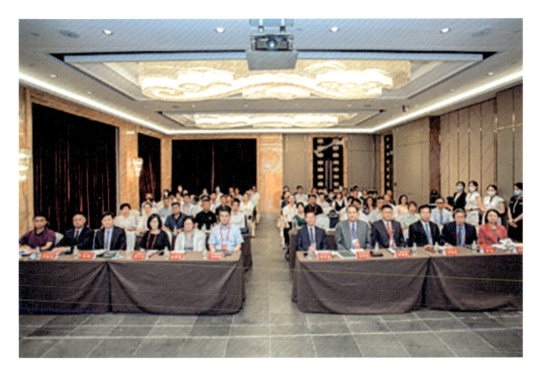

图3 中国康复医学会医康融合工作委员成立大会合照

王杰宁主任委员在成立大会上做表态发言，他表示一定尽职尽责，不辱使命，在中国康复医学会的领导下，与新当选的各位同道一起，凝聚和带领全体委员，共同努力，扎实做好医康融合各项工作，加快推动康复医学与临床医学紧密融合的发展步伐，为我国康复医学事业增光添彩。

二、医康融合模式推广

1. 中国康复医学会"医康融合十大价值案例"

2021年9—11月，中国康复医学会医康融合工作委员会组织开展第一届"医康融合十大价值案例"评选活动，以"医康融合与康复高质量发展"为主题，旨在树立医康融合典范、传播医康融合理念、探索医康融合创新。

"医康融合十大价值案例"评选活动在中国新闻网、今日头条、科技工作者之家等媒体平台全面开展，社会反响踊跃，竞争激烈。共收到来自全国各地41家医院的投稿，其中包括三级医院32家、二级医院3家、专科康复医院6家，最后确认有效案例44个。

经对专家评审和网络投票结果进行整理汇总，并邀请第三方统计人员运用组间平衡方法对打分结果进行分析和加权计算，最终广西壮族自治区江滨医院选送的

"强化综合、特色康复"等十个案例被评选为"医康融合十大价值案例"（图4）。

2. 医康融合学术年会

2022年7月29日，中国康复医学会医康融合工作委员会2022年学术年会召开。大会以"医康融合增添新活力，健康管理赋予新使命"为主题，共同参与医康融合新模式探讨和推广，中国康复医学会专家委员会主任委员方国恩，副会长唐强、单春雷出席，中国康复医学会秘书长李云波出席大会并讲话。来自全国康复领域专家及同仁、医康融合工作委员会的委员们汇聚上海，大会同时开通线上参会通道，上下午线上平台参会人员突破11 000人。

美国国家医学院院士、南京医科大学第一附属医院康复医学中心主任、江苏钟山老年康复医院院长、亚洲和大洋洲物理医学与康复医学候任主席励建安院士为我们带来"未来康复医院之梦"的主题报告（图5）。以国内外康复医院的共性痛点展开论述，提出康复内涵的局限性，并以在建的江苏省康复医院为例，指出创建国际

医康融合十大价值案例			
序号	案 例 名 称	选 送 单 位	申报人
1	强化综合、特色康复	广西壮族自治区江滨医院	胡才友
2	肌骨康复多学科门诊"一站式"诊疗服务	首都医科大学附属北京康复医院	马玉宝
3	"医康融合"促进医院高质量发展	上海市第七人民医院	王杰宁
4	建立MDT医康融合康复会诊模式	上海中医药大学附属岳阳中西医结合医院	赵斐然
5	以人为本医康融合三级康复医院工作模式建设	广东省工伤康复医院	陈大军
6	三级综合医院临床康复一体化的实践与思考	北大荒集团总医院	陈 超
7	神经重症早期康复全方位管理	福建医科大学附属第一医院	倪 隽
8	"全链式"医康养融合管理方案建设	郑州大学第五附属医院	汤有才
9	骨科-康复一体化融合发展模式建设	中国医科大学附属盛京医院	周凤华
10	临床康复一体化工作模式建设	南阳南石医院	王建晖

图4　第一届"医康融合十大价值案例"及选送单位

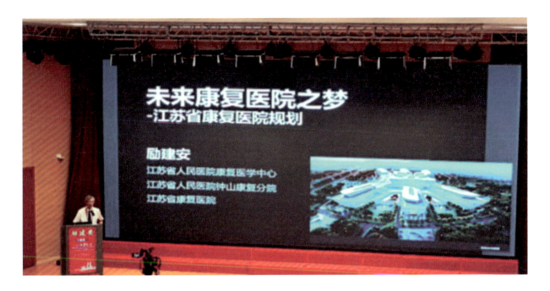

图5 励建安院士"未来康复医院之梦"的主题报告

领先的"创新型康复专科医院、绿色医院、智慧医院"的可行性与必要性。

（吴绪波 周欢霞 赵忠志 段宏霞 张莉丽 黄梦翠 杨 坤）

第五节 对标智慧国标 搭建智慧场景

"大健康、大康复、大智慧"已被确立为七院"十四五"建设规划中重点建设的三个方向。其中的"大智慧"目标是参考国家电了病历应用水平、智慧服务、智慧管理、互联互通成熟度模型、信息系统安全等级保护等规范评审要求，打造智慧服务、智慧医疗、智慧管理互为促进、互为补充、互为支撑、融合发展的"三位一体"智慧医院。回顾过去的十年，七院的"大智慧"建设之路大致可以分为四个阶段。

一、奠基（2012—2014）

2012年是医院信息化发展的起步之年。

随着人民群众医疗需求的日益增长和医院整体医疗服务水平的提高，医院的业务增长速度很快，但信息化的建设速度相对滞后，已不能适应医院业务的增长，新的业务规模对信息化建设提出了更高的要求。医院领导班子决定，以医院申办三级中西医综合医院为契机，改变医疗业务模式的同时重构医院信息化。

在新医改的政策背景下，医院通过对标《三级中西医结合医院评审标准实施细则（2012年版）》、院内自我评估来确认改造范围，以自上而下的顶层设计为构建思路，坚持"以患者为中心"的理念，全面改造现有信息系统，来支撑医院未来几年的业务发展和管理提升，解决信息系统中存在的各类问题。为此，在政府的大力支持下，医院成功申报信息系统改造项目，建设内容由底层的硬件机房重建、服务器和存储系统增设，到上层的软件应用的升级改造，并在系统改造的过程中充分结合云计算技术。

2013年是医院信息化软硬件基础架构重建之年，也是医院迎接三级中西医结合医院评审的关键节点。

同年政府出台《上海市进一步深化公立医院体制机制改革三年行动计划（2013—2015年）》文件，对照文件中关于加快推进卫生信息化建设的内容，与医院提出要以医院管理和电子病历为重点推进信息化建设的想法不谋而合。软硬件基础（如机房、HIS系统、门急诊系统、住院系统、电子病历系统等）是医院信息的核心，本次改造让软硬件不管在业务拓展还是在业务升级的能力上得到很大的提升，而且重建任务是分先后次序，先完成机房的硬件改造，扩充服务器、存储后再陆续改造应用系统，一年内要完成这些基础核心的改造，任务还是很重的，这对于医院来说是压力也是动力。

信息机房是信息化建设的核心基础设施，承担着设备和数据的保护工作。2013年度的改建，对机房面积做扩充，增大至45平方米，并配有双路电源、4台精密空调、16个机柜、40台服务器、烟感报警器、门禁等设施，安全性和服务能力大大提升。改建后的机房符合B级机房建设标准、安全等级三级标准。

机房完成改造后，信息科陆续着手于HIS系统、门急诊系统、住院系统、电子病历等系统的改造，这些系统均为医院的核心业务应用系统，改造难度大，涉及影响面广。改造尤其要谨慎，一个不慎可能会导致医院整体业务的长时间停滞。故系统改造前须做大量的筹备工作，对医院基础数据、报表、业务流程、系统间的接口做调研和梳理。在院长的战略决策下，医疗及信息副院长共同组织协调，明确各个业务科室和信息科之间的分工，项目建设阶段紧密配合，协作推进，取得相当好的效果。各系统顺利建设完毕，系统运行速度大幅提升、功能更加全面、界面交互也更友好，临床由原来的抵触到欣欣接受。同时核心服务器双机热备也增加了应用的运行稳定，提高了系统的容灾能力。

2014年是医院临床业务系统百花齐放之年。

继核心业务系统及机房改造后，医院的信息基础已初步搭建完成，着手于LIS、PACS、RIS等其他辅助临床系统的改造升级及整合。现有的LIS、PACS、RIS系统功能不全，设计结构不合理，系统与系统间数据不互通，形成信息孤岛，给临床日常查询也带来不便，无法满足医院日益精细化的管理和人性化个性化服务的要求。

故本次改造 LIS、PACS、RIS 的目的，除今后能更容易扩展功能，还要全面与 HIS 系统进行整合交互，让核心数据间没有壁垒。改造辅助临床系统不仅是系统与系统间的接口，还需要影像、检验、内镜、超声等仪器厂商合作配合完成接口改造，这项工程也是很艰巨的，需要联系每家厂商探讨接口数据和技术实现方式。医院各部门经过多渠道协调沟通，顺利完成此项工作。数据整合后的各系统，为临床工作带来很大的方便，临床能在一个工作站中，查到患者的医技报告及图像，大大缩短了临床的诊疗时间。

近 3 年的业务系统改造，给临床的工作模式及操作带来新的要求，临床对信息的不理解给改造工作带来一定的难度。医院从上到下也充分意识到信息化是一个系统工程，需要医院的各个科室共同参与，必须从管理上督促全院达成信息化共识，提升信息化认识，塑造信息化思维，掌握信息化技能，才能更顺畅地进行业务优化、创新和再造。因此，七院建立以院长为第一负责人的信息管理委员会，同时，通过委员会共同决策，确定每周定期召开信息例会，由分管医疗和信息的院领导每次参加会议，医务、护理、门办、信息科作为固定参会对象，其他临床和职能部门根据实际需要参会。该会议年均召开 40 余场，一直延续至今，效果显著。大家都有一个共识：信息不只是信息科一个部门的事情，与各部门都息息相关，所有部门都为同一个目标共同努力。

二、应用（2015—2017）

2015 年是医院信息管理提速之年。

根据公立医院"十二五"三年行动计划，要实现对公立医院医疗质量、护理质量、手术质量、危重患者管理、药品和高值医用耗材使用、医疗费用、医保费用、服务成本、服务效率等运行情况的实时、全程、智能化监管，提升监管能力。加大对高额医疗费用、抗菌药物、贵重药品及高值医用耗材使用的回溯检查力度。加强公立医院收支预算、资金使用、成本核算、内部审计、工资管理等方面的财务运行监管。所以，在临床业务系统陆续上线使用后，医院对管理也提出发展要求，以"转型发展，管理先行"的思路，进一步完善管理功能，为管理者决策打下坚实的基础。

医院陆续建设 OA 办公自动化系统、科研管理信息系统、成本核算、领导决策支持系统、绩效考核等管理系统，同时优化医院现有的资产管理系统，与成本核算系统进行数据接口对接，完善成本核算管理数据。相关管理系统上线后，发现由于统计口径不一致，各管理系统的业务数据输出结果有差异，这给管理者决策带来相当大的困扰。在信息、财务、病案等多部门协作下，对医院百来个运营数据的统计口径进行优化，为管理者决策提供更准确的数据。管理工具的建设也逐渐推动管理部门从"粗放型"管理逐步转变为"精细化"管理，管理工具的使用也带动管理部门的管理思路：如何更高效地形成一套事前、事中、事后的监管诊疗行为，如何对医院使用的资源进行更精细的管控，如何提高患者就诊服务体验。

2016年是临床系统精细化提升之年。

医院首次搭建信息集成平台，打造临床数据中心。这一核心数据中心的成功建设，极大地促进独立子系统信息孤岛现象的改善，同时也为公共数据对外发布、业内交流打下基础。医院以临床数据中心为基础，基于诊疗信息为主线，对各应用系统规范统一接口，接收各应用的数据，整合患者诊疗信息，形成患者电子健康档案，提高系统运行效率、可管理性、数据的利用率。

除建立临床数据中心，医院还打造了更多精细化业务管理功能：患者360视图的建设，通过患者主索引，医生能调阅患者院内各种就诊记录和医技报告，全面打通门诊与住院的诊疗信息。落实部分病区的用药及输血闭环管理，实现智能药库房条码化管理，通过打印条码与电子药监码进行绑定，实现药品在各个环节可以扫码确认；使用PIVAS系统进行扫码审核、加药、复核等闭环确认，配好之后打印条码供病区闭环扫描；病区通过移动护理进行病区药品闭环管理。通过这些建设和改造，不断打磨临床业务流程，医院于2017年参评并顺利通过HIMSS EMRAM六级评审。

2017年是医院移动应用初启之年。

随着移动设备的普及和无线技术的广泛应用，移动端应用逐渐成熟，且也被越来越多的人所接受，传统医疗模式也紧跟着发生改变。《上海市卫生计生改革和发展"十三五"规划》内容指出，"十三五"时期，云计算、大数据、移动互联网、物联网等信息技术快速发展，为创新卫生计生服务形式、提高服务效率、改善服务体验创造有利条件，也为卫生计生实现科学化、精细化管理提供技术支撑。医院搭着政策之风，结合自身特色和业务需求，逐步上线线上自助服务、微信支付宝支付功能、移动OA、移动BI等移动端应用，为患者、院内职工带来更多的便利。

三、助力（2018—2020）

2018年是全面贯彻党的十九大精神的开局之年，也是实施"十三五"规划承上启下的关键一年。当年，七院确立的建设目标是通过互联互通成熟度测评。

七院医疗信息化在政府的大力支持和医院的不断助推下，已经完成院内信息化系统的基本搭建。医院集成平台为医院的信息化发展带来显著的提升，相关建设呈现井喷式发展。各种业务场景下系统对接需求不断变化。业务系统的集成过程中，接口服务对接基本占据一半以上的工作量。七院在基础建设方面完成平台服务器搭建、网络设备配置；信息安全方面，定期进行全备份并有记录文档、安全审计覆盖每个用户、提供信息匿名化服务等。按照国标要求，完成505个基本数据字典定义，集成28个厂商应用系统，建设全院ESB系统集成平台、SSO统一用户管理平台。经过全院不断梳理流程和信息软件的持续性优化，七院顺利通过20项健康档案数据集标准化测评要求、20项档案共享文档标准化测评要求、25项个人信息档案数据集标准化测评要求等多项测评指标，达到国家卫健委信息中心组织的互联互通成熟度测评四甲的标准。

2019年医院坚持以习近平新时代中国特色社会主义思想为指导，全面贯彻落实党的十九大和十九届二中、三中、四中全会精神，在院领导的带领下，信息科为电子病历分级评价5级的标准建设努力奋战。在这一年，全院信息化有明显的进步，结构化病历得到深入应用，新建的数据采集智能化工具，支持病历、报告等的结构化、智能化书写。病案首页实现内容质控，落实住院病史三级质控管理，全面推进临床辅助决策，提供临床诊疗规范、合理用药、检验检查手术等一系列知识库。同时全院各系统数据能够按统一的医疗数据管理机制进行信息集成，并完成跨部门展示功能。在临床业务上，全面落实危急值、临床用药、检验输血等闭环管理，极大地提升了医疗质量和效率。围绕着电子病历分级评价建设，全院共新建五大应用系统，包含26个功能模块，完成10余个历史软件系统，合计近60个功能模块的配套改造。

为达到电子病历分级评价5级的标准，院领导多次协调组织全院业务培训，医务处牵头，护理、药学、门办、信息积极配合，推广临床软件系统的全面应用。在全院上下的共同努力下，于年底顺利通过电子病历分级评价测评专家的现场评审，符合5级标准要求。为本院后续的临床、管理、科研工作打下坚实的信息基础。

同年七院举办"大同论坛"智慧医院建设专场暨智慧药房一期项目启动仪式。七院与全球机器人四大家族之一的ABB公司达成深度合作意向，共同研发智能医疗服务机器人，也吹响了七院在人工智能方面建设的号角。

2020年是全面建成小康社会和"十三五"规划的收官之年，是"十四五"规划的谋划之年。全年信息化的建设主题围绕着"互联网医院"。

移动端技术的不断发展，对医疗信息化提出新的要求。这一年突如其来的疫情席卷神州大地，疫情迅速蔓延，生产生活秩序的打乱严重影响医院向广大群众提供医疗服务。看病难、用药难成为事关民生的大事，互联网医院的建设迫在眉睫。根据市最新文件的规定和要求，在院领导的支持下，2020年始，七院开始集合全院信息力量，加班加点布置互联网医院建设，力求在最短的时间内将互联网医院推向民众，充分履行"社会责任"为主体的医院服务宗旨。

2020年9月23日，医院正式获得由上海市卫健委颁发的互联网医院牌照，依托互联网医院、院内数据互通互认及区域医疗中心数据共享，通过开展线上复诊、远程会诊、双向转诊，形成院中、院后服务一体化闭环；遵循上海市的互联网医院诊疗规范，支持两个月内的复诊患者线上就诊；打造云诊室，扩展医联体业务服务，与本院实现业务联动，上下结合，更好地做好社区居民的健康管理；精准预约，增加社区患者就医便捷性，提高患者满意度及获得感。11月19日，依托于公众号的改版，互联网医院部分功能先行上线。

通过九年的建设，七院的信息化建设不仅仅在院内获得临床和管理人员的好评，取得HIMSS EMRAM、互联互通成熟度模型、电子病历分级评价等一系列证书，这同时也是对我们工作的一种认可。2020年8月，在艾力彼医院管理研究中心发布的2019中国医院竞争力排行榜中，七院再次入围2019届中医医院100强，排名90位；同时还入围2019届智慧医院HIC 100强，排名48位，共获2项殊荣。

四、启程（2021— ）

2021年是"十四五"规划的开局之年，是医院建院90周年，也是信息建设的数字化转型元年，"便捷就医"元年。

《上海市"便捷就医服务"数字化转型工作方案》的出台为下阶段的信息化建设指明方向。本院通过智慧服务、智慧医疗和智慧管理三位一体的实践，构建联合协同的信息化体系，实现线上和线下的融合，同时更多关注临床，尤其是临床专科的建设，来支持本院一体化多院区、垂直化治理、同质化医疗的运行模式。于2021年10月完成精准预约、智慧急救、智能预问诊、电子病历卡、互联互通互认、医疗付费一件事、线上申请核酸检测七大场景功能全覆盖。

医院运用互联网+、5G、人工智能等先进技术，使传统医院逐步向智慧医院转型。医院的信息化方向转变为更加关注各科室的智慧化需求，在医疗、管理等方面进行不同程度的智慧化建设。方便自助医疗付费，开放多种门诊预约服务路径，减少患者排队次数。医院陆续建设的住院药房分拣机器人、医学影像科AI辅助医疗决策系统、护理智慧病区相继在人工智能大会上亮相。智慧医疗已逐步在各个科室开展使用，释放人力，提高精准度，降低医疗隐患。

在加强医院信息化建设的同时，医院也抓紧信息品牌化建设和文化科研建设，以医院工作角色为例，先后推出"医者阿信""护理阿信""安全阿信"的各种形象，有力地宣传医院信息文化形象，提升全院员工对信息化工作的同理心。

根据艾力彼医院管理研究中心当年公布的"2020年中医医院100强"榜单，七院的成绩再创新高，位列全国"2020年中医医院100强"第86位，位列全国"2020年智慧医院HIC 100强"第44位，每年排名稳步上升。

时至2022年，数字化转型建设仍在继续，便捷就医2.0七大场景建设完成，数据治理工作越来越被各家单位重视，数字资产价值挖掘、元宇宙的概念渐渐成为热门话题，七院的信息化建设将踏上新的征程。

信息化建设永远在路上。

（陈 铭 高 洁 王国娟 李笑希）

第六节 加快信息建设 优化诊疗环境

十年前，七院的信息化程度非常低，用王杰宁院长的比喻来说，相当于一个小舢板，坐满乘客，在大风大浪里漂泊，随时都有沉没的危险。当时七院借助浦东新区的资金投入，一次性对历史软硬件系统进行全面更新，制定七院信息化建设的整体框架，开始十年的漫长建设之路。

时至今日，七院的信息化建设取得一定成绩，获得电子病历系统功能应用水平分级评价五级医院、国家医疗健康信息互联互通标准化成熟度等级四级甲等、信息系统安全等级保护三级等一系列证书。信息系统覆盖临床使用、业务管理、患者服务、智慧楼宇等各个纬度。全院各个科室已经尝到信息化的甜头，从原来的抵触，到后来的接受，再到现在的欢迎。信息化工具的不断深入使用，提升了工作效率，保障了服务质量。七院从方便患者、方便医生、方便管理、方便政府四大角度，探索智慧临床、智慧服务、智慧管理这三方面模式统一整合后对未来医院数字化转型模式的创新，和对高质量发展工作的促进。

一、智慧临床

电子病历系统是为医疗机构提高医疗质量、保障医疗安全、提升医疗效率而提供信息处理和智能化服务功能的信息系统，也是建设智慧医疗和价值医疗的重要基础。基于电子病历系统建设的相关应用，如全院无纸化、智慧病区等，有助于落实闭环管理，减少医疗失误，提高医疗质量和患者的康复水平。强化基于电子病历的医院信息平台建设，使信息化工作满足提升医疗质量与安全需要。智慧医院的信息化，需要数据底座和平台架构支撑，解决系统孤岛化和数据烟囱，医院数据积淀形成高价值数据池。新一代信息技术的引入可以帮助医疗人员进行准确及时的医疗干预，加强医疗诊治的针对性。同时，利用大数据技术帮助可以增加医院关于疾病预防、感染控制等应急医疗事件的处理能力。

二、智慧服务

智慧服务通过应用"互联网+"等信息技术，优化以患者为中心的诊疗流程，体现以患者为中心的价值医疗内涵。优化医疗流程，为患者提供预约诊疗、移动支付、结果查询、信息推送、送药上门等便捷服务，减少等待时间，提升服务效率。

为患者畅通诊前流程、优化诊中服务、做好诊后管理，实现"患者少跑腿，信息多跑路"，有效减少患者就医等待时间，不仅降低就诊成本，还提高患者满意度，是建设智慧服务和打造价值医疗的重要抓手。

运用5G、大数据、人工智能等新一代信息技术，优化就医服务流程，构建智慧医院新模式，加快"便捷就医服务"应用场景建设，扎实推进普惠性、基础性、兜底性民心工程和民生实事建设，全面提升市民就医体验。

三、智慧管理

提升运营管理，通过信息化加强医院人力资源、财务管理与成本核算、物资及固定资产管理，实现管理流程闭环和追溯，用信息技术支撑医疗科研，加强重点学科建设，提高医院竞争力。医院后勤管理由传统向智慧、由粗放向精细化、助力智慧医院建设升级。增强基础保障，保证后勤部门高效运转，实现设备设施、供应链运转、能源消耗、建筑楼宇智能控制与管理，促进医院基建后勤现代化管理。

（陈　铭　高　洁　王国娟　李笑希）

第十章

德术至善　精诚行医

行医以德为先，待人以诚为本。"德术至善，精诚行医。""情系百姓，平易近人，心中装着患者。"这是七院广大医护人员的宗旨。

推动医院转型高质量发展，离不开七院广大医护人员的积极参与和各方面力量的共同奋斗。十年来，七院充分发挥党的组织优势，加强对群团等组织的领导，通过打造"大同"文化体系，团结带领职工建功立业，切实增强团员青年的政治性、先进性，把弘扬伟大建党精神与弘扬劳动精神、工匠精神、奋斗精神、奉献精神、创造精神、勤俭节约精神有机结合，巩固广大医护人员团结奋斗的共同思想基础，进一步焕发大家的创新活力，凝聚共识，齐心协力，踔厉奋发，在医院及学科发展上攻坚克难。同时，大力弘扬伟大抗疫精神和崇高职业精神，激发医务人员"人民至上、生命至上"和"大医精诚""医者仁心"的情怀，医护人员凭借精湛的医术，以充满人文关怀的医疗服务在人民群众中赢得良好口碑，赢得就诊患者与社会的信任和尊重。

聚人心、兴文化、展形象、立新功，使全体七院人在理想信念上紧紧团结在一起，汇聚成助推医院高质量发展的磅礴力量，共同绘就七院转型升级的美好蓝图。

第一节　强化党建引领　凝聚奋进力量

党的十八大以来，七院党委牢牢把握坚持党的领导、加强党的建设这个"根"和"魂"，坚持"做浓中医、做好西医、做实做特中西医结合"的办院定位和发展方向，通过"1+5"运行管理模式，从临床医疗、护理服务、学科人才、健康管理、医联体建设五个维度着手，着力提高党建质量，有力推动党的政治优势、组织优势、群众工作优势更好转化为七院的创新优势和发展优势，实现从综合性医院变成中西医结合医院，再到创建三级甲等中西医结合医院，成为上海中医药大学附属医院的跨越式飞跃，并成功通过等级医院复评审，走出医院转型升级发展的蝶变之路。

党建兴则医院兴，党建强则医院强。2021年起，七院党委又按照"支部建在学科上"的原则，配合"五大中心六大部"的学科发展规划，对基层党支部进行创新、争优、科学上的全面调整，支部数量由原来的11个增至20个，党支部书记也全部按照"双带头人"标准，由科室主任或中心/部的负责人担任，促使党支部的组织力、领导力、战斗力得到全面高水平的提升。不仅连续六年入围全国中医医院百强榜单，在国家三级公立中西医结合医院绩效考核榜单中位列第三；而且连续十二届取得"上海市卫生系统文明单位"称号，成功创建"浦东新区基层党建示范点"，还被上海市委、市政府授予"上海市抗击新冠肺炎疫情先进集体"称号，并在2022年荣获"上海市五一劳动奖状"。

一、强化政治引领，凝聚医院转型发展的奋进力量

习近平总书记指出："党的政治建设是党的根本性建设，决定党的建设方向和效果。"七院党委深刻认识到，理论上清醒，才能政治上坚定，才能坚持不懈用习近平新时代中国特色社会主义思想凝心铸魂。

首先，始终将"把牢政治方向"摆在首位。按照浦东新区区委提出的"突出对标对表、突出敢抓敢管、突出强基固本、突出引领保障"的指示要求，党委首先把学习习近平新时代中国特色社会主义思想作为党组织会议的第一项议题，并带动党支部把落实"第一议题"制度作为"第一要求"，建立常态化、长效化制度机制；同时完善党委理论学习中心组等学习制度，构建专题领学、辅导助学、交流研学、现场教学、线上自学的立体化学习方法，推动理论武装入脑入心、走深走实。另外，通过领导班子定期开展专项调研、讲授专题党课，积极主动化解风险，扎实推进整改落实，推动强化党员干部思想政治教育，引导广大党员干部旗帜鲜明讲政治，不断提高政治判断力、政治领悟力、政治执行力。

其次，建立健全重大事项管理制度。十年来，《上海市第七人民医院"三重一大"

制度实施办法》《党委会议议事规则》《院长办公会议议事规则》等规章制度，为增强党内政治生活的政治性、时代性、原则性、战斗性提供制度保障。党委在进一步充实完善与"三重一大"事项有关决策制度，明确、细化集体决策事项范围的基础上，持续优化决策程序，确保所有程序均能得到严格贯彻执行，并做好会前、会中、会后的分段管理，逐步形成党委会决议督办的闭环管理机制，促使广大党员干部在严格的党内政治生活中接受政治历练、提高政治能力、永葆政治本色。

最后，持续开展理想信念教育。重视学习，是推动七院转型发展各项工作再上新台阶的一条成功经验。近年来，从党的群众路线教育实践活动、"三严三实"专题教育、"两学一做"学习教育，到"不忘初心、牢记使命"主题教育，再到建党百年之际开展的党史学习教育，每一次学习教育都是精神洗礼，每一轮网络答题、知识竞赛、"微宣讲"都是往深里走、往心里走、往实里走。2022年，在建党101周年之际，党委在抓好疫情防控的同时，开展一系列迎接党的二十大胜利召开的活动：一是专题党课"医"起讲；二是主题党日"医"起开；三是党建课题"医"起写；四是身边榜样"医"起学；五是重点人群"医"起访；六是党建品牌"医"起创。广大党员、干部和医务人员，不仅纷纷做到在学懂弄通做实习近平新时代中国特色社会主义思想上下功夫，将学习成果更好地转化为坚定理想、锤炼党性、指导实践、推动工作的强大力量；而且自觉投身到临床、护理、学科、健康、科创等领域，把人民群众期待转化为岗位追求、岗位行动，为奋进新征程、建功新时代凝心聚力。

二、强化支部建设，提供医院转型发展的思想保证

基层党组织是党执政大厦的地基，地基固则大厦坚。对此，七院党委以加强党的基层组织建设为重要抓手，推动各支部党建工作提质增效。

一是全面优化基层党支部设置。按照《中国共产党支部工作条例（试行）》及上海市委办公厅下发《关于加强公立医院党的建设工作的实施意见》，2021年8月开始七院逐步对内设党支部进行调整，原则上一个临床科室设立一个党支部，由科室主任担任党支部书记，作为科室"双带头人"。今年起，党委又对这20个党支部进行指标化管理，并落实四责协同机制，充分发挥党建在临床一线的引领，以及党支部的战斗堡垒和党员的先锋模范作用。

二是不断提升"三会一课"实效。支部调整后，党委及时组织安排3次党务工作培训，并将党员大会、支委会、支部书记上党课的形式、内容、频次、效果等要求量化为考核目标。同时注重提升"三会一课"实效，坚持把学习贯彻习近平新时代中国特色社会主义思想作为首要政治任务，将思想和行动统一到习近平总书记重要讲话精神和党中央的决策部署上来；各支部还运用沉浸式党课的方式，通过参观浦东开发纪念馆、渔阳里、高桥党群活动中心等红色地标和基层党建阵地，增强党

课的吸引力和感染力，推进以学促干，提升党员素质。

三是坚持把"人民至上、生命至上"放在首位。自2020年初新冠疫情暴发以来，七院已经和新冠病毒鏖战1000多天。其间，始终在最前线与新冠病毒交手的七院广大医务工作者尽锐出战、奋不顾身。尤其2022年的"大上海保卫战"中，全院313名党员积极响应号召，为守护浦东冲锋陷阵；疫情防控进入常态化后，为守护市民们正常的工作生活秩序，他们继续枕戈待旦，为阻断病毒传播而努力，让党旗始终在医院抗疫一线高高飘扬。一方面，有序开展疫苗接种保障、日常核酸检测、隔离点驻守等工作，全方位全周期保障人民健康；另一方面，做好医院的入口流调、院感防控、发热门诊、病区管理、日常督查等各项工作，共同打造疫情防控的铜墙铁壁。医学检验科老、中、青党员齐上阵，组成核酸检测团队，开展业务培训、改造PCR实验室、调试核酸提取和扩增仪器，以最快的速度实现实验室每日核酸检测2万份；肾病科在党支部书记、科室主任路建饶带领下，除完成日常的临床工作和大量的外出核酸采样任务之外，承担起周边多家闭环管理医院大量维持性血透患者的治疗，加班扩能保证患者正常的血液透析治疗。

与此同时，院党委以"创全国文明单位"工作为契机，以患者为中心，以"我为群众办实事"为出发点，开展打造"一支部一品牌"创建活动，如卒中中心党支部的"闻风而动，融汇贯通"、胃肠医学诊疗部的"'胃'你，'肠'治久安"、康复医学党支部的"医康融合，智能化康复"，等等。通过品牌建设的示范导向和辐射带动作用，进而推出创新医疗、优质服务举措，提升诊疗水平和患者的就医获得感和满意度，达到党建引领医院转型高质量发展的目的。

三、强化党风廉政，确保医院转型发展的行稳致远

全面从严治党永远在路上，党的自我革命永远在路上。近年来，七院党委始终把严守政治纪律、政治规矩摆在首位，坚持管党治党意识持续强化、螺丝越拧越紧，坚定不移推动管党治党从"宽松软"走向"严紧硬"。

一是开展党风廉政责任制各项工作的监管。2016年3月，经公推直选成立医院纪委领导班子，设专职纪委书记1名、纪委委员2名，全面监管党风廉政责任制各项工作的开展。第一，持之以恒加强作风建设，把中央八项规定精神作为长期有效的铁规矩、硬杠杠，党委成员以身作则，带头示范，严于律己、严管所辖、严负其责，在讲政治、守纪律、讲规矩，履行管党治党政治责任等方面当标杆、做表率、见忠诚；第二，严格按照"3+X"专题会工作制度体系，以项目化管理的方式对重点领域风险项目进行全过程管控，落实推进"三份清单"专项工作；第三，每年召开全院党风廉政建设工作推进会，院领导签订党风廉政建设任务书，并与重点部门负责人、全院临床科室负责人签订党风廉政建设目标责任书；第四，建立健全党委统一领导，纪检监察、党政办、宣传、组织部门等共同参与的党风廉政宣教机制，通过

专题培训、观看廉政教育片、警示教育参观等形式，着力强化廉洁行医教育；第五，强化社会监督机制，邀请社会监督员，督促提升医院行风建设，每年积极参与"领导干部谈党风廉政建设"网评文投稿。

二是完成党政领导班子责任制项目"一岗双责"短板研判。在确定进一步完善常态化"三重一大"决策流程、推进重点岗位轮岗与完善医务人员"三外出"请销假及相关制度等10个责任项目的基础上，进一步落实"三份清单"专项工作。同时完成三个层级的党风廉政目标责任书签约，把职能党支部试点开展全面从严治党"四责协同"机制向基层延伸；并确定"树立重点岗位人员廉政从业意识"项目，从对重点科室人员进行廉洁意识培训、重新梳理重点岗位科室制度流程、与重点岗位负责人进行廉洁谈话等入手，强化政治监督，进一步深化基层党支部的"四责协同"机制和党风廉政建设责任制的层层落实。

三是加强领导班子和干部队伍的廉政教育。坚持领导干部廉洁自查和重大事项定期申报工作，落实干部廉政谈话制度，对新提任的中层干部由党委书记直接进行岗前谈话，切实履行"一岗双责"；并通过制度建设，加强对权力运行监控，以及各项规章制度的落实。如今七院有严格的财务和审计制度，有院务公开和党务公开栏目，各项报批流程规范；对每一件有异议的事情，党委书记都要亲自过问、协调、督办，一抓到底；对"三重一大"的内容和流程，对重大项目、资金审批和人事变动都能严格按照流程进行监管。党委还始终把加强廉政文化建设作为"不敢腐、不能腐、不想腐"一体推进的有力抓手，通过开展廉洁从医党课、举办"笔墨丹青颂廉德"书画展，以及进行提醒性约谈等活动，不断提高党员干部思想觉悟、精神境界，营造清正环境。

党建引领聚合力，转型发展正当时。党建工作做实就是生产力、做细就是凝聚力、做强就是竞争力。做好新形势下七院高质量的转型发展，必须坚持党的领导、加强党的建设，充分发挥好党组织的领导核心和政治核心作用。

（陈桂君）

第二节　打造"大同文化"　促进和谐发展

医院文化，是医院价值观在其指导思想、经营理念、管理风格和行为方式上的反映，是适应现代医院管理客观要求的产物。以文化引导医院的健康发展，以现代化的医院发展机制来建设与其相对应的文化体系，以"文化保障发展、以文化促进发展"的强院战略已成为医院管理工作的核心任务。

七院在2013年创建成为三级中西医结合医院后，随着医院从综合性医院向中西医结合医院的转型，在文化建设方面，碰到了"当西医碰到中医"的话题。院党委抓住这个话题，适时从单一的文化建设向中西医结合的医院文化建设方面转型，把中医药文化有机融入原有的医院文化中，从而在传承的基础上创新七院文化。为此依据国家中医药管理局印发的《关于加强中医医院中医药文化建设的指导意见》，医院以体系建设为载体，建立"三驾马车，四轮驱动"模式，打造中西医结合的医院文化体系。"三驾马车"从体系建设着手，分别为核心价值体系、行为规范体系、环境形象体系；而四轮驱动，则是在三大体系建设的框架上去聚焦打造管理文化、形象文化、精神文化、团队文化。从无形到有形，把文化这一摸不着的东西转换成大家都能看到的或者感受得到的有形物质。

文以化人，日新其德；常抓不懈，久久为功。如今，文化建设正在七院不断深化。

一、传播中西医药结合文化

七院依据"三驾马车，四轮驱动"模式为引领，成立中医药文化建设领导小组，实行书记、院长双组长制。每年度制定《中医药"大同文化"建设方案》并组织实施。并强调"六明确"：明确牵头组织、明确牵头部门、明确责任主体、明确经费保障、明确宣传方向、明确考核机制来保障落实。坚持"月月有活动，项项有主题，人人都参与"的基本原则，逐级落实，挖掘、培育、传播医院中西医结合文化。

二、体现标杆引领价值体现

七院以精神文化为驱动。核心价值是共同的思想文化和价值观念的集中体现，是核心竞争力的重要标志，对实现发展目标、任务，营造良好氛围有着至关重要的作用。明确医院核心价值观：医院院训，德仁术精；医院宗旨，德术至善、精诚行医；服务宗旨，患者信赖、员工幸福、社会责任；医院使命，做浓中医、做好西医、做实做特中西医结合；医院愿景，建设成为国内一流的三级甲等中西医结合医院。

作为一家中西医结合医院，躬耕杏林，薪火相传。以"名中医工作室"的形式总结中医名家学术思想、临床实践。如以叶景华名老中医为核心点，成立"叶景华全国名老中医药专家传承工作室"，在中医院校教育之外开创新时代的师承教育；叶景华相继创建上海市中医肾病优势专科，并培养中医传承人才20余名。

海派中医，兼收并蓄。引入海派徐氏儿科、陆氏针灸、顾氏外科、石氏伤科、张氏内科、丁氏内科六大海派传承基地。通过每年举办院庆、七一建党、八一建军节、护士节、医师节、国庆节、重阳节等活动来弘扬传统，积淀内涵。树立榜样标杆引领前行。每年评选院长奖、最具价值员工、金牌护士、品牌团队、优秀共产党员等，体现标杆引领、价值体现。特别是在抗疫期间，当医院党委发出抗疫倡议书时，全体七院人积极响应，短短几个小时内就有300多人报名，那一份份按有手印的请战志愿书，都强烈透露出七院人一种斩钉截铁式的义无反顾。

三、坚持制度引领固本培基

七院以管理文化、团队文化为驱动，坚持制度引领，固本培基。

固化于制，在整规立矩中引导激励；融化于情，在约束激励中增强自觉。每年针对新入职员工发放《员工手册》并开展培训。《员工手册》内包含医院概况、医院文化、院纪院规、用工管理、请假制度及中医精髓，使全院上下形成共识，并转化为全体员工的自觉行动。同时坚持行为规范，立柱架梁，开展具有体现中医药文化的特定礼仪活动，如年度一次拜师仪式、一次名中医生日传承会、一次入职仪式、一次重温医师宣言、一次护士授帽仪式、一次形象礼仪规范月等活动，还建立"医院员工形象墙"，展现不同服务窗口员工的职业形象。

七院的形象文化，高度规范工作人员的服务行为，形成一种发自内心、形于外表的形象；同时通过羽毛球俱乐部、篮球俱乐部、读书俱乐部、户外健行俱乐部、德仁艺术团、职工运动会、中层干部团建拓展等活动，进一步体现医院的团队文化。

四、强化环境形象体系建设

七院以形象文化为驱动，始终推进中医药文化标准化建设。在医院庭院建设方面，院区内设立两个百草园，共占地约800平方米，种植中草药百余种并配以药物功用等文字说明，做到观赏性与科普性相结合；在医院设华佗像、院训文化基石、中医文化长廊以及阴阳太极图形式的绿化造型等，门诊走廊及候诊区布置中医药文化宣传板（华佗五禽戏、十二时辰养生法和中医名家介绍等）宣传各类中医药知识；另外在电子显示屏内播放各科室专病介绍；中药候药区墙面制作中草药及中医名家宣传；科室住院部走廊内宣传栏包含科室介绍、名中医介绍、科室优势病种及中医特色疗法的介绍，还在住院部走廊内摆放中药草本植物角和墙上悬挂中草药标本，展示传播七院中医药文化。

与此同时，七院打造党建中心、院史馆、职工文化中心三位一体的文化阵地，在医院最好的位置，建立职工文化中心，体现医院暖人的温度。

"随风潜入夜，润物细无声。"通过大同文化体系建设，形成"大同论坛""大同锦理""大同健康""大同馨苑"等文化品牌，以求同存异、兼容并蓄、海纳百川、中西合璧的共享、共谋、共进的大同理念，进一步增强中医药文化底蕴，彰显中医药文化氛围，实现物质文明、精神文明、管理文明的有机统一，达到医院内部、医院与社会的和谐，提升核心竞争力，为保持发挥中医药特色优势提供有力的思想保障和精神动力。

（陈桂君）

第三节　点燃青春梦想　践行青春使命

2019年4月30日习近平总书记在纪念"五四运动"100周年大会上的讲话中指出："古往今来，任何一个国家，青年是什么样子，前途就是什么命运；任何一个民族，只有青年强，才能赢得未来。"

人生因奋斗而升华，奋斗是青春最亮丽的底色。做一个肯奋斗的新时代好青年，是党的教诲、人民的期待、国家的需要、时代的召唤。

十年来，七院团委在党委领导下，在浦东新区卫生健康委团工委和上海中医药大学团委引领下，深入学习贯彻习近平新时代中国特色社会主义思想和党的十九大精神，牢牢把握为实现中国梦而奋斗的时代主题，切实增强团员青年的政治性、先进性；认真总结回顾各项工作，规划和履行新时期共青团的主要任务和发展方向，进一步加强团的号召力、凝聚力和吸引力；围绕医院党政中心工作目标，进一步深化共青团的先锋模范作用，汇聚青春能量，铸就青春梦想。多次荣获"上海市卫计委五四红旗团委""浦东新区五四红旗团委"称号；培养"上海市青年文明号""上海市青年五四奖章"等优秀集体，涌现出一大批"优秀团干部""医务菁英""杰出青年"等先进个人，鼓励团员青年以更高的站位、以更大的担当，为医院建设和发展贡献青春和力量。

一、加强学习，提升自身素质

强化思想引领，树立榜样力量，争做合格共青团员。充分贯彻"学习总书记的重要讲话，争做合格共青团员"，以正确引领广大团员青年为导向，定期开展团课教育、团干部培训，学习团章、团史和团内相关文件，利用团组织生活会和实践活动、青年论坛等形式开展理论知识教育，夯实团组织建设，发挥和彰显团员的先进性。同时，教育引导广大团员青年，树立正确的世界观、人生观、价值观，倡导诚实守信、奉献社会、促进和谐。

学习融入感悟，知识凝练精华，在观摩研读中形成"三本笔记"（即学习笔记、读书笔记、参观笔记）。团委定期召开培训会、读书会，每季度组织团员青年参观学习，并将感悟随笔记录下来形成文字，引导团员青年认真挖掘自身成长过程中的真情实感，讲述自己的学习、成长、成才梦想，从而促使团员青年积累知识、增长见识，提高写作、独立思考和分析问题的能力。最终，将大家的学习心得进行整理归纳，鼓励广大团员青年沟通交流并分享他们的坚定信念和为志向奋斗的历程，增强对广大团员青年的励志教育，坚定团员青年的理想信念。

注重人才培养，加强队伍建设，为医院发展输送青年英才。团委加强团干部的培训与考核，鼓励青年人才申报院内、浦东新区、大学、上海市各级人才培养计划，争取团员青年参与医院海外培训计划，与科教部门联合加强青年人才科研、教学能力培养，组织团员青年小组讨论、授课，提升团员青年综合实力。同时，借助浦东新区卫生计生委及上海中医药大学等优质资源，帮助团员青年加强对外学习交流，提升业务能力水平。

搭建沟通平台，加强网络建设，运用新媒体手段扩大宣传。团委搭建基层团员青年沟通、交流平台，营造积极向上的舆论氛围。进一步展示和提炼各团支部和团员青年在团日活动开展过程中的精彩历程、丰富收获、好的做法和团员青年昂扬向上的精神风貌，进一步增强团支部凝聚力。

二、融入工作，提升业务水平

创建"青年文明号"，开展"啄木鸟计划"，挖掘自身优势打造七院品牌。进一步深化新形势下青年文明号创建工作，引导和激励广大医务青年弘扬"敬业、协作、创优、奉献"的职业精神，动员全院各科创新创效创优，弘扬职业文明，服务医改大局；同时，学习"老号"的先进经验，明确青年文明号活动创新发展的基本方向，鼓励科科有特色、个个创先进，开辟七院青年文明号活动新局面。"啄木鸟计划"的任务是在挖掘医院及科室特色的同时，及时发现其中的不足，请广大团员青年做医院的"主人"，为医院的发展建设献计献策，宣传医院的先进做法和经验，提升医院的服务水平。

参与JCI培训，融入HIMMS建设，发挥团组织在医院管理建设中的作用。结合医院JCI推进计划，发挥团员青年生力军和突击队作用，挖掘科室骨干青年参与JCI相关培训；参与AHA和CPR急救培训、消防培训、院感培训等，培养青年导师队伍，参与医院全员培训工作；成立HIMMS信息啄木鸟小分队，助力互联网医院建设；挖掘团员青年中在计算机方面有突出特长的人员形成啄木鸟信息小分队，辅助医院HIMMS团队推进医院信息化建设，发掘医院信息系统问题，反映基层感想，为医院互联网医院建设献计献策，辅助改善员工信息获得感。努力引导团员青年解放思想、贡献智慧，发挥主人翁精神，为医院管理建设的内涵推进与发展，建言献策。

发挥盟主作用，创建"一盟一品"，推进医联体团建联盟有序运作。开展医盟建设，利用自贸区优势，发挥中医药特色，探索医养结合新模式；通过中医治未病健康管理模式，与社区卫生服务中心开展指导与合作，提供自贸区及社区优质的中医药健康服务与健康产品，包括体质辨识、冬病夏治、膏方门诊、中医药保健产品等，为百姓提供更加优质的中医健康服务。

积极响应浦东新区卫健委团工委和上海中医药大学团委工作部署，争创一流。良好地完成上级单位交派的各项工作任务，做好"上传下达"及联系青年的纽带作用；充分调动青年一代的积极性和创造性，凝聚青年、服务青年，为他们的成才创造良好的环境。

三、快乐生活，青春放飞梦想

组织文化活动，丰富业余生活，在寓教于乐中促进团员成长。通过历年组织开展系列活动，如：电影沙龙、青年拓展、交友联谊、志愿行动等，实现"加强健康教育、塑造健康行为、建设健康文化"，围绕健康事业发展，主动服务大局、服务社会、服务弱势群体的有效作为，助推完成梦想。同时促使党员、团员青年创造独立价值，实现自身进步。

关心团员生活，解决基层困难，形成青年员工成长需求调研报告。始终将关心团员青年作为一项重要任务，做好桥梁纽带作用，充分调研、了解制约团员青年成长的根本问题，形成青年职业规划报告、生活规划报告（含新员工住房需求等）、成长规划报告，为他们的成才创造良好的环境，让团委能够成为青年们成长的摇篮。针对部分员工上下班路途远、交通不便等问题，特计划在院内发起"同行计划"，此计划旨在为相近上班路线的人员建立联系平台，方便互相搭车或提醒路况信息，减少无车员工乘坐公交工具路线绕远情况，及提倡有车一族绿色出行，减少重复开车，减轻环境污染及院内车辆负荷过重的压力。

加强合作联动，推进区域共建，促进与外单位的优势互补。围绕"医企共建、资源共享、优势互补"的原则，与周边地区、单位（高桥镇政府团委、长兴造船厂团委、保税区团工委、高桥石化团委等）开展合作，以常态化制度化开展进行经验交流，达成持续细化、认真开展、形成机制的统一共识，通过拓宽多渠道联系方式，为团员青年开拓交流、活动、学习平台。

面对新的机遇和挑战，七院团委将始终坚持党的领导，不忘初心、真抓实干、切实担负起时代赋予共青团的使命，始终坚持"大健康、大康复、大智慧"的发展理念，坚持"中西医结合""医康融合"的发展道路，将青春的光荣与梦想、青年人的智慧与力量，融入医院"医教研管"的建设中，为医院创新发展做出贡献，让青春在医院的创建实践中绽放绚丽之花。

（卜建晨）

第四节　维护职工权益　推进创新发展

党的十八大以来，在上级医务工会及院党委的正确领导下，院工会深入学习贯彻习近平总书记关于工人阶级和工会工作的重要论述，坚定不移走中国特色社会主义工会发展道路，持续推进工会改革创新。过去十年，是院工会认真学习领会、全面贯彻落实习近平新时代中国特色社会主义思想，着力增强政治性、先进性、群众性，去除机关化、行政化、贵族化、娱乐化，推进转职能、转方式、转作风，持续深化工会改革创新的十年；是院工会推进医院高质量发展、创造高品质生活、团结带领职工建功立业的十年；是院工会坚持以职工为本，切实履行维权服务主责主业，不断增强职工群众获得感的十年。

一、职工为本，科学维权

坚持全心全意为职工服务的根本宗旨，树牢群众观念，贯彻群众路线，同职工心连心，把维护职工的合法权益作为工会工作的首要职能。

坚持每年两次职工代表大会是核心。定期发放职工满意度调查问卷，及时收集职工对医院工作的意见和建议，关注职工关心的热点问题，及时与相关职能部门和院领导沟通联系并把解决方案予以反馈；各委员会制订管理制度和职责，不定期召开会议，对医院面临的问题提出解决办决。与职工切身利益相关的事情，一定由职工自己做主；通过职代会的渠道向全院职工发布消息，例如后备干部的推选、绩效工资发放、职称评聘方案等与职工切身利益相关的事宜，必须经过职代会表决通过后方可实施；为规范职工代表提案工作流程，组建成立提案工作委员会，对立案的提案进行整理、分类、统计和登记，定期检查提案的落实办理和巡视评估。

坚持工会主席及两委委员例会制度是抓手。定期总结工会工作情况，周密布置工作内容，充分发挥各分工会的作用，使各分工会干部都能够自觉深入群众之中，认真听取广大职工对医院和工会工作的建议，使领导能及时了解职工的想法，为医院领导决策提供依据，也增加职工对医院重大事务的知情权、参与权、选择权和监督权。

努力保障退休职工的各项待遇得到落实是重点。每年按惯例组织离退休职工回娘家活动；"冬送温暖、夏送清凉"。对高龄、特困、独居老人、重大疾病等离退休职工进行定期走访慰问，一年一度为离退休职工体检，上门慰问困难离退休职工，并对他们进行困难补助。

二、院务公开，民主管理

近十年来，上海市第七人民医院在业务能力和业务范畴方面得到很大提高，院容院貌及硬件设施明显改善，患者就医环境、就医流程不断优化。为更好体现"患者信赖、员工幸福、社会责任"的医院宗旨，院党政班子在抓好医疗业务工作、注重员工队伍建设的同时，更加注重院务公开、民主管理工作。"三重一大"经党委会讨论决定后向全院职工公开。院务公开做到及时、公开、透明。

每年年底，工会主席向职工代表述职，经审委做工作报告，对院领导进行民主测评。医院院务公开领导小组建立院务公开责任制度，对职能部门在工作中必须公开的内容和范畴予以规定；院务公开工作小组建有质量评估制度，每季度评估院务公开内容、公开方式和公开时限，对于医院发展规划和发展方向，通过职代会的渠道向全院职工发布消息，院务公开监督小组建有监督检查制度，对职能部门应该公开而没有公开的内容，院务公开监督小组予以督查，并把监督检查结果及时反馈给相关部门和职工，责成相关部门予以整改。

三、关心关爱，贴心保障

充分发挥工会组织履行维护职能、服务广大职工的作用，巩固和扩大工会会员参保率，做到100%全覆盖，帮助职工减轻医疗费用负担。

一是听民声。每年进行多次员工满意度调查，员工可通过工会发布的问卷星测评二维码以无记名方式进行满意度评价。2018年创建开放式"职工之家"，将工会服务职工的阵地前移，职工可随时通过开放式的职工文化中心与工会工作人员进行便捷的、面对面沟通，为职工提供极大的便利。

二是察民情。关心职工生活，了解职工所需、所想、所求，努力为职工解难事、做好事、办实事，力所能及地提供服务和帮助解决困难，帮助职工解除后顾之忧。每年重点做好住院、重病大病职工、困难职工的关爱工作，帮助困难职工认领微心愿。

三是重安抚。如疫情期间竭尽所能地关心职工和家属，安抚职工情绪，解决职工停车困难，解决职工理发难问题，对抗疫一线职工，根据岗位的风险程度予以三级关爱。工会联系后勤保障处，由职工食堂为发热门诊和隔离病区轮值职工配送一日三餐。为54位援鄂职工及家属、发热门诊、隔离病区、隔离点送去慰问品及防疫物资。

四是聚民心。积极为职工谋福利，落实对工会会员的关心关爱，坚持做好春节、端午节、中秋节、国庆节、夏送清凉、冬送温暖等慰问活动。掌握全院职工的身体健康状况，提高全院职工的健康意识，每年有序开展一次职工健康体检工作；每年做好疗休养工作，缓解员工工作压力，促进同事交流，提升集体凝聚力，让员工感受组织的温暖；在会员退休时，由会员自主选择慰问品，实施一次性慰问。2017年成功申报获评三星级爱心妈咪小屋，日常开展心理咨询、母婴健康知识科普等宣传教育活动，打造女职工沟通交流、学习成长的综合服务平台。2021年起，推出"职工关爱行动"，重点让需要手术的员工以平价优先入住特需病房，福利享受特需单人套房的优质服务待遇。

四、文化活动，凝心聚力

丰富员工的业余文体活动，以节日为契机，组织开展形式多样的文体活动及迎春活动，锻造积极向上的医院文化，开展丰富多彩的减压活动、缓解医务人员的身心压力。

每年积极开展各类有益活动，推进医院文化建设，组织开展羽毛球、足球、象棋、围棋、桥牌等丰富多彩的体育活动比赛，在组队参与的各类比赛中均取得佳绩，为医院赢得荣誉。2014年成立瑜伽、太极、羽毛球、足球、篮球等俱乐部，2018年成立职工文化中心，2019年成立职工艺术团，不断开展员工才艺秀、羽毛球赛、围棋赛、青年拓展活动、户外健行俱乐部、摄影俱乐部采风等活动，增强职工的健康管理意识，丰富职工的业余生活，提升职工的身体素质，获得员工好评。

鼓励离退休人员参加老年大学学习，引导他们树立"活到老学到老"的理念，组织退休医务人员参与医院公益活动，享受"老有所为、老有所乐"。组织医院老年合唱团参加院内外的各类文化活动。院工会还积极参与浦东新区医务工会组织的各类文艺活动，既提升职工素质、丰富职工的业余生活，又增强工会的凝聚力和号召力，形成具有本院特色的文化氛围。

五．建功立业，引领发展

每年积极组织职工参加科技创新项目（先进操作法、创新成果、合理化建议、工人发明家、科创英才）申报活动。

积极开展劳动竞赛及先进评选活动，2014年获得由浦东新区劳动竞赛组织委员会颁发的"促进区域发展建设全国示范区性劳动竞赛先进集体"称号、荣获2014年度浦东新区卫生计生系统"天使能手"劳动技能竞赛优秀项目奖。

注重深化医务女性岗位建功机制，培育树立先进典型。2013年门急诊部办公室被评为上海市巾帼文明岗，外一病区护理部被评为浦东新区巾帼文明岗；2020年，重症医学科护理组获得上海市巾帼文明岗并加入浦东新区巾帼先进事迹巡演团。

2020年医院荣获浦东新区集体"五一劳动奖章"，张晓丹荣获"抗击新冠肺炎疫情全国三八红旗手"称号。2021年李冬梅荣获"上海市先进工作者"、夏伟上榜"浦东工匠"。

大力弘扬劳模精神、劳动精神、工匠精神，结合医院发展历程，讲好劳模工匠故事，鼓舞激发中青年职工的创业热情和工作积极性，引导青年职工奋发向上、有为奉献，体现个人人生价值。2021年开展首届工匠培育选树活动，共有8位"七院工匠"和4位"七院培育工匠"入选。

（夏　伟　张红文）

第五节　践行公益精神　彰显医院温度

大爱永恒，志愿同行。近十年，七院始终秉承"患者满意、员工幸福、社会责任"的服务宗旨，坚持以"奉献爱心、服务患者、服务群众"为主题，广泛开展志愿服务工作，进一步弘扬"奉献、友爱、互助、进步"的志愿服务精神，深入构建医务社会工作与志愿服务联动机制，打造一支富有号召力、凝聚力、战斗力的志愿服务队伍，培育一批全面关爱病患与社会特殊群体、促进全民健康的品牌项目，构筑医患和志愿者的温馨家园。

四季仁心遍地春，十载助人香满院。回顾这十年，七院志愿服务事业乘着医院转型发展的春风阔步前行，凝聚爱心力量，践行公益精神，彰显医院温度，七院人在公益志愿的道路上砥砺前行，为促进医院转型发展、为健康上海建设贡献力量。

一、整合资源，加强志愿队伍建设

2013年，七院领导将志愿服务事业的快速发展纳入医院文化建设重点项目，指定专人负责志愿者服务工作。

2015年，成立志愿服务工作站，全面启动"三工"（即社工+职工+义工）联动志愿服务模式；并联合社区、学校及爱心企业共8家单位成立"七院志愿者服务联盟"，力争通过联盟行动集聚志愿力量，促进社会和谐进步。

2019年成立社工部，医务社会工作与志愿服务工作全面开展。近十年，医院通过多形式、多渠道，广泛动员医院职工、社区居民、各类院校学生及其他行业爱心人士积极加盟医院志愿服务行列。七院注册志愿者人数由2011年的近百人增加至1 465人，医院党员志愿者注册率100%，志愿服务总时长累计45.4万小时。

二、内外联动，营造志愿文化氛围

发挥内部力量，营造良好氛围。2016年，七院组织党、团员志愿者成立"健康宣讲团"，广泛开展健康科普、义诊咨询等公益服务。组织党员志愿者连续四年认领困难群众微心愿，为216名困难群众送去温暖。开展敬老扶幼、爱心慈善活动，如敬老院送清凉送健康、慰问福利院儿童、后备厢义卖、为西藏日喀则人民医院捐医学图书等。

整合外部资源，协作共建联动。加强与社区、学校、企业、部队等合作共建，招募社会志愿者548人，创建"七院健康服务站""健康小屋"22个。作为外高桥医联体盟主单位，牵头组织医联体内多家成员单位持续开展"惠民医盟"服务。近十年，开展健康公益服务累计625场次，服务37 819人次。

弘扬红十字精神，践行志愿服务初心。2019年，七院正式成为浦东新区红十字会冠名医疗机构，号召职工弘扬"人道、博爱、奉献"的红十字精神，做热心公益的奉献者。2019年，30余名职工主动报名加入中华骨髓库。近几年，"红十字"志愿者赴社区、企业、学校开展心肺复苏、急救止血、包扎固定等技能培训和宣传22

场。医院每年组织广大职工开展红会人道基金"千万人帮万家"捐款，近三年累计捐款392 880元。

三、培育特色，打造爱心服务品牌

七院按照"服务对象所需、志愿者所能"的原则，不断推动志愿服务项目化运作，打造爱心服务品牌。

"门诊助医"营造温馨就医环境。广大志愿者常年在门诊开展咨询引导、就医陪护、维护秩序、打印报告等助医服务。随着智慧医疗建设的不断深入，社工部联合门急诊办公室培育一批青年志愿者，协助老年患者使用各种智慧医疗设备设施。志愿者主动热情的服务，为患者就医带来便捷、温暖与感动，也为医院服务质量的提升注入磅礴力量。近十年，门诊助医累计服务217.66万人次。

"红手环"使脑卒中防患于未然。神经康复团队推出"红手环"志愿服务项目，开展丰富多彩的中风俱乐部活动，积极下社区进行脑卒中疾病防治宣传。该项目曾荣获上海市卫生计生系统"创新志愿服务项目"、上海中医药大学"优秀社会工作与志愿者服务项目"等。

"糖友乐""护航粉红丝路"助患者树立战胜疾病的信心。内分泌科、甲乳疝外科联合护理部开展糖尿病、乳腺癌患者俱乐部活动，建立病友互助小组、开展疾病防治宣教、提供康复指导等。"糖友乐"项目曾荣获上海中医药大学"优秀志愿服务项目"、中国医院人文品牌建设"创新团队"等；"护航粉红丝路"项目曾荣获上海市改善医疗服务行动"医疗服务品牌"、中国医院人文品牌建设"风尚团队"、上海中医药大学"优秀社会工作与志愿者服务项目"等。

四、拓展服务，注重医学人文关怀

七院医务社工秉持专业价值理念，创新开展人文关怀服务，深入推进人文医院建设。

"天使回归"实施特扶对象关爱行动。2016年，推出"天使回归"项目，为高桥镇、高东镇、高行镇300余名计划生育特别扶助对象提供就医绿色通道、志愿者陪同就医、社工关爱疏导、党支部结对帮扶、关爱服务。2017年，七院作为浦东新区计生特扶对象医疗服务工作首家试点单位，在全区二、三级医疗机构中全面推广服务。该项目曾荣获上海市卫生计生系统"优秀志愿服务品牌项目"、上海市医院公益文化成果"优胜奖""助力志愿，爱在浦东"社区微志愿优秀项目、浦东卫生计生系统"精神文明建设创新工作项目"等。

"爱心理发"解决患者"头等"大事。2017年，与高桥干休所合作推出"爱心进病房·军民鱼水情"理发服务，切实解决长期住院患者理发难问题。志愿者们高超的技艺、一流的服务，赢得了广大患者和家属的啧啧称赞。该项目荣获高桥镇"十佳志愿服务"项目。

"大同锦理"聚焦特殊群体送温暖。2019年，与仁德基金会合作推出"大同锦理"公益项目，倡导广大患者及家属爱心接力，以认领画作、爱心捐款形式去关爱帮助自闭症儿童及住院贫困患者。项目运行中得到医务人员、患者、家属及社会爱心人士的大力支持，共筹到善款24 810.06元。

"天使守护行动"倡导"全人关怀"服务。2019年，社工部联合手术室推出"天使守护行动"项目。医学生志愿者安抚、陪伴手术患者，缓解其紧张情绪；并为手术室外等候的患者家属进行手术与术后康复宣教。该项目荣获中国医院人文品牌建设"风尚案例"。

五、创建基地，弘扬志愿奉献精神

搭建平台，开展学生社会实践服务。近十年，动员招募各类院校、"医二代"学生369人参与"医院志愿行"活动。七院通过为学生搭建接触社会、体验生活、感悟人生的机会，培养他们的社会责任感和奉献精神。七院积极创建志愿服务基地，力求以评促建，推动基地焕发活力。2013年医院创建成为"高桥镇志愿服务基地"，2015年医院创建成为"浦东新区志愿服务基地""浦东新区学生社会实践基地"，2020年医院创建成为"上海市志愿者服务基地"，2021年医院创建成为上海市首批"红色文化传播志愿服务基地"。

十年耕耘，十年收获。"大同"志愿者们用实际行动践行公益精神，书写并肩携手、同心志愿的无私大爱，见证七院志愿服务事业从无到有、从有到优，一次次斩获佳绩的高光时刻。十年来，七院先后荣获上海市"优秀慈善义工"、上海市"优秀志愿者"、上海市"优秀志愿服务组织者"、浦东新区"好心人奖"、浦东新区"十佳"志愿者、浦东新区"优秀志愿者"、上海中医药大学"优秀医务社工"及"优秀医务志愿者"等称号；集体荣获上海市"慈善之星"提名奖、上海市"蓝天下的至爱"万名志愿者行动优秀组织奖、上海卫生计生系统"最佳志愿服务组织"、中国卒中学会"优秀红手环志愿服务单位"、浦东新区"优秀志愿者服务基地"等荣誉。

岁序更替，华章日新。下一个十年，七院医务社工与志愿者们将继续步履铿锵，初心如磐，笃定前行，在推进新时代文明实践中，发挥医疗独特优势，集聚更多志愿力量，为推进医院高质量发展、助力提升上海城市软实力、健康中国建设贡献力量！

（顾盛玮）

第十一章

披荆斩棘　砥砺前行

　　面对新冠疫情这一百年来全球最严重的传染病大流行，我国坚持"外防输入、内防反弹"总策略和"动态清零"总方针，因时因势不断调整防控措施，最大限度地保护人民群众生命安全和身体健康，统筹疫情防控和经济社会发展，经受住严峻考验，充分展现中国精神、中国力量、中国担当。

　　医之大者，为国为民。近年来，七院始终是保障人民健康第一道防线的保卫者，始终保持高度警觉，时刻关注疫情发展变化，切实把思想和行动统一到习近平总书记重要指示精神和党中央决策部署上来，始终绷紧疫情防控这根弦不放松，以"时时放心不下"的责任感把日常工作做扎实，把应急处置做到位，把基础支撑能力提上来，更加高效统筹疫情防控和经济社会发展。同时按照"疫情要防住、经济要稳住、发展要安全"要求，上下齐心、奋发有为、真抓实干，把良好态势保持住、延续好。从西北边疆到彩云之南，从国内外医疗援建到抗击新冠疫情，七院始终履行社会责任的担当，彰显七院人"人民至上、生命至上"信念和大医精诚、医者仁心的情怀。

　　疫情之下，城市在奔跑；城市之中，无数人同行。危难时刻坚定的信仰背后是七院深厚的红色基因，更是一条赓续百年的信仰之路。

　　让初心薪火相传，把使命永担在肩。

第一节　众志成城　组建抗疫医疗队

为确保医院新冠防控工作各项措施切实落实到位，全面加强医院组织管理，七院立即成立院新冠防治领导小组，由院长、书记任组长，副院长任副组长，下设新冠疫情处理小组、新冠防治工作专家组、新冠防治办公室。新冠疫情防控办公室设在医务处，由医务处处长担任办公室主任，进行总协调。

七院在2020年疫情最初接到在浦东机场设立全市第一个隔离点的任务，医院立即组队派人进驻。当天在机场宾馆的隔离点投入使用，随后开设第二个、第三个……在2—3月份疫情期间，全院承担7个隔离点，外派医务人员150余人。同时七院改造发热门诊，搬迁供应室，利用原来后勤、GCP等办公用房，开设发热留观病区（有12个独立卫生间的单间、三区两通道、有抢救室）和配套的污水处理；并增加发热门诊CT，改造检验、药房等，保证预检、候诊、就诊、检查、检测、治疗等"六不出门"。

七院全员动员，轮流派出精兵强将。2020年1月24日除夕夜，李冬梅护士长、ICU护士沈伟鸿作为第一批援鄂医疗队启程出发武汉；紧接着，新春佳节期间，1月28日医院急诊科后备护士长黄芳、手术室护士程文领作为上海市第二批医疗队又紧急驰援武汉；随后，2月19日由医院林研副院长带队，第一时间集结50名医护人员的援鄂医疗队英勇出征武汉！以上三批共计54人驰援武汉，抗击新冠肺炎，至4月6日全员回沪且保持零感染。援鄂期间发生过无数感人事迹，援鄂队员获得各级荣誉共计80余项，其中1人获得国家级抗疫荣誉、4人获得上海市抗疫先进个人、7人获得各专业学会抗疫先进个人荣誉称号，全体援鄂队员分批获浦东新区抗击新冠疫情先进个人表彰。

（金　珠　张晓丹　许开亮　居海宁　杨益挺

于小明　陆怡纹　陈鹏辉　裘俊杰）

第二节　常备不懈　落实常态化防控

七院建立常态化防控机制，在领导小组下设办公室，由医务处、院感管理科（防保科）、门诊办公室、健康管理部、后勤保障处、检验科、发热与感控部主任组成。每周定期研判医院内外防疫形势、对标上级工作提示，认真自查落实各项防疫措施。

针对全员疫苗接种的要求，在医院内利用有限的空间，在门诊区利用门诊结束后晚间和周日，开设内部疫苗专场，满足医院、医联体下各社区卫生服务中心、民营医院、诊所、养老机构工作人员，日均接种上千人次。同时组织全体护士培训，人人获得疫苗接种上岗证后，科学合理分配，外派支援曹路体育中心的浦东新区疫苗接种点、下属社区卫生服务中心、外高桥保税区、外高桥船厂等疫苗接种点；承担15辆由公交车临时改造的流动疫苗车的接种工作，按照上级统一布置，到浦东各个商圈、热闹地段设点服务。还承担浦东机场、外高桥自贸区、外高桥船厂等重点场所的疫苗接种任务，七院是第一批奔赴机场开展重点人群（冷链工人）疫苗接种的单位。

针对疫情时常有反复，医院完善外出参与社会核酸大筛查的预案，按照外出检测人数，制定从10人（1 500人核酸筛查）到120人（20 000人核酸筛查）外出方案，依据方案，人员在一小时内紧急集合，物资设备、车辆按时到位，保证接到任务在2小时内能在现场展开核酸筛查。从一个小区几千人次，到浦东机场近2万人次、迪士尼6万游客筛查，七院不仅派人迅速，还被委任现场总指挥。分管领导林研副院长受上海市卫健委指派，先后三次到浦东机场指导核酸检测点开设、预案论证、现场检查等，顺利完成国务院口岸防控小组对上海浦东机场的防疫检查；受上海市卫健委指派，参与上海市新冠防控领导小组专项督导组，到静安、宝山等区检查各区防控工作开展。

七院因地制宜，将肠道门诊改造为第二发热门诊，满足封控区就医治疗；同时在急诊、手术室、监护室、产房等进行新冠患者急诊救治演练，保证发热或防控患者的急救、流产、生育等服务。尤其是在新高苑等大型封控小区的医疗保障中，圆满完成区域医疗中心的各项救治服务。

（金　珠　张晓丹　许开亮　居海宁　杨益挺

于小明　陆怡纹　陈鹏辉　裘俊杰）

第三节　齐心协力　助力"上海保卫战"

2022年又是新春刚过，2月28日七院疫情防控领导小组启动紧急会议，传达严峻形势。3月2日从学校的大规模核酸检测开始，七院就开启不分昼夜的"大上海保卫战"。

在这场战役中，七院每一位员工都是平凡的英雄，上下一心全员投入核酸采样、隔离点、方舱医院、医院抢救等任务，在各自的岗位上争分夺秒与病毒赛跑，守护人民生命健康。

一、核酸采样，日夜兼程

浦东新区地域大、流动人口多，给外出核酸采样的任务带来不少困难，最远的外出核酸采样有到临港、惠南。从学校到封控楼栋、封控小区、混阳复测，每日上百个点位的外出采样任务，七院人不分昼夜，在防控办公室24小时的运行下，努力优化流程，做到日清日结。随着居民们的足不出户，上海进入连续间隔全员核酸检测的周而往复，截至10月7日，医院在这一场大战役中累积外派医务人员15 307人次，完成采样11 775 702人次。

二、院内医疗，坚守底线

随着区域内一道道隔离带拉起，3月22日，医院根据上级疫情防控的要求，实行院内2+12闭环管理。3月30日，随着疫情的形势，医院启动应急方案，整合院内床位资源，保证患者收治之外，腾空部分病区给闭环医护人员留院住宿、密接职工隔离等；将曹路门诊部改造为阳性职工暂时留置区，边隔离边治疗；从2022年3月8日至5月31日，坚持每周二下午线上科主任会议，通报疫情防控和医疗业务的现状、要求和下一步措施，让科主任能第一时间了解防控的要求，并层层落实到每一个医生。医院还利用云端分别召开"疫情下，中西医结合，医康融合 MDT""疫情下，做好日常医疗服务管理""疫情下，加强中医内涵建设""疫情下，全面恢复医疗运行"专题讨论，请临床、医技科室一起来分享和讨论疫情下如何既能确保院感安全，又能保障急救、特殊患者的救治。科主任会议总共召开13次，线上参会884人次。

3月8日—5月31日疫情期间七院累计救治急诊抢救患者1 523人，其中卒中中心42人、胸痛中心36人、急创中心6人。发热门诊累计收治3 520人，隔离病房收治276人，手术患者收治1 126人，产科患者收治205人，妇科患者收治148人，儿科患者收治21人，血透患者收治113 130人，肿瘤患者收治216人，各类重点患者累计收治20 249人。这背后有默默支持的检验人、放射影像人，以及更多战斗在发热门诊和临床一线的医务工作者。

三、外派抗疫，最强战队

一是加快落实新冠定点医院改造。3月15日下午接到浦东新区通知，由七院负责将浦东新区肺科医院马上改造为新冠定点医院，16日开始接收患者。林研副院长率领院感科赵静茹、感控与急诊部项志兵主任、急诊抢救室杨金驹护士（有援鄂经验）下午立即赶到现场，马上设计并督促施工，连夜将肺科医院改造成有144个床位的定点医院。院感、医疗、护理团队马上连夜整理制度、培训员工，保证第二天开诊。同时医疗护理团队作为驻点医疗保障，负责收治患者的医疗治疗和安全。医院检验科、医务处、后勤保障处等也远程支援，浦东新区肺科医院圆满完成首批新冠定点医院的救治任务。

二是承担两家方舱医疗救治任务。4月14日和4月17日，医院接到上级指令，要求医院承担新场古丹路方舱和唐镇大家后援方舱的医疗救治服务任务。院领导果断决策，指派林研副院长带领医务处、院感科、护理部、药学部、信息科等主任团队，立即与方舱管理方、后勤保障团队联系，对着国家方舱医院的配置要求，对方舱的布局，落实"三区二通道"划分、收治患者流程、患者医疗与生活设施配备等工作，并由院工会夏伟主席带队驻点，协助国家中医药管理局湖南医疗队在古丹路方舱开展救治工作。

古丹路方舱医疗工作，以七院为托底医院，联合606名湖南援沪中医医疗队队员进行医疗救治工作。4月16日投入使用，次日开始接收患者，至5月17日正式休舱。累计收治患者达5 242位，高峰日单日入舱人数超1 200人，出舱人数达5 163人，转诊79人，整个运行期间实现三个"零"：患者零死亡、方舱零事故、医务人员零感染。为充分发挥中医药在新冠肺炎防治中的作用，该方舱实现收治患者中医药救治的全覆盖，并根据人群特点和疾病特点，辨证论治，实行"一人一方"或"一人一疗法"。该方舱收治的患者，全部得到中医药的治疗，从而缩短患者平均"阳转阴"时间，舱内患者平均住院日仅5.9天，凸显中医药的优势。

唐镇大家后援方舱，医院派出180人的医疗队，直接接管1万张床位的医疗保障任务。医院迅速组成以王杰宁院长为组长的大家后援方舱医院领导小组，成立七院方舱现场指挥部。4月17日指派林研副院长带领医务处、院感科、护理部、药学部、信息科等主任团队，第一时间参与方舱改造，并完成市卫监所验收、取得医院临时执业点批复。4月21日，医院180人的医疗队出征大家后援方舱，盛丰副书记为驻点领队。4月22日，开舱首日6小时内完成收治4 262人，创下浦东新区方舱单日收治最高量。至5月31日，大家后援方舱暂时休舱改造。在该方舱的救治中，院领导亲自挂帅，下设八大管理保障组，在派驻医疗救治力量时，考虑安排内、外、妇、儿、伤、中医、康复等各专科医生共计61人。并积极发挥医院中西结合、医康融合的特色，根据上海市中医专家共识的诊疗指南，发放中药颗粒剂，制定穴位指导手册，中医参与度75%以上。确保医疗队全体医务人员零感染，对舱内患者进行24小时动态医疗保障，确保检验不漏1人、核酸不错1人、急救不误1秒。截至5月31日，累计收治9 527名患者。与方舱指挥部六家单位通力合作，成为浦东新区"五最"方舱，即浦东新区规模最大、筹建时间最短、团队协作最佳、日常运行最顺、承担任务最重的方舱。

两家方舱的改造投入使用运行得到上海市委常委及浦东新区书记朱芝松等领导现场肯定：古丹路方舱运行管理得到国家中医药管理局余艳红书记，市卫健委章雄书记、闻大翔副主任等好评；唐镇大家后援方舱的运行得到过上海市委诸葛宇杰副书记的现场肯定，先后接受过国务院防控工作小组的检查，浦东新区区委、区政府（应急办）、区卫健委领导视察，并成为浦东新区方舱管理的一张名片，最后成为

"大上海保卫战"胜利后，防疫常态下浦东新区2个后备方舱医院之一。

三是托管两家定点老年医（护理）院。3月27日，七院同时接到支援东海护理院和明珠医院的通知，当日下午就迅速组队，由李剑副院长带领医院50名医护人员进驻东海护理院，共托管6个病区、近400位老人。其中一级护理超过50%、危重抢救患者超过5%，所管病区患者死亡率从初期的每日1%，大幅度降低到每日0.1%，降幅达90%，并成功维持在低水平，显著低于疫情前和定点医院同类患者水平。3月27日晚林研副院长带领5人专家工作组赴明珠医院调研，连夜制定相关工作方案。3月29日，高晓燕副院长带领50名队员入驻明珠医院。该院患者395人中，98.6%为失能失智高龄老人，平均年龄85岁，最长者101岁。所有住院患者均合并多种基础疾病且病情危重，89.5%的患者患有晚期恶性肿瘤，98.3%的患者患有严重的心血管疾病（冠心病、心力衰竭、高血压等），91.8%的患者患有神经系统疾病（脑出血、脑梗等），80%以上的患者患有肝硬化终末期、糖尿病、尿毒症或重症免疫性疾病等，甚至还有持续性植物状态的情况，且所有住院患者均未接种新冠肺炎病毒疫苗。对此，医疗队坚决贯彻落实"四有"（有机制、有团队、有措施、有成效）的科学防控模式，持续磨合规范"四合"（内外配合、医政联合、中西结合、医康融合）的有效干预手段，坚持秉承"四善"（善自纠、善协同、善研究、善创新）的积极工作态度，高质量高效率完成各项指令性任务。

四是承接6家新开隔离点的医学观察。疫情形势严峻以后，接浦东新区指令，医院承接新开隔离点4家，总计6家，派驻中西医结合医护人员133人次，组成"六大天团"援助隔离点，且隔离点中医药汤剂饮片全覆盖，中西医融合保障隔离点医学观察工作。

四、常态长效，平战结合

5月28日，七院宣布全面复工，恢复日常医疗运行。截至5月底，领导小组总计召开23次会议，研究院内疫情防控和各类患者救治的方案、紧急设备采购、大人群核酸采样安排方案、医院闭环管理方案，以及承担6家隔离点、1家定点医院、2家护理院、2家方舱的方案等工作。同时定期召开办公室会议，尤其在3—5月间，每日召开线上办公室会议，通报上级部门的最新文件精神；并对照标准，由各部门汇报院内防控工作的落实，外出采样工作量与需要优化的事项，院内员工监控监测、院内防控工作落实和健康管理部核酸检测点等情况，还对需要多部门协调的重点问题进行讨论，累积召开67次。

人民至上，生命至上。在这场抗"疫"中，七院对发热门诊流程进行再造，并建造急诊隔离抢救室；同时发热门诊、急诊、院感三个科室也大部联动，充分发挥院感与临床的中西医结合优势，打造出平战结合的急诊与感控部。

一代人有一代人的使命，一代人有一代人的担当。一代代七院人将继续以改革开放排头兵、创新发展先行者的姿态和担当，肩负"健康所系，性命相托"的崇高使命，用"以患者为中心"的理念践行大医精诚，用创新担当服务社会，在实现守护人民健康的道路上奋楫争先，奋力创造新时代新征程上的新奇迹。

（仝　珠　张晓丹　许开亮　居海宁　杨益挺

于小明　陆怡纹　陈鹏辉　裘俊杰）

展望

东海之滨，港阔水深、船来货往，一片忙碌的上海自由贸易试验区见证着中国经济持续涌动的活力。

十年真情为民，十年开拓创新，十年栉风沐雨，十年步履坚实。过去十年，在浦东新区外高桥这片土地上，七院实现从综合性医院转变成中西医结合医院，再到创建三级甲等中西医结合的医院，成为上海中医药大学附属医院的跨越式飞跃，走出医院转型升级发展的蝶变之路。

铭记来时路，不负凌云志。回望非凡十年，七院在临床医疗、护理服务、学科人才、健康管理、医联体建设的第一线……处处闪动着奋斗者的身影。

"新时代的伟大成就是党和人民一道拼出来、干出来、奋斗出来的！"七院无数奋斗者用实干与担当创造出令人瞩目的奇迹，成就新时代的万千气象。

2022年10月22日上午，中国共产党第二十次全国代表大会胜利闭幕。走过百年光辉历程，迈上新的时代征程，中华民族伟大复兴号巨轮再启航。

蓝图擘画，催人奋进。七院上下纷纷表示，党的二十大是在全党全国各族人民迈上全面建设社会主义现代化国家新征程、向第二个百年奋斗目标进军的关键时刻召开的一次十分重要的大会，是一次高举旗帜、凝聚力量、团结奋进的大会，具有划时代、里程碑意义。党的二十大报告进一步指明党和国家事业的前进方向，是党团结带领全国各族人民在新时代新征程坚持和发展中国特色社会主义的政治宣言和行动纲领。

　　文明是一座城市的内在气质，也是一座城市的幸福底色。当前，浦东新区正在奋力打造社会主义现代化建设引领区，精神文明建设同样要迈向新的更高水平。

　　乘历史大势而上，走人间正道致远。上海是党的诞生地、初心始发地和伟大建党精神孕育地，七院要继续围绕建设全国一流的三级甲等中西医结合医院这个目标，坚持"做浓中医、做好西医、做实做特中西医结合"的办院定位和发展方向，瞄准世界前沿，聚焦重点领域，建设国家样板，不断深化转型发展的建设，加快推进医院现代化，在推动高质量发展、创造高品质生活、实现高效能治理上迈出更大步伐，实现下一轮的新跨越、新发展。

　　新征程是充满光荣和梦想的远征。蓝图已经绘就，号角已经吹响，七院将在党的二十大精神指引下，把握开放机遇，把目光放长远，乘着浦东引领区建设、自贸试验区提升战略的东风，团结奋斗，开创未来，不断推动医学创新转化，不断提高医疗服务质量，不断培育医学顶尖人才，不断提升医院的底色、成色与亮色，进一步深耕智慧医院建设，助力推动健康产业发展，为加快建设全国一流的三级甲等中西医结合医院创造新的奇迹。

　　暖风拂面而过，水含笑，人含笑。身边的大江大海奔涌向前，七院止跨进春天更深处！

七院十年重要照片

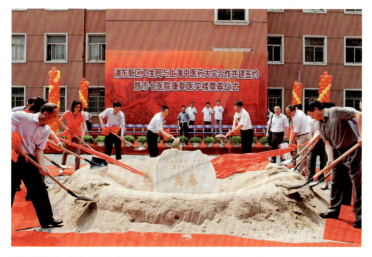

2011年7月，在上海市卫生局（上海市中医药发展办公室）领导下，浦东新区卫生局和上海中医药大学正式签约，共同推进七院创建以康复医学为特色的三级中西医结合医院

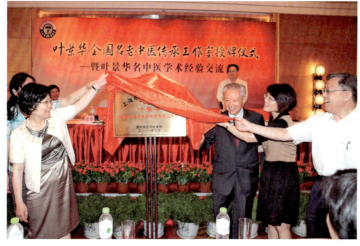

2012年6月，七院举行"叶景华全国名老中医传承工作室授牌仪式——暨叶景华名中医学术经验交流会"

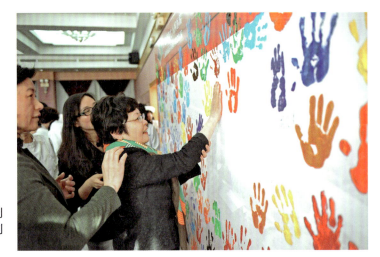

2013年3月，浦东新区副区长谢毓敏参加七院"创三"誓师仪式

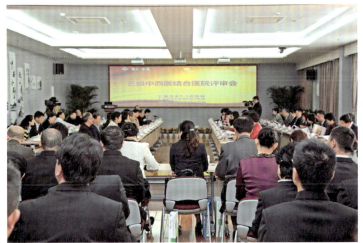

2013年4月15—16日，七院正式接受并通过了国家中医药管理局组织的三级中西医结合医院等级评审

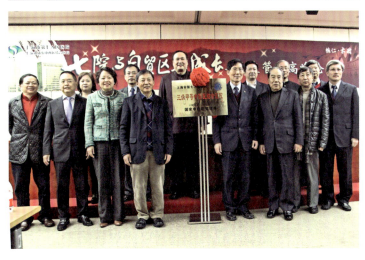

2014年1月，七院举办"三级甲等中西医结合医院"揭牌仪式

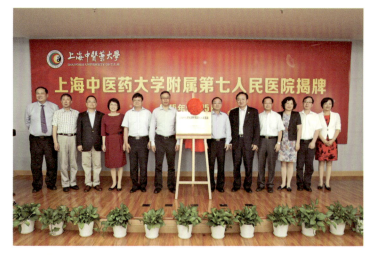

2015年9月，七院顺利通过由上海市教委组织的上海中医药大学（非直属）附属医院正式评审

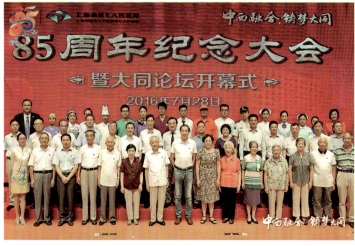

2016年7月，七院喜迎85周年院庆，会上举办第一届大同论坛

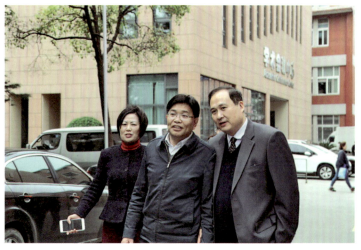

2017年3月31日，上海中医药大学党委书记曹锡康莅临七院，对医院大楼建设、医疗运营、科教发展及中医药文化建设情况等方面进行调研

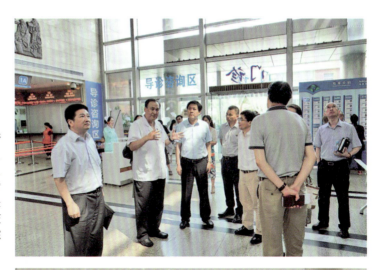

2017年7月12日，浦东新区人大常委会副主任周奇、市人大常委会委员陈红专、区人大常委会教科文卫委常务副主任花盛强等人大代表及区卫生计生委领导一行莅临七院调研，深入了解医院建设及医联体发展情况

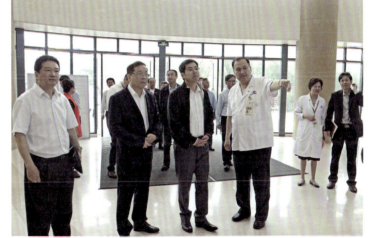

2018年5月，上海市政府副秘书长、浦东新区区委副书记、区长杭迎伟在副区长李国华陪同下调研七院医技综合楼

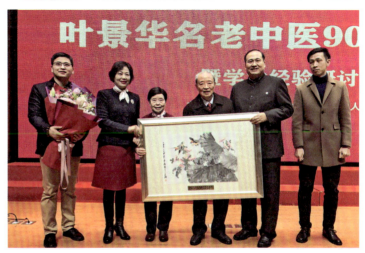

2019年1月，举办"叶景华名老中医90岁华诞暨学术经验研讨会"

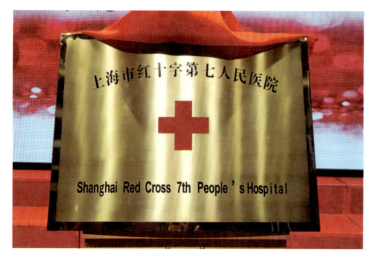

2019年7月，举行"上海市红十字第七人民医院"冠名签约揭牌仪式。标志着七院正式成为浦东新区红十字会冠名的红十字医疗机构

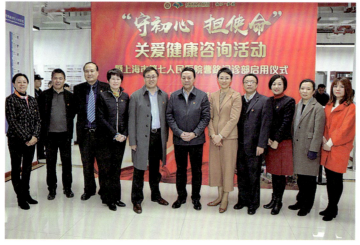

2019年12月，曹路门诊部正式启用

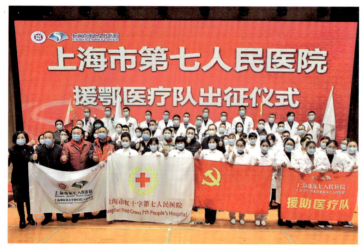

2020年2月，50名医护人员组成的援鄂医疗队出征武汉

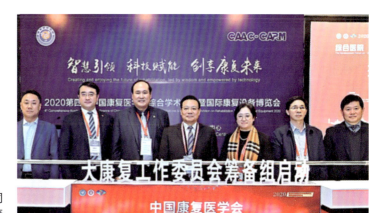

2020年11月，第五届大同论坛——"综合医院大康复发展"会议在北京和上海两地同时召开

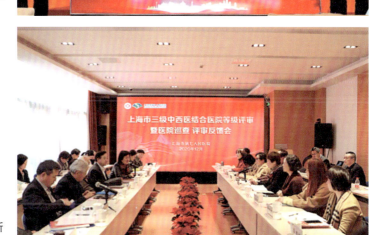

2020年12月，顺利完成新一轮三级中西医结合医院等级评审暨医院巡查工作

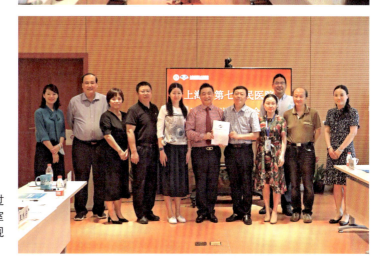

2021年6月，顺利通过CNAS评审的医学实验室国际标准ISO15189认可现场评审

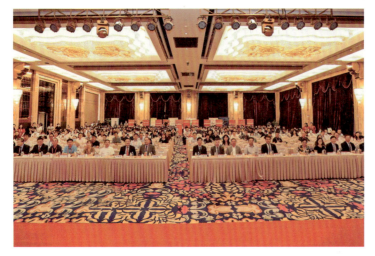

2021年7月，喜迎上海市第七人民医院90周年院庆，同期举办中国康复医学会医康融合工作委员会成立会暨首届学术会议

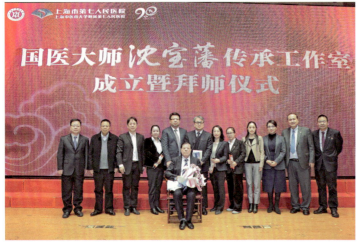

2021年12月，举办"国医大师沈宝藩传承工作室成立暨拜师仪式"，这是医院首个国医大师工作室

上海市第七人民医院
十年大事记（2012—2021）

年 份	日 期	事 件
2012	1月10日	上海市卫生局同意我院医院类别由综合医院变更为中西医结合医院，并增加第二冠名"上海市浦东中西医结合医院"，作为浦东北片区域医疗中心的功能定位不变。
	2月27日	我院肾病科被评为国家中医药管理局"十二五"重点专科建设项目。
	4月5日	医院召开干部任命大会，宣布王杰宁同志任上海市第七人民医院院长职务的决定。
	6月15日	我院举行"叶景华全国名老中医传承工作室授牌仪式暨叶景华名中医学术经验交流会"。
	6月16日	我院与第二军医大学附属长海医院举行了合作签约揭牌仪式，这标志着七院与长海医院的双向合作正式步入正轨。
	7月2日	我院举行干部大会，任命郝微微为副院长，上海中医药大学组织部、医管处和附属龙华医院领导及浦东新区卫生局领导共同出席。
2013	3月13日	我院召开干部任命大会，宣布王澎同志为上海市第七人民医院副院长。
	4月15—16日	我院正式接受并通过了国家中医药管理局组织的三级中西医结合医院等级评审，预示着七院已迈进了"三级甲等"中西医结合医院的崭新台阶。
	7月9日	我院召开共青团上海市第七人民医院委员会换届选举大会，选举王晨、曹婷、薛晏曼、许开亮、张晓莉、周欢霞、王青为新一届团委委员，王晨为团委书记，曹婷为副书记。
	10月28日	医院召开干部任命大会，宣布周一心同志任上海市第七人民医院副院长的决定。
	11月21日	国家中医药管理局医政司副司长杨龙会、综合处王瑾、上海卫生和计划生育委员会中医药服务监督管理处处长赵致

平、上海中医药发展办公室处长贾杨、浦东新区卫生局中医药发展与科教处处长郁东海一行领导来我院调研指导工作。

2014　●　1月17日　　我院举办"七院与自贸区共成长——健康管理高峰论坛"在中国（上海）自由贸易试验区管委会会议室顺利召开。会上举办了上海市第七人民医院晋升"三级甲等中西医结合医院"揭牌仪式。

　　　　●　4月10日　　我院召开品管圈首次全员培训，标志着七院品管圈正式启动。

　　　　●　8月8日　　我院与云南省保山市腾冲县中医院举行了对口支援项目签约仪式。

2015　●　4月16日　　医院召开干部任命大会，宣布林研同志任上海市第七人民医院副院长的决定。

　　　　●　7月23日　　医院召开干部任命大会，宣布徐玉英同志任上海市第七人民医院党委书记的决定。

　　　　●　7月28日　　我院顺利通过由上海市教委组织的上海中医药大学（非直属）附属医院正式评审。

　　　　●　9月23日　　我院举行上海中医药大学（非直属）附属医院揭牌仪式，上海市人民政府副秘书长、浦东新区人民政府区长孙继伟和上海中医药大学党委书记张智强共同为我院揭牌。

2016　●　3月5日　　我院举行"公推直选"换届选举大会。徐玉英同志当选为党委书记，王杰宁同志当选为党委副书记，刘忆菁同志当选为纪委书记。

　　　　●　7月17日　　我院举办喜迎85周年院庆活动暨首届大同国际论坛。

　　　　●　11月14—18日　　我院召开上海市浦东新区区、镇两级人大代表换届选举大会。王杰宁院长当选本届浦东新区人大代表。

　　　　●　12月5日　　浦东新区副区长李国华率浦东新区卫生党工委书记、卫生计生委主任范金成及副主任顾建钧一行领导为进一步深入了解医院的建设发展情况以及试点医改工作实施情况，莅临七院调研。

2017　●　1月19日　　我院获得国家药物临床试验机构资格。此次通过资格认定的7个专业组为：心血管内科、神经内科、普通外科、中医内科（肾病）、中医骨伤科、泌尿外科、妇产科。

　　　　●　3月16日　　我院入围艾力彼医院管理研究中心公布的2016中国医院竞争力·中医医院100强。

　　　　●　3月31日　　我院召开共青团上海市第七人民医院第十一次代表大会，胡聃、卜建晨、王青、周欢霞、唐虹、戴金志、韩双幸当选为新一届团委委员。

　　　　●　5月16日　　医院召开干部任命大会，宣布李福伦同志挂职七院副院长。

	9月8日	我院成为国家中医类别住院医师规范化培训基地。
	11月16日	中国民主同盟上海中医药大学委员会上海市第七人民医院支部成立大会在我院顺利召开。
	11月17日	我院通过HIMSS EMRAM六级评审。
2018	3月24日	我院入围艾力彼医院管理研究中心公布的2017中国医院竞争力·中医医院100强，同时还入选了2017上海市省域医院30强和2017中国医院竞争力·医院信息互联HIC 100强。

我院成为国家中医类别住院医师规范化培训基地。

11月16日　中国民主同盟上海中医药大学委员会上海市第七人民医院支部成立大会在我院顺利召开。

11月17日　我院通过HIMSS EMRAM六级评审。

2018

3月24日　我院入围艾力彼医院管理研究中心公布的2017中国医院竞争力·中医医院100强，同时还入选了2017上海市省域医院30强和2017中国医院竞争力·医院信息互联HIC 100强。

4月11日　浦东新区副区长李国华，浦东新区卫生和计划生育委员会党工委书记、主任范金成，副主任白云及卫计委党政办公室、计划财务处、资源中心相关领导莅临我院，就七院发展情况、新大楼建设及老大楼改造情况展开调研。

5月初　我院医技综合楼投入使用，医院建筑面积增至80 000余平方米。

5月29日　上海市政府副秘书长、浦东新区区委副书记、区长杭迎伟在副区长李国华陪同下，带领发改委、财政局、人社局、建交委、卫计委、规土局、城管执法局等委办局领导对浦东新区卫生工作进行了调研。领导一行察看了七院门急诊的运营现状、新启用的医技综合楼视察康复治疗大厅的使用情况，并主持召开了卫生工作座谈会议。

11月1日　我院的胸痛中心正式挂牌为国家级胸痛中心。

11月6日　我院工会组织会员代表召开换届选举大会，夏伟当选新一届工会主席。

2019

1月5日　我院举办"叶景华教授90岁华诞暨学术经验研讨会"，会上还进行了浦东新区高峰学科启动和授牌仪式，标志着七院中医肾病迈上了新的台阶。

1月24日　我院举办"陆氏针灸、顾氏外科工作室揭牌仪式暨海派中医流派学术交流会"。

3月29日　我院入围艾力彼医院管理研究中心公布的2018中国医院竞争力·中医医院100强，同时再次进入2018智慧医院HIC榜单100强。

4月2日　启动"大同锦理"公益项目。"大同锦理"项目是将赠送锦旗转变成爱心捐助的一种理念，倡导患者及家属把做锦旗的钱，以爱心捐款的方式捐赠到公益事业中。

6月4日　我院获评"SIFIC 2019感控实践优秀基层医院"。

6月12日　我院召开干部宣布会议，宣布高晓燕同志任上海市第七人民医院副院长职务的决定。

6月20日　我院被评为2019年度国家医疗健康信息互联互通标准化成

		熟度测评四级甲等医院并获授牌。
	7月2日	"上海市红十字第七人民医院"冠名签约揭牌仪式在医院举行，标志着我院正式成为浦东新区红十字会冠名的红十字医疗机构。
	7月26日	我院组织召开"传承国粹　弘扬中医药文化"——国庆70周年暨建院88周年活动。
2019	9月	我院急救创伤中心被评为上海市卫生计生系统先进集体，夏伟同志被评为先进工作者。
	9月12日	为喜迎祖国70周年华诞，我院举办"我和我的祖国"快闪活动。
	9月20日	我院召开第四届大同国际论坛暨中国医院竞争力论坛（上海七院专场）。
	9月26日	国家中医药管理局委托中国医师协会中医处，组织专家对七院进行了国家中医住院医师规范化培训基地督导检查。
	10月31日	我院举办"大同论坛"智慧医院建设专场暨智慧药房一期项目启动仪式，七院与全球机器人四大家族之一的ABB公司达成深度合作意向，共同研发智能医疗服务机器人。
	10月31日	我院获得4项"2019届中国中医医院最佳专科"奖项，内分泌科获评"2019届中国中医医院最佳研究型专科"，肾病科、儿科和康复治疗科获评"2019届中国中医医院最佳临床型专科"。
	12月18日	上海市第七人民医院曹路门诊部正式启用。
2020	1月21日	我院党委召开"不忘初心、牢记使命"主题教育总结大会。
	1月24日	我院李冬梅护士长、ICU护士沈伟鸿作为第一批援鄂医疗队，除夕夜启程出发武汉。
	1月28日	我院急诊科后备护士长黄芳、手术室护士程文领作为上海市第二批医疗队驰援武汉。
	2月1日	上海中医药大学校长、上海市医学会会长、上海市医师协会会长徐建光来我院视察新型冠状病毒感染的肺炎疫情防控工作；上海中医药大学医管处处长刘华、党校办副主任张怡，七院院长王杰宁、党委书记徐玉英、副院长林研等陪同。
	2月19日	我院50名医护人员组建援鄂医疗队出征武汉！这支队伍集结了感染科、重症医学科、呼吸内科等方面的骨干力量。
	2月21日	上海市副市长宗明一行来我院调研工作。
	6月30日	我院通过电子病历应用水平分级五级评价。
	7月1日	我院举办外高桥医联体党建联盟庆祝中国共产党成立99周

年主题大会。

	7月25日	我院举行建院89周年中医药文化建设暨6号楼改造工程启动仪式。
	8月28—29日	我院在艾力彼医院管理研究中心公布的"2019年中医医院100强"榜单中，入围2019届中国医院竞争力·中医医院100强，排名90位；同时还入围了2019届智慧医院HIC100强，排名48位。
2020	9月21日	我院举行海派"陆氏针灸"流派七院分基地拜师仪式暨陆氏针灸学术交流会。
	10月16日	我院名中医叶景华教授获"医德之光"荣誉称号。
	11月27日	"上海市第七人民医院第五届大同论坛——综合医院'大康复'发展"会议在北京和上海两地同时召开。全国众多康复领域专家及同仁深入探索临床与康复融合，共同研讨综合医院"大康复"模式建设与发展。
	12月2日	我院骨伤诊疗部护士长李冬梅被授予"上海市先进工作者"荣誉称号。
	12月8日	我院携手中国人寿保险股份有限公司上海市分公司推出"商保医疗费用直结平台"，并正式投入运行。
	12月21—26日	我院顺利完成新一轮三级中西医结合医院等级评审暨医院巡查工作。
2021	1月29日	我院举行了与上海健康医学院教学合作签约仪式。
	2月4日	正月初六，我院百名核酸采集医务人员三次前往新高苑一期开展核酸检测。
	2月8日	我院召开干部任命会议，成就同志任上海市第七人民医院党委书记；李剑同志仕上海市第七人民医院党委副书记、副院长；盛丰同志任上海市第七人民医院党委副书记、纪委书记。
	3月30日	我院在全国三级公立医院绩效考核中，在全国64家三级中西医结合医院中排第5名，总体评级A等。
	4月2日	我院与交通运输部东海救助局签署医疗救助合作协议。
	4月17日	我院在艾力彼医院管理研究中心公布的"2020年中医医院100强"榜单中成绩再创新高，位列全国"2020年中医医院100强"第86位！位列全国"2020年智慧医院HIC100强"第44位！
	6月1日	我院举行首届"七院工匠"授牌启动仪式。本次共有8位"七院工匠"（叶亮、李冬梅、陈挺松、张遂亮、周颖、胡静、黄松、蒋黎明）和4位"七院培育工匠"（丁余武、王

永朋、周欢霞、袁维方）入选。

- 6月3日　　　　我院组织开展浦东新区名中医陈跃来工作室学术交流活动。
- 6月22日　　　我院组织开展了浦东新区名中医周一心工作室揭牌活动。
- 6月27日　　　我院顺利通过CNAS评审的医学实验室国际标准ISO 15189认可现场评审。
- 7月　　　　　我院通过国家级综合卒中中心授牌认证。
- 7月21—25日　我院喜迎90周年院庆，同期举办中国康复医学会医康融合工作委员会成立会暨首届学术会议。
- 10月　　　　　我院核医学科夏伟主任成功入选"浦东新区工匠"。
- 12月7日　　　中共上海市第七人民医院委员会第六届党委、纪委换届选举党员大会顺利举行，选出新一届党委、纪委班子。中共上海市第七人民医院委员会由刁枢、王杰宁、成就、李剑、陈奇、林研、盛丰7名同志（按姓氏笔画为序）组成，其中，成就同志任党委书记，王杰宁、李剑、盛丰3名同志任党委副书记。中共上海市第七人民医院纪律检查委员会由陈桂君、金珠、盛丰3名同志（按姓氏笔画为序）组成，其中，盛丰同志任纪委书记。浦东新区卫生健康工作党委书记、卫健委主任李新明同志出席大会并做指示。
- 12月7日　　　我院举办上海中医药大学附属第七人民医院"国医大师沈宝藩传承工作室成立暨拜师仪式"。这是医院首个国医大师工作室，工作室的成立标志着医院在中医及中西医结合学科建设、传承发展上踏入了新的里程。

上海市第七人民医院
年度集体荣誉汇总（2012—2021）

国 家 级

颁奖日期	荣誉称号	获奖部门	颁奖部门
2013年5月	全国优质护理先进集体	上海市第七人民医院呼吸内科	国家中医药管理局
2015年10月	第三届全国医院品管圈人赛二等奖	上海市第七人民医院心血管内科	清华大学医院管理研究院 中国医院品管圈联盟
2016年10月	第四届全国医院品管圈大赛优胜奖	上海市第七人民医院手术室	清华大学医院管理研究院 中国医院品管圈联盟
2017年4月	2016—2017年度"优秀红手环志愿单位"	上海市第七人民医院	中国卒中学会
2017年6月	"红手环走进2017年科技活动周优秀活动组织奖"	上海市第七人民医院	中国卒中学会
2017年11月	HIMSS Analytics STAGE 6 EMRAM	上海市第七人民医院	HIMSS大中华区
2020年6月	电子病历系统功能应用分级评价五级医院	上海市第七人民医院	国家卫生健康委医院管理研究所
2020年11月	健康管理学科建设与科技创新中心	上海市第七人民医院	中国健康促进基金会、中华医学会健康管理学分会
2020年11月	综合防治卒中中心	上海市第七人民医院	国家卫生健康委脑卒中防治工程委员会
2020年12月	2020年全国品管圈大赛论文组二等奖	上海市第七人民医院门急诊办公室	第八届全国医院品管圈大赛组委会

2020年12月	· 2020年全国品管圈大赛三级医院护理组三等奖	上海市第七人民医院手术室	第八届全国医院品管圈大赛组委会
2021年3月	· 国家中医药系统2018—2020年改善医疗服务先进典型	上海市第七人民医院药学部	国家中医药管理局
2021年3月	· 国家中医药系统2018—2020年改善医疗服务先进典型	上海市第七人民医院后勤保障处	国家中医药管理局

市　　级

颁奖日期	荣誉称号	获奖部门	颁奖部门
2012年9月	· 2011年度上海市平安单位	上海市第七人民医院	上海市人民政府
2012年8月	· 上海市拥军优属先进单位	上海市第七人民医院	上海市拥军优属拥政爱民工作领导小组
2013年4月	· 2011—2012年度上海市文明单位	上海市第七人民医院	上海市人民政府
2013年12月	· 入选"全民健康管理示范医院工程"	上海市第七人民医院	中国医院协会疾病与健康管理专业委员会
2014年6月	· 行风建设先进单位	上海市第七人民医院	上海医药卫生行风建设促进会
2015年4月	· 第十七届（2013—2014年度）上海市文明单位	上海市第七人民医院	上海市人民政府
2015年4月	· 第十二届（2013—2014年度）上海市卫生系统文明单位	上海市第七人民医院	上海市卫生系统精神文明建设委员会
2016年7月	· 爱国拥军模范单位	上海市第七人民医院	上海市拥军优属拥政爱民工作领导小组
2016年8月	· 上海市医院品管圈大赛三等奖	上海市第七人民医院手术室	上海市医院协会
2017年4月	· 2015—2016年度上海市文明单位	上海市第七人民医院	上海市人民政府

2017年4月	2017年上海市五四集体奖章	上海市第七人民医院急诊科	共青团上海市委员会
2017年4月	2017年度上海市卫生计生系统创新性志愿服务项目	上海市第七人民医院神经内科	上海市卫生计生系统精神文明建设委员会办公室
2018年3月	上海市改善医疗服务活动——医疗服务品牌	上海市第七人民医院普外科	上海市卫生计生系统精神文明建设委员会办公室
2018年8月	上海市第四届医院品管圈大赛三等奖	上海市第七人民医院药学部	上海市医院协会
2018年4月	2017—2018年度上海市文明单位	上海市第七人民医院	上海市人民政府
2019年3月	上海第三批创新医疗服务品牌	上海市第七人民医院护理部	上海市卫健委
2019年4月	2019—2020年度上海市文明单位	上海市第七人民医院	上海市人民政府
2019年5月	2018年度上海市卫生健康行业五四红旗团委	上海市第七人民医院团委	共青团上海市卫生健康委员会
2019年6月	2019年度感控实践优秀基层医院	上海市第七人民医院	上海市院内感染质控中心
2019年12月	上海市临床输血品管圈竞赛二等奖	上海市第七人民医院检验科	上海市血液管理办公室
2020年9月	上海市抗击新冠肺炎疫情先进集体	上海市第七人民医院	上海市委、上海市人民政府
2020年11月	上海市爱国拥军模范单位	上海市第七人民医院	上海市人民政府

校 级

颁奖日期	荣誉称号	获奖部门	颁奖部门
2015年12月	上海中医药大学优质护理病房金奖	上海市第七人民医院消化内科护理组	上海中医药大学
2015年12月	上海中医药大学优质护理病房金奖	上海市第七人民医院产科病区护理组	上海中医药大学

2015年12月	上海中医药大学优质护理病房金奖	上海市第七人民医院泌尿胸外耳鼻喉科护理组	上海中医药大学
2016年12月	优秀管理团队	上海市第七人民医院护理部	上海中医药大学
2016年12月	优秀管理团队	上海市第七人民医院后勤保障处	上海中医药大学
2016年12月	上海中医药大学附属医院优秀志愿者服务项目	上海市第七人民医院神经内科—神经康复科	上海中医药大学
2017年1月	上海中医药大学品管圈比赛一等奖	上海市第七人民医院手术室	上海中医药大学护理学组
2017年6月	上海中医药大学红旗团支部（门急诊支部）	上海市第七人民医院门急诊团支部	上海中医药大学
2018年1月	2016—2017优秀社会工作及优秀志愿者服务项目	上海市第七人民医院党政办公室	上海中医药大学医务社工与志愿者服务基地联盟
2018年5月	2017—2018年度上海中医药大学红旗团支部	上海市第七人民医院康复团支部	共青团上海中医药大学委员会
2018年5月	2017—2018年度上海中医药大学红旗团支部	上海市第七人民医院内科团支部	共青团上海中医药大学委员会
2018年12月	2017—2018年度上海中医药大学优秀管理团队	上海市第七人民医院党政办公室	上海中医药大学
2018年12月	2017—2018年度上海中医药大学优秀管理团队	上海市第七人民医院护理部	上海中医药大学
2018年12月	2017—2018年度上海中医药大学表扬管理团队	上海市第七人民医院医务处	上海中医药大学
2019年1月	2017—2018年度"优秀社会工作与志愿服务项目"	上海市第七人民医院党政办（社工部）	上海中医药大学附属医院医务社工与志愿者服务基地联盟

2019年1月	上海中医药大学优秀教学团队	上海市第七人民医院针推康教研室	上海中医药大学
2019年1月	上海中医药大学优秀教学团队	上海市第七人民医院中西医结合妇产科学对外教学团队	上海中医药大学
2019年3月	2017—2018年度附属医院优秀管理团队	上海市第七人民医院党政办	上海中医药大学
2019年3月	2017—2018年度上海中医药大学三八红旗集体	上海市第七人民医院医学检验科	上海中医药大学妇委会
2019年5月	2018—2019年度上海中医药大学五四红旗团支部	上海市第七人民医院团委	共青团上海中医药大学委员会
2019年10月	2019年上海市中医药大学附属医院"优质医疗服务创新品牌"入围奖	上海市第七人民医院护理部（心之桥项目团队）	上海中医药大学
2020年12月	三八红旗集体	上海市第七人民医院内分泌科	上海中医药大学
2021年2月	2019—2020年度优秀管理团队	上海市第七人民医院护理部	上海中医药大学
2021年2月	2019—2020年度优秀管理团队	上海市第七人民医院质量管理办公室	上海中医药大学
2021年3月	三八红旗集体	上海市第七人民医院内分泌科	上海中医药大学
2021年3月	优秀社会工作项目、优秀志愿者服务项目	上海市第七人民医院护理部	上海中医药大学
2021年5月	2019—2020年度上海中医药大学文明单位	上海市第七人民医院	上海中医药大学
2021年5月	2020—2021年五四红旗团支部	上海市第七人民医院内科团支部	共青团上海中医药大学委员会

2021年5月	2021年度上海中医药大学社会主义精神文明好人好事 看，这里有比帕米尔高原更美的风景——附属第七人民医院援疆医生顾培君事迹	上海市第七人民医院	上海中医药大学
2021年5月	2021年度上海中医药大学"一院一品"文化创建优秀单位	上海市第七人民医院	上海中医药大学
2021年12月	上海中医药大学研究生教育先进集体	上海市第七人民医院教学处	上海中医药大学

区　　级

颁奖日期	荣誉称号	获奖部门	颁奖部门
2013年12月	浦东新区卫生系统文明服务示范窗口	上海市第七人民医院收费处	浦东新区卫生局
2013年12月	浦东新区卫生系统文明岗位	上海市第七人民医院收费处	浦东新区卫生局
2014年1月	医疗安全管理先进单位	上海市第七人民医院	浦东新区医疗事故处理办公室
2014年1月	上海市模范职工之家	上海市第七人民医院	浦东新区总工会
2014年1月	青年文明号	上海市第七人民医院团委	共青团上海市浦东新区委员会
2014年1月	优秀青年突击队	上海市第七人民医院团委	共青团上海市浦东新区委员会
2014年1月	平安单位	上海市第七人民医院	浦东新区社会治安综合治理委员会
2014年12月	文明服务示范点	上海市第七人民医院门诊服务中心	浦东新区精神文明建设委员会 浦东新区医务工会
2014年12月	文明岗位	上海市第七人民医院门诊服务中心	浦东新区精神文明建设委员会 浦东新区医务工会

2015年3月	2014年度浦东新区卫生计生决算"先进单位"	上海市第七人民医院	浦东新区卫生和计划生育委员会
2015年9月	荣获"浦东新区卫生计生系统巾帼创优之星"	上海市第七人民医院门急诊办公室	浦东新区卫生计生委妇工委、浦东新区医务工会女工委
2015年9月	浦东新区卫生计生系统巾帼文明岗	上海市第七人民医院手术室	浦东新区卫生计生委妇工委 浦东新区医务工会女工委
2015年11月	浦东新区卫生计生系统"文明服务示范窗口"	上海市第七人民医院门诊输液室	浦东新区卫计委文明办、浦东新区医务工会
2015年11月	浦东新区卫生计生系统"文明服务示范病区"	上海市第七人民医院康复一科	浦东新区卫计委文明办、浦东新区医务工会
2016年4月	2015年度红旗团组织	上海市第七人民医院团委	共青团上海市浦东新区卫生和计划生育委员会工作委员会
2016年5月	2015年度浦东新区五四特色团委	上海市第七人民医院团委	共青团上海市浦东新区委员会
2016年5月	2015年度青年文明号	上海市第七人民医院药学部	共青团上海市浦东新区委员会
2016年5月	2015年度浦东新区优秀青年突击队	上海市第七人民医院团委	共青团上海市浦东新区委员会
2016年5月	2015年度浦东新区标杆青年突击队	上海市第七人民医院团委	共青团上海市浦东新区委员会
2016年6月	浦东新区卫生计生系统先进基层党组织	上海市第七人民医院	中共上海市浦东新区卫生工作委员会
2016年7月	浦东新区拥军优属模范单位	上海市第七人民医院	上海市浦东新区拥军优属拥政爱民工作领导小组
2016年9月	浦东新区巾帼创优之星	上海市第七人民医院手术室	上海市浦东新区卫生和计划生育委员会妇女工作会委员会、上海市浦东新区医务工会

2016年10月	2016年度浦东新区卫生计生系统"文明服务示范窗口"	上海市第七人民医院药学部	上海市浦东新区卫生和计划生育委员会文明办、上海市浦东新区医务工会
2017年1月	"助力志愿，爱在浦东新区"社区微志愿优秀项目	上海市第七人民医院	浦东新区精神文明建设委员会
2017年1月	浦东新区文明服务示范窗口	上海市第七人民医院急诊科护理组	浦东新区卫计委、浦东新区医务工会
2017年5月	2016年度浦东新区优秀青年突击队	上海市第七人民医院急诊监护医护组	共青团上海市浦东新区委员会
2017年9月	上海市第七人民医院重症医学科医护青年突击队	上海市第七人民医院重症医学科	共青团上海市浦东新区委员会
2017年11月	浦东新区卫生计生系统"巾帼创优之星"	上海市第七人民医院手术室护理	浦东新区卫医务工会
2017年11月	2017年度浦东新区卫生计生系统"巾帼创优之星"称号	上海市第七人民医院	浦东新区卫生和计划生育委员会
2018年5月	2017年度"浦东新区青年安全生产示范岗"	上海市第七人民医院药学部	共青团上海市浦东新区委员会
2018年5月	浦东新区五四红旗团委	上海市第七人民医院团委	共青团上海市浦东新区委员会
2018年7月	浦东新区卫生计生委系统财务工作"先进单位"	上海市第七人民医院财务处	浦东新区卫生和计划生育委员会
2018年12月	文明服务示范窗口	上海市第七人民医院医学检验科	浦东新区卫生和计划生育委员会文明办和浦东新区医务工会
2018年12月	文明班组	上海市第七人民医院医学检验科	浦东新区卫生和计划生育委员会文明办和浦东新区医务工会
2019年10月	2019年浦东新区卫生健康系统文明服务示范科室	上海市第七人民医院护理部	浦东新区卫生健康委员会

2020年10月	五一劳动奖章	上海市第七人民医院	浦东新区总工会
2020年10月	五一工人先锋号	上海市第七人民医院感染性疾病科	浦东新区总工会
2020年11月	2020年度浦东新区卫生健康系统"文明服务示范点"	上海市第七人民医院便民服务中心	浦东新区卫生健康委员会文明办
2021年6月	浦东新区卫健委先进基层党组织	上海市第七人民医院门急诊党支部	浦东新区卫生健康工作党委
2021年6月	浦东新区卫健委先进基层党组织	上海市第七人民医院急创中心党支部	浦东新区卫生健康工作党委
2021年9月	浦东新区文明班组	上海市第七人民医院神经内科	浦东新区总工会
2021年10月	2021年浦东新区文明示范岗	上海市第七人民医院药学部	浦东新区卫生健康委员会
2021年11月	优秀基层党建品牌	上海市第七人民医院	浦东新区卫生健康工作党委

致谢

　　十年春华秋实，十载砥砺奋进。《筑梦大同——上海市第七人民医院转型发展十年记》是总结上海市第七人民医院这十年来的发展经验，展现实践成果，特此编纂出版的一套精品图书。自2022年，中宣部连续召开"中国这十年"系列主题新闻发布会，总结自党的十八大以来以习近平同志为核心的党中央团结带领全国人民，在各行业十年来的发展变化成绩。同时，2022年也是上海市浦东新区开放第三十二年。作为全国改革开放的排头兵和先行者，近十年来，浦东新区发生了翻天覆地的变化，经济建设和民生事业实现高质量发展，尤其是医疗卫生事业跨越式加速前进，医疗改革大刀阔斧、破冰探路，浦东新区作为国家中医药发展综合改革试验区，在这十年里不断强化中医药医疗体系建设，推动中医药服务能力提升，开创中医药事业蓬勃发展的新局面。为响应国家号召，宣传医院的发展业绩，凝聚共识，鼓舞人心，在我的提议下，经过院领导班子研究同意，从2022年9月开始，上海市第七人民医院组织编纂本套图书。

　　十年来，七院完成了从二甲综合性医院到三甲中西医结合医院的转型升级，成了上海中医药大学附属医院，达到了医教研全面协调发展，中医内涵不断充实和提高，逐步形成了具有自身特色的中西医结合医院发展模式。不仅连续六年入围全国中医医院百强榜单，在国家三级公立中西医结合医院绩效考核中位列第一方阵，还入选首批"公立医院高质量发展辅导类试点单位"。深耕厚植、厚积薄发，每一次前进的背后都是"七院人"脚踏实地、勤勤勉勉的付出，每次取得新的突破，都是一个团队共同发挥智慧的成果。在此，我要特别感谢上级领导的关心与指导，兄弟单位的帮助和支持，以及七院同事们的理解和信任，十年来他们和我一起共同经历这段逆水行舟、奋楫勇进的岁月，力争不断地实现七院的改革创新与发展之梦，这套书和他们有着千丝万缕的关系，在一定程度上也是因他们而生。这一套书是七院发展历史长河中的沧海一粟，为了还原这十年来医院快速发展的真实面貌，尽管编委们秉着严谨细致的态度，但在编写过程中难免有一些疏漏，还望海涵。

本套书共4册，分别是《转型发展篇》《学科人才篇》《大同文化篇》《我知故我行》。套书中很多内容都是基于多维度的视角才得以提出构架并完善，因此这套书的完成需要的支持是全方位的。整套书的研究与编纂工作，从上海市卫健委领导、上海中医药大学领导、浦东新区领导，到上海市第七人民医院的老领导、行政领导班子、院内外专家、套书所有编辑包括在内，共有260多位同道深度参与其中。这些编纂人员的专业领域和学科背景分别涉及公共卫生管理、临床医学、卫生统计学、信息技术学、新闻学等多个学科，在撰写过程中，大家分工协作、共同努力，付出了大量的时间和精力，为套书提供了必要且可靠的历史事件真实数据以及经验总结，他们的专业能力以及昧旦晨兴勤勉工作的精神令我感动。在此，对参与这项工作的贡献者们以表感谢！

《转型发展篇》，讲述了七院在从二级综合医院转型发展成为三级甲等中西医结合医院的道路上医院科室开展重大专项工作的实践与体会，这是七院交给国家、上海市以及浦东新区的一份答卷。回看转型发展的道路，当年与七院所有员工共同"创三"的那一段岁月往事一幕幕浮现在我眼前。有以孙晓明、范金成、李荣华、李新明、顾建钧等局领导牵头的浦东新区卫生局"创三"领导小组；有上海中医药大学时任校长陈凯先、书记谢建群、副校长施建蓉等反复来院现场调研考察并给予指导；最令人敬佩的是时任上海市卫生局领导徐建光、沈远东、郑锦、张怀琼、胡鸿毅在政策上给予大力的支持和倾斜，协调支持我们"创三"，最令人难忘的是与我们朝夕相处、并肩作战的"战友们"，有当时以我和时任七院党委书记王山、徐玉英等为班长的领导班子，还有负责本册书编写的主编林研副院长、马慧芬主任、王晨副主任等，但奉献者们远远不止他们。碍于篇幅，我无法在此一一列举，如果没有他们辛劳付出，七院就不可能转型发展成功，更不可能获得如此多成绩和荣誉，在此，我要致以深深的谢意。

《学科人才篇》，介绍了七院近十年以来在"十二五""十三五"及"十四五"所做的工作，包括医院发展规划、学科体系建设、人才培养以及如何打造优势的学科集群与人才高地，并归纳总结了学科建设和人才培养的理论、规划、实践和成效。在这期间内，需要特别感谢我们分管学科人才建设的副院长刁枢、工会主席夏伟和人事处林鸣芳、陈奇处长，还有参与此书编写的科研处叶颖处长及其团队竭尽心力的付出，他们在整理、收集、汇总以及编撰这本书的相关内容方面做出的莫大帮助，感荷高情，非只语片言所能鸣谢。

《大同文化篇》，主要是邀请了上级领导、专家、职能部门、后备人才以及员工等从不同角度反映医院在这十年里，克服重重困难、勇于突破创新、凝聚而成的七院文化和精神风貌。在此，感谢医院的党委书记成就，党委副书记、副院长李剑，还要感谢历任党政办负责人的赵德明、陈娇花、邵红梅、胡聃，现任党政办负责人马慧芬、陈桂君、司春杰，以及主要供稿的科室主任、副主任、护士长、后备人才等，尤其令人感动的是，叶景华、李家顺两位荣誉员工，用笔底春风的文字赋予了七院辞喻横生的形态，还有七院一批批名誉专家：朱雪萍、叶玉妹、顾小华、张丽葳、施倩、宋黎涛、庄少伟、路建饶等不辞辛苦，是你们用生动地勾勒出七院这十年记忆里的一幅幅画面，让我们看到了七院别样的一面。

《我知故我行》，是我本人作为七院的院长，将这十年期间所学、所感、所悟的管理思路与方式方法进行的总结。希望这些想法与做法，能为有意在医院管理方向发展的同志们提供一些浅见和参考。同时需要特别鸣谢张国通老院长为我们"创三"打下的坚实基础，还有这些年来，与我攻坚奋战参与七院"创三"和转型发展的周一心、王澎、郝薇薇、李福伦、杨培民、刘忆菁、王德洪等时任院领导，以及时任党政办陈娇花主任、现任马慧芬主任以及卜建晨副主任等全体编委，是你们在编写期间克服诸多困难，才确保了本书的高质量编写，诸荷优通，再表谢忱。

落其实者思其树，饮其流者怀其源。在本套图书编纂期间，我们得到了领导们的全方位关心以及大力支持，其中包括本书的名誉顾问沈远东、郑锦、张怀琼、孙晓明、范金成、李新明、李荣华，名誉总主编徐建光、胡鸿毅、白云等专家教授。此外，我们要感谢七院的荣誉员工上海市名中医、时任七院副院长叶景华教授，原第二军医大学校长李家顺教授，感谢七院首席研究专家上海中医药大学陈跃来教授、单春雷教授、赵咏芳教授以及长海医院朱德增教授等朝乾夕惕辛苦付出。同时，为确保相关内容的真实性、专业性，我们还特别邀请了上海中医药大学杂志社常务主编白玉金教授对丛书进行了审核，他对本丛书的编纂以及定稿发挥了重要的作用，在此表示诚挚的感谢。最后，感谢世界图书出版上海有限公司，感谢负责本书的责任编辑胡青以及其他编辑在审校、排版、设计中精益求精地辛劳付出!

　　十年风雨,十年成长,十年的辛勤努力,化作一路芬芳。再次对所有参与本书指导、撰写和出版的工作人员表示深深的谢意!

上海市第七人民医院院长

癸卯年阳春书于申城